ブレインコミュニケーション
── 脳と社会の通信手段 ──

Brain Communication : Theory and Application

相良 和彦
田中 靖人
竹市 博臣
山下 宙人   共著
長谷川 良平
岡部 達哉
前田 太郎

社団法人 電子情報通信学会編

執筆者

相良　和彦	（株）日立製作所中央研究所	（第1章）
田中　靖人	（株）三城光学研究所	（第2章）
竹市　博臣	独立行政法人理化学研究所	（第3章）
山下　宙人	（株）国際電気通信基礎技術研究所	（第4章，第6章6.1節，6.2節）
長谷川　良平	独立行政法人産業技術総合研究所	（第5章）
岡部　達哉	（株）本田技術研究所基礎技術研究センター	（第6章6.3節）
前田　太郎	大阪大学大学院情報科学研究科	（第7章）

ブレインコミュニケーション
── 脳と社会の通信手段 ──
正誤表

ページ, 行		誤	正
p.16	下 11L	tetorode	tetrode
p.18	下 7L	**EcoG**	**ECoG**
p.19	下 5L	細胞への興奮性シナプス入力	細胞への興奮性後シナプス電位
p.20	下 5L	約 $10^5 mm^2$	約 $10^5 mm^{-2}$
p.21	上 11L	MR 構造画像上	MRI 構造画像上
p.22	上 3L	上下の部分が，…	図 2.2 で，上下の部分が，…
p.24	上 14L	…駒の回転に…	…コマの回転に…
	下 10L	静磁界と直行させる…	静磁界と直交させる…
p.25	上 5L	(1/ 自然対数分 減衰 = …	(1/ 自然対数の底 減衰 = …
	下 10L	(MR 磁石など)	(MRI 磁石など)
	下 8L	（c）**MR** 信号検出	（c）**MRI** 信号検出
	下 1L	…MR 信号強度 SI は	…MRI 信号強度 SI は
p.26	上 3L	…TR では，コントラスト…	…TR では，信号の絶対値が低下するため，コントラスト…
p.27	下 14L	（e）**MR 画像構成**　MR 画像を…	（e）**MRI 画像構成**　MRI 画像を…
p.29	上 11L	…をまとめたスラブを…	…をまとめた**スラブ**を…
p.30	上 15L	の MR 画像化が…	の MRI 画像化が…
	下 15L	…の酸化ヘモグロビン	…の酸素化ヘモグロビン
	下 14L	と脱酸化ヘモグロビンの…	と脱酸素化ヘモグロビンの…
p.32	上 6L	…と同様の酸化ヘモグロビンと脱酸化ヘ	…と同様の酸素化ヘモグロビンと脱酸素化ヘ
	下 14L	…に伴って酸化ヘモグロビンと	…に伴って酸素化ヘモグロビンと
	下 13L	…**分子吸収係数は，**酸化ヘ	…**分子吸収係数は，**酸素化ヘ
	下 10L	…酸化ヘモグロビンと脱酸	…酸素化ヘモグロビンと脱酸素
	下 8L	…NIRS の利点は，酸化ヘ	…NIRS の利点は，酸素化ヘ
p.34	下 13L	…記録に必要・装置を…	…記録に必要な装置を…
	下 8L	…（A-D）変換後の	…（A-D）変換前の

2

ページ, 行		誤	正
p.35	上 1L	…刺激とは関係に…	…刺激とは無関係に…
p.36	上 5L	EMG	MCG
	下 11L	または「**スラブ**」）と…	または「スラブ」）と…
	下 4L	…実際には，MR 装置の…	…実際には，MRI 装置の…
p.38	上 14L	…の MR ガントリーへの…	…の **MRI** ガントリー（トンネルのような閉鎖空間）への…
	下 11L	…MR ガントリーは…	…MRI ガントリーは…
	下 8L	…**MR** ガントリー（トンネルのような閉空間）に	…MRI ガントリーに
p.40	下 5L	…（EKG）または心磁図（MEG）に	…（ECG）または心磁図（MCG）に
p.41	上 3L	…瞳孔とガラス体…	…瞳孔と硝子体…
	上 4L	…その目的に一つで…	…その目的の一つで…
p.89	図 4.7	図差替え（末尾に掲載）	
p.90	表 4.1	表差替え（末尾に掲載）	
p.94	図 4.9 上図	両向きフィルタ処理	前向きフィルタ処理
p.103	下 5L	$X_i(f_k) = \sum_{n=1}^{N} a_i(n)x(n)\exp(-i2\pi f_k n)$	$X_i(f_k) = \sum_{n=1}^{N} a_i(n)x(n)\exp(-j2\pi f_k n)$
p.117	下 10L	$f(\boldsymbol{x};\boldsymbol{w}) = w_1 x_1 + \cdots + w_D \boldsymbol{x}_D + w_0$	$f(\boldsymbol{x};\boldsymbol{w}) = w_1 x_1 + \cdots + w_D x_D + w_0$
p.160	図 5.15	図差替え（末尾に掲載）	
p.179	下 5L	…右手・左手・足・舌と	…右手・左手・舌・足と
	下 3L	…足 10％，	…舌 70％，
	下 2L	舌 70％）．…	足 10％）．…
p.181	下 13L	…速い応答を持つ EEG と遅い応答を…	…速い応答性を持つ EEG と遅い応答性を…
	下 11L	同時計測のメリットを…	同時計測できるメリットを…
p.182	上 7L	…の椅子，視覚指示刺激…	…の椅子，視覚刺激…
p.183	図 6.12 右下	終了 安静 | 安静 | 6　　　(s)	終了 安静 | 安静 | 6　　10　(s)

ページ，行		誤	正
p.184	図6.13 左下	EEG　統合　結果　$\vec{P}^N$	NIRS　統合　結果　$\vec{P}^N$
p.185	下 6L	…足とそれ以外，舌と…	…舌とそれ以外，足と…
p.217	上 7L	駒を回す…しては，駒を…	コマを回す…しては，コマを…
	上 13L	人で駒を回して…	人でコマを回して…
	上 14L	…してもらい駒を回す…	…してもらいコマを回す…
p.218	図7.19 図説	ディアボロ（中国駒）の…	ディアボロ（中国コマ）の…

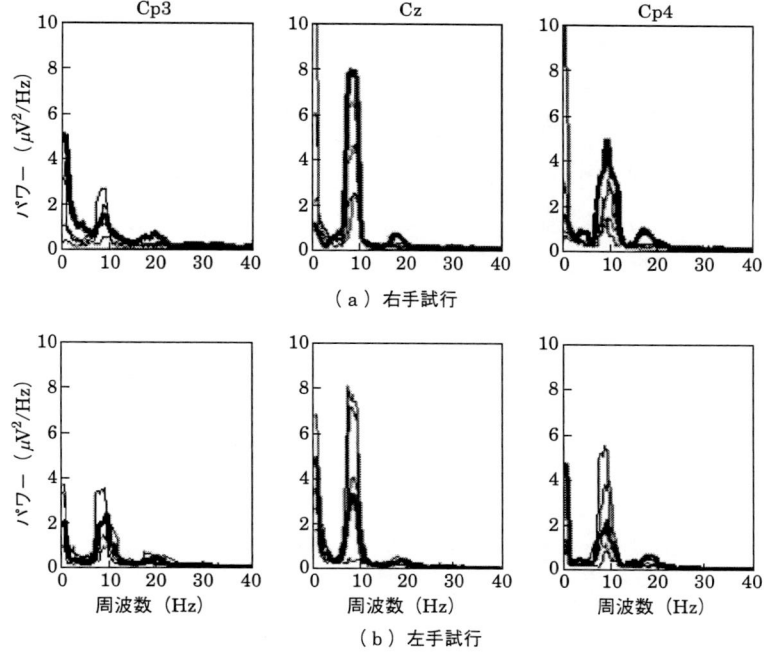

図 4.7　試行データのパワースペクトル密度の例．
上段・下段の三つのパネルは，それぞれ右手条件・左手条件からランダムに5試行を選んで重ね書き表示したもの．太線は図4.5の二つ試行に対応する．パネルは左からCp3（左運動野付近），Cz（頭頂），Cp4（右運動野付近）の三つのチャネルに対応する

表 4.1 判別正答率（上）と標準偏差（下） （単位：%）

	ガウス判別器		SVM		SLR	
	学習	テスト	学習	テスト	学習	テスト
特徴量1 （六次元）	74.9 ±1.6	72.7 ±9.5	75.3 ±1.6	72.1 ±9.8	74.1 ±1.6	71.1 ±10.4
特徴量2 （一二八次元）	100 ±0.0	59.6 ±9.9	96.0 ±0.8	81.1 ±7.3	94.1 ±1.5	79.6 ±8.4

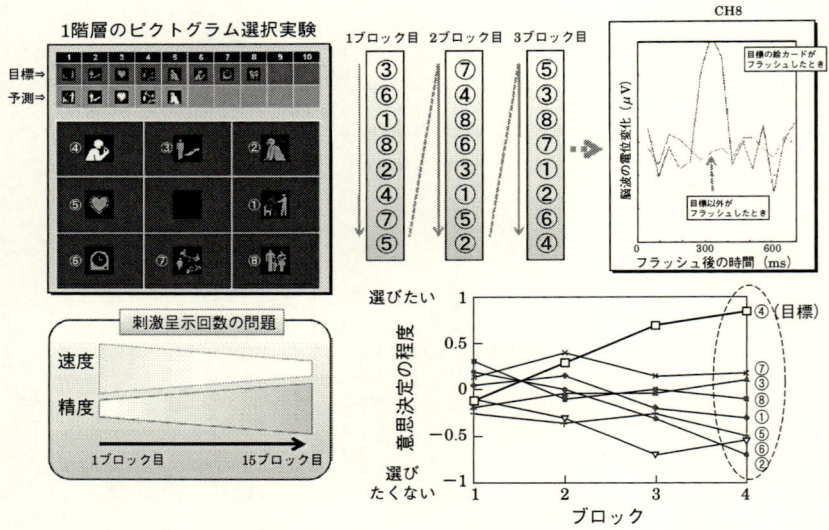

図 5.15　フラッシュ誘発式 P300 依存ピクトグラム選択手法（©AIST）

ま え が き

　情報通信技術の進展により，あらゆる情報を即時に入手することが可能となり，人間にとってストレスの少ないコミュニケーション手段を実現することがますます重要となっています．その一つのアプローチが，システム神経科学と脳機能計測技術を取り入れたブレインコミュニケーション技術の研究です．本書は，この新しい分野の研究を目指す大学生や大学院生，独立行政法人や企業に勤務する研究者の方々を対象に，工学的な視点から，生体計測技術，心理実験技術，統計解析技術を解説しています．また，応用事例として，ブレイン・マシンインタフェース技術を利用したロボット制御や，身体情報を利用したパラサイトヒューマンなども取り扱っています．

　システム神経科学の歴史は古く，1850年代にドイツで解剖学的研究，1870年代にイギリスで大脳生理学の研究が始まりました．この研究期間の中から，今日でも重要な概念であるブローカ野（1861年）やウェルニッケ野（1876年）の報告や，プルキンエ細胞の発見，ワルダイエルによるニューロン説の提唱などが生まれました．その後，真空管の発明（1910年）に端を発して，1個の神経細胞の活動電位が計測できるようになり，1960年代にはヒューベルやヴィーゼルらにより視覚野の神経細胞活動の解明が行われました．1980年代に入ると，「正常時の生きているヒトの脳の計測」が可能なニューロイメージング手法が開発され，研究が一気に加速しました．そして1990年代に，機能的核磁気共鳴装置や近赤外分光装置が開発され，情報通信技術との融合が可能な下地が出来上がっていました．

　一方，情報通信技術は，1940年代にノーバート・ウィーナーが，通信工学と制御工学を結ぶサイバネティクスを提唱して以来，人間と機械との関係

性を追及する人工知能や計算科学の分野が発展しました．1950年代に入るとヒト形ロボットの概念も登場し，いかにヒトの機能を模擬してロボットを制御するかの研究も進展しました．また，1985年代には，ニューラルネットワークの研究が盛んになり，脳の神経回路を数学的に模擬した情報処理基盤が確立しました．その後，ニューラルネットワークの研究は，計算論的神経科学や基礎理論に分かれましたが，この中から，統計的パターン認識技術や機械学習の理論が生まれました．そして，1990年代に，米国を中心として，主に脳波を利用したブレイン・マシンインタフェースの概念が提唱され，システム神経科学と情報通信技術の融合が実現しました．この技術は，人間の失われた機能を補填するアビリティアシストの概念に近いものでしたが，手足の筋肉を使わずに車椅子を制御する技術は，大変注目に値するものでした．

　2006年代に入ると，ラットやサルでの実験成功に端を発し，国内でも，ブレイン・マシンインタフェース，ニューロエコノミクス，ニューロマーケティング，脳神経倫理などの研究が活発化しました．このような状況の中で，著者らは，脳機能計測を利用した情報通信機器の研究開発に関心のある工学，医学，心理学の専門家が議論する場を提供する目的で，2006年6月に通信ソサイエティにブレインコミュニケーション時限研究専門委員会を立ち上げました．本書の執筆の動機も，ブレインコミュニケーション時限研究専門委員の方々の議論が基になっています．ブレインコミュニケーション時限研究専門委員会は一期と二期（二期目はブレイン・バイオコミュニケーション時限研究専門委員会と名称変更）に分かれ，通算4年間活動しました．この期間，研究会6回，チュートリアル講演3回，英文特集号発行1回を行いました．研究会では，毎回70人近くの参加者が訪れ，「脳情報抽出・デコーディング技術」，「運動学習と制御技術」，「脳インタフェース技術」などについて意見交換を行いました．本書の内容も，専門委員会での議論をまとめたものが中心となっています．このように本書の内容は，発展途上の理論をまとめていますが，本書を学ぶことにより，脳機能計測実験の基礎技術とブレインコミュニケーションシステムの構築力が身に付くものと確信しています．そして，著者一同，読者自らが現状技術の課題を解決して，新しいブレインコミュニケーション技術をけん引する理論と応用を考案することを期待しています．

まえがき

　最後になりましたが，本書の執筆にあたり，様々な観点から議論をして頂いた旧ブレインコミュニケーション時限研究専門委員会の方々に心より感謝申し上げます．特に，本書の執筆を暖かく見守って頂いたATR脳情報総合研究所川人光男博士，機能的核磁気共鳴装置の実験風景を快く提供して頂いたATR脳活動イメージングセンタ正木信夫博士に厚く御礼申し上げます．また，第4章を執筆するにあたってコメントを頂いたATR脳情報解析研究所の兼村厚範研究員と武田裕輔研究員，及び6.2章について議論して頂いたATR神経情報学研究室の神谷之康室長に心より感謝申し上げます．また，本書の執筆機会を与えて頂いた電子情報通信学会出版委員会に感謝致します．本書の発行にあたっては，企画段階から校正に至るまで電子情報通信学会事務局にお世話になりました．併せて御礼申し上げます．

2011年3月

相良　和彦
田中　靖人
竹市　博臣
山下　宙人
長谷川　良平
岡部　達哉
前田　太郎

目　次

第1章　序　　論

1.1　ブレインコミュニケーションとは …………………………………… 1
1.2　本書で扱うスコープ …………………………………………………… 4
1.3　実験倫理規定について ………………………………………………… 5
1.4　各章のつながり ………………………………………………………… 10
　　参考文献 ………………………………………………………………… 11

第2章　神経活動の計測技術

2.1　侵襲計測技術 …………………………………………………………… 13
　2.1.1　単一電極とその信号処理 ………………………………………… 13
　2.1.2　マルチ電極 ………………………………………………………… 16
　2.1.3　電界計測技術：局所場電位とマルチユニット計測 …………… 16
2.2　非侵襲計測技術 ………………………………………………………… 17
　2.2.1　EEG, ERP と ECoG ……………………………………………… 17
　2.2.2　MEG ………………………………………………………………… 19
　2.2.3　脳の構造と機能解析：MRI と fMRI …………………………… 23
　2.2.4　NIRS と光トポグラフィー ……………………………………… 32
2.3　実際の実験の行い方と注意 …………………………………………… 34
　2.3.1　EEG の実験の仕方と使用上の注意 …………………………… 34
　2.3.2　MEG の実験の仕方と使用上の注意 …………………………… 35
　2.3.3　fMRI の実験の仕方と使用上の注意 …………………………… 36
　2.3.4　NIRS 実験の仕方と使用上の注意 ……………………………… 38

2.4 自律神経計測とBMI ……………………………………………… 40
2.5 おわりに ……………………………………………………………… 43
　参考文献 ……………………………………………………………… 44

第3章　心理実験技術

3.1 はじめに ……………………………………………………………… 46
3.2 実験手続きと解析手段 ……………………………………………… 47
　3.2.1 心理実験の概要 ……………………………………………… 47
　3.2.2 実験参加者 …………………………………………………… 49
　3.2.3 よく慣れた実験参加者 ……………………………………… 50
3.3 感覚刺激の方法 ……………………………………………………… 51
　3.3.1 例：視覚誘発反応計測のための刺激作成の方法 ………… 54
　3.3.2 例：聴覚オドボール刺激作成のプログラム ……………… 56
　3.3.3 例：視覚オドボール刺激作成 ……………………………… 57
　3.3.4 感覚刺激の開発 ……………………………………………… 57
3.4 呈示課題 ……………………………………………………………… 58
　3.4.1 例：聴覚オドボール課題 …………………………………… 60
　3.4.2 例：視覚オドボール課題 …………………………………… 63
　3.4.3 例：リバースチェッカパターンの呈示 …………………… 65
　3.4.4 例：定常反応の計測 ………………………………………… 67
3.5 実験環境 ……………………………………………………………… 68
　3.5.1 計測の手技 …………………………………………………… 70
　3.5.2 刺激・課題・計測装置の接続と同期 ……………………… 73
3.6 なぜプロトコルは機能するか ……………………………………… 74
3.7 おわりに ……………………………………………………………… 79
　参考文献 ……………………………………………………………… 79

第4章　統計解析技術

4.1 概　要 ………………………………………………………………… 80
4.2 運動想像課題時の脳波のパターン判別の事例 …………………… 83

- 4.3 前処理 ……………………………………………………………… 92
  - 4.3.1 EEG・MEG・NIRS データで主に使われる前処理 ………… 93
  - 4.3.2 fMRI データで主に使われる前処理 …………………………… 96
  - 4.3.3 共通の前処理 ………………………………………………… 96
- 4.4 特徴量計算 …………………………………………………………… 98
  - 4.4.1 特徴量空間への変換 ………………………………………… 98
  - 4.4.2 特徴選択 ……………………………………………………… 112
- 4.5 判別手法 ……………………………………………………………… 116
  - 4.5.1 ロジスティック回帰（LR）…………………………………… 117
  - 4.5.2 スパースロジスティック回帰（SLR）……………………… 120
  - 4.5.3 サポートベクトルマシン（SVM）…………………………… 122
  - 4.5.4 ガウス判別器 ………………………………………………… 124
- 4.6 著者の経験から ……………………………………………………… 127
- 参考文献 ………………………………………………………………… 131

第5章 意思決定の脳内機構と認知型 BMI への応用

- 5.1 はじめに ……………………………………………………………… 134
- 5.2 意思決定の脳内機構 ………………………………………………… 135
  - 5.2.1 意思決定のパワーと意義 …………………………………… 135
  - 5.2.2 動物を対象とした意思決定の脳内機構に関する研究経緯 …… 138
  - 5.2.3 動きの判断に関わるサル MT 野の働き …………………… 141
  - 5.2.4 前頭連合野ニューロンの単一試行活動の解析による
    脳情報の解読 ………………………………………………… 142
  - 5.2.5 上丘ニューロンの単一試行活動解析による意思決定予測と
    マインドアイの制御 ………………………………………… 143
- 5.3 認知型 BMI 技術の応用 …………………………………………… 149
  - 5.3.1 重度運動機能障害者の意思伝達支援に向けて …………… 149
  - 5.3.2 P300 脳波に着目した文字つづりシステム ………………… 151
  - 5.3.3 脳波による意思伝達装置「ニューロコミュニケータ」と
    そのコア技術 ………………………………………………… 154

5.4 認知型BMI技術の今後の展開 ……………………………… 162
参考文献 ……………………………………………………… 163

第6章 運動出力型ブレイン・マシンインタフェース技術

6.1 概 要 ……………………………………………………… 165
6.2 fMRI じゃんけんロボットハンド ………………………… 171
6.3 EEG・NIRS ロボット操作 ………………………………… 176
  6.3.1 概 説 …………………………………………………… 176
  6.3.2 技術詳細 ………………………………………………… 181
参考文献 ……………………………………………………… 186

第7章 身体性情報応用技術

7.1 パラサイトヒューマン ………………………………………… 190
  7.1.1 ヒトと物理世界をつなぐもの:情報と身体性 ………… 190
  7.1.2 身体性で人を支援する技術:パラサイトヒューマンの提唱
    ………………………………………………………… 194
  7.1.3 パラサイトヒューマンの概念 ………………………… 196
  7.1.4 運動誘導による行動支援インタフェース …………… 197
  7.1.5 パラサイトヒューマンの各部構成 …………………… 200
  7.1.6 行動支援インタフェースとしての PH ………………… 205
7.2 錯覚利用インタフェース ……………………………………… 206
  7.2.1 触覚の錯覚利用インタフェース:Smart Finger ……… 206
  7.2.2 力覚の錯覚利用インタフェース:偏加速度形擬似けん引力覚
    提示デバイス ……………………………………………… 207
  7.2.3 平衡感覚の錯覚利用インタフェース:Shaking The World
    ………………………………………………………… 209
7.3 五感情報伝送 …………………………………………………… 209
  7.3.1 テレイグジスタンス …………………………………… 210
  7.3.2 パラサイトヒューマンを介した五感伝送による体験共有 …… 211

7.4 バイオフィードバック技術と随意性 ……………………………… 219
　7.4.1 従来のバイオフィードバック技術とブレインインタフェース
　　　　 …………………………………………………………………… 219
　7.4.2 ブレインインタフェース技術に見る夢と現実：
　　　　「考えるだけで動く」というフレーズに込められた
　　　　自在性への期待 ……………………………………………… 220
　7.4.3 知覚 - 運動系に見られる時間的連続性と離散性 ………… 224
　7.4.4 行動意図「つもり」の抽出と伝達による随意性の拡張 ……… 227
　7.4.5 見まね行動の対応付けによる「つもり」の抽出 ………… 228
7.5 まとめ ……………………………………………………………… 231
　参考文献………………………………………………………………… 232

索　引……………………………………………………………………… 235

第1章

序　論

1.1　ブレインコミュニケーションとは

　コミュニケーション[*1]とは，社会生活を営む人間の間に行われる知覚・感情・思考の伝達である[1]．このプロセスを人間主体に考えると，自分の気持ちや意思を相手に伝える行為である．そして，知覚や感情，思考の伝達手段としては，言語や文字，その他に，視覚や聴覚に訴える各種の手段が存在している．例えば，音声を媒介とする伝達に着目すると，音の有無によって，バーバルコミュニケーションとノンバーバルコミュニケーションに分類できる．バーバルコミュニケーションでは，声を出して相手にメッセージを伝えるのに対して，ノンバーバルコミュニケーションでは，目の動きや手話などで情報を伝える．また，文字を利用する伝達に着目すると，紙などの媒体に文字を記入して相手に情報を伝えている．このようにいずれの伝達手段も，声帯や手の筋肉などを利用している．また，コミュニケーションの対象も，一人か二人の相手に限られていることが分かる．

　それでは，ブレインコミュニケーションとは，従来のコミュニケーションと比較してどこが違うのであろうか．それは，従来のコミュニケーションは，筋肉の動きを利用して情報を伝達しているのに対して，ブレインコミュニケ

[*1] コミュニケーションには，信号を遠くに伝送するという意味も含まれる．この場合には，光ファイバ通信技術や無線通信技術などが研究対象となる．

ーションでは，何らかの脳計測手段を利用して得られた生体信号を活用して情報を双方向に伝達する点である（図1.1）．このコミュニケーション形態では，自分の意思で筋肉を動かす必要がないので，健常者ばかりでなく，筋肉の出力経路を使えない非健常者でもコミュニケーションができるという特徴がある．また，ディジタル信号化された生体信号を用いるため，人間ばかりか機械もコミュニケーションの対象とできる．この結果，実現可能な技術として，生体信号を利用して機械を操作するブレイン・マシンインタフェース（BMI：Brain-Machine Interface）や，生体信号を基に外部から視覚や聴覚を刺激する感覚入力を伝達し，人間の行動を制御するバイオフィードバックなどが登場している．

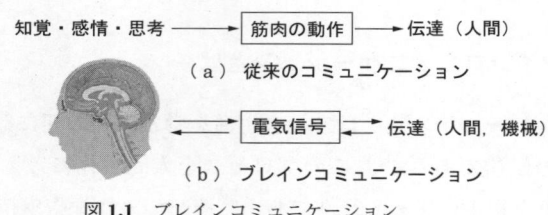

図1.1　ブレインコミュニケーション

　この新しいコミュニケーション方式の実現には，脳機能計測技術の発展が強く寄与している．例えば，1990年代には，米国を中心として脊髄損傷の患者のQOL（Quality of Life）を向上する目的で，脳波を利用したブレイン・コンピュータインタフェース（BCI：Brain-Computer Interface）技術[2]が開発された．また神経電極を利用してコンピュータ画面のカーソルを動かすユーザインタフェース技術[3]も開発された．一方，日本では，機能的核磁気共鳴装置（fMRI：functional Magnetic Resonance Imaging）や近赤外分光装置（NIRS：Near InfraRed Spectroscopy）の信号を利用したシステムの研究が推進され，fMRIを利用したロボットハンドの制御[4]や，NIRSを利用した意思伝達装置[5]などが開発された．ここで述べたBCI技術やBMI技術に共通する手法は，特定の運動や刺激を与えた際の時系列信号を大量に取得して，最新の機械学習アルゴリズムによりパターン分類を行うことである．そして多くの開発事例では，教師信号が既知であるために，

サポートベクトルマシンなどの機械学習が適用できる場合が多い．このように，最新の情報処理技術を適用することにより，脳からの信号を何らかの手段で計測できれば，データを分類できる手段はある程度整っている．

それでは，現状の計測技術で，人間の知覚や，感情，思考などの認知過程を定量的に計ることは可能であろうか．今，人間を生体システムと捉えると，刺激に対する反応を評価することにより，感覚情報を得ることができる．例えば，視野にA，B，Cなどの文字を呈示したときの，視覚野の反応はfMRIを利用して計測可能である．また，好き，嫌いな食べ物を目の前に置いたときの行動を観察することにより，意思決定プロセスや意図などをある程度評価できるようになっている．しかしこれらの成果は，実験参加者を実験室に閉じ込め，実験計画に沿って刺激を制御して呈示した結果であるので，同じ実験手法を屋外で自由に活動している人間に適用しても，期待した結果が得られるとは限らない．また，対人関係や環境との相互作用から生じる思考の認知過程の計測手段は，まだ確立されていない．

そこで，本書では，fMRIやNIRSなどの現在利用可能な計測手段に限定したブレインコミュニケーションの概要を解説する．図**1.2**に示したように，ブレインコミュニケーションの研究対象は，閉じた実験環境から開いた自然環境へと発展中であり，開いた自然環境での思考プロセスの抽出が実現できた際には，現在とは全く異なるコミュニケーションの形態が登場しているものと思われる．この思考プロセスの計測は人類究極の夢であり，読者の挑戦課題として問題提起しておくことにする．

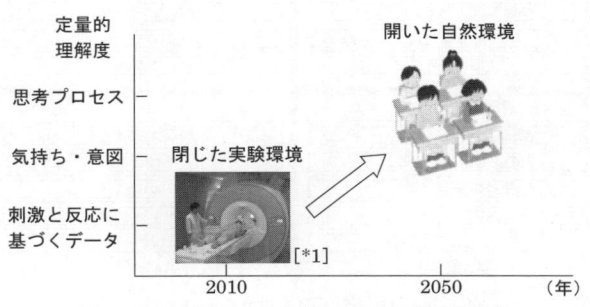

図**1.2** ブレインコミュニケーションの現状と将来
(*1：(株) ATR-Promotions 脳活動イメージングセンタ提供)

1.2 本書で扱うスコープ

ブレインコミュニケーションの対象とする研究領域を図 **1.3** に示す．横軸は，生理学や心理学に近いシステム神経科学と，数理工学や統計学に近い情報科学の軸であり，縦軸は，仮想世界を扱うソフトウェアと実世界を扱うハードウェアの軸で分類している．まず第1に，ブレインコミュニケーションの基盤となるのは，第3象限の領域に位置する計測技術である．この計測技術には，脳機能イメージングの手法である fMRI や NIRS，神経細胞の活動電位を同時に測定するマルチニューロン計測，発汗や脈波を測定する自律神経計測，人工的に器官を補填するニューラルプロステティックスなどが含まれる．そして計測技術で得られたデータに解析モデルを適用して，様々なデータ処理を行う．このデータ処理の手法をまとめた領域が第2象限である．この手法には，大規模計測データの活用を図るニューロインフォマティクス，スパースロジスティック解析などの統計的機械学習を用いる脳信号デコーディング，好みの選択を評価する情動・認知・嗜好モデル，実験パラダイムと行動の関係を調べる記憶・学習理論や人間の行動解析が含まれる．これらの解析結果を利用してシステムに応用する領域が第1象限である．この領域には，脳と機械を結ぶブレイン・マシンインタフェース，行動の結果を

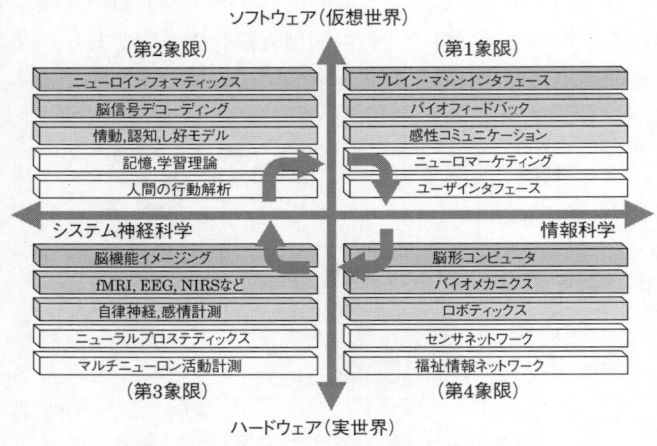

図 **1.3** ブレインコミュニケーションの対象

自分にフィードバックするバイオフィードバック，快不快や質感などを伝える感性コミュニケーション，商品の判断を定量的に評価するニューロマーケティング，生体情報を利用したユーザインタフェースが含まれる．第4象限は，これらのシステムを具体化した製品である．この中には，脳形コンピュータやロボティックスなどが含まれる．このように，ブレインコミュニケーションの対象とする領域は広いが，第3象限，第2象限，第1象限，第4象限と技術がつながることにより，個々の要素技術が深まることを期待している．

1.3 実験倫理規定について

現在，ヒト（動物学的に区別している）を対象とする研究を行う場合，国際的に定められた倫理指針に基づいて実験を行うことが求められている．この指針として，ニュルンベルグ綱領とヘルシンキ宣言が重要である．ニュルンベルグ綱領は，第二次世界大戦中の非人道的な人体実験を禁止する目的で1947年に定められ，初めて被験者の自発的同意，すなわちインフォームドコンセントの概念が示された．また1964年には世界医師会がヘルシンキ宣言を策定し，個人を特定できるヒト由来試料及びデータの研究を含む人間を対象とする医学研究の倫理的原則を示した．この指針は，世界医師会の総会で修正が続けられており，2008年10月ソウル総会では，A. 序文（第1〜10条），B. 全ての医学研究のための諸原則（第11〜30条），C. 治療と結び付いた医学研究のための追加原則（第31〜35条）にまとめられている．中でも，被験者の利益を優先する第6条，倫理委員会での研究計画書の審査を定めた第14条と第15条，インフォームドコンセントを定めた第24条が重要である．

ヘルシンキ条約からの抜粋（2008年10月ソウル大会）

第6条：人間を対象とする医学研究においては，個々の研究被験者の福祉が他のすべての利益よりも優先されなければならない．

第14条：人間を対象とする各研究の計画と作業内容は，研究計画書の中に明示されていなければならない．研究計画書は，関連する倫理的配慮に関

する言明を含み，また本宣言の原則にどのように対応しているかを示すべきである．計画書は，資金提供，スポンサー，研究組織との関わり，その他起こり得る利益相反，被験者に対する報奨ならびに研究に参加した結果として損害を受けた被験者の治療および／または補償の条項に関する情報を含むべきである．この計画書には，その研究の中で有益であると同定された治療行為に対する研究被験者の研究後のアクセス，または他の適切な治療あるいは利益に対するアクセスに関する取り決めが記載されるべきである．

第15条：研究計画書は，検討，意見，指導および承認を得るため，研究開始前に研究倫理委員会に提出されなければならない．この委員会は，研究者，スポンサーおよびその他のあらゆる不適切な影響から独立したものでなければならない．当該委員会は，適用される国際的規範および基準はもとより，研究が実施される国々の法律と規制を考慮しなければならないが，それらによってこの宣言が示す研究被験者に対する保護を弱めたり，撤廃したりすることは許されない．この委員会は，進行中の研究を監視する権利を有するべきである．研究者は委員会に対して，監視情報，とくに重篤な有害事象に関する情報を提供しなければならない．委員会の審議と承認を得ずに計画書を変更することはできない．

第24条：判断能力のある人間を対象とする医学研究において，それぞれの被験者候補は，目的，方法，資金源，起こりうる利益相反，研究者の関連組織との関わり，研究によって期待される利益と起こりうるリスク，ならびに研究に伴いうる不快な状態，その他研究に関するすべての側面について，十分に説明されなければならない．被験者候補は，いつでも不利益を受けることなしに，研究参加を拒否するか，または参加の同意を撤回する権利のあることを知らされなければならない．被験者候補ごとにどのような情報を必要としているかとその情報の伝達方法についても特別な配慮が必要である．被験者候補がその情報を理解したことを確認したうえで，医師または他の適切な有資格者は，被験者候補の自由意思によるインフォームド・コンセントを，望ましくは文書で求めなければならない．同意が書面で表明されない場合，その文書によらない同意は，正式な文書に記録され，証人によって証明されるべきである．　　　　　　　　　（日本医師会ホームページより一部引用）[6]

一方,国内では,実験対象に応じて,ヒトゲノム解析指針（2001年）,ヒトES研究指針（2001年）,臨床研究に関する倫理指針（2003年）,個人情報保護法（2005年）などが細かく定められている.ただ,本書で取り扱うデータは,いわゆる血液や細胞などの試料（ヒト由来試料）を直接扱うものではないので,個人情報保護法の遵守が一番大切である.

以下,具体的な事例を示して,研究者のアドバイスとしたい.

事例1：専門機関のfMRIを利用する場合

（株）ATR-Promotions脳活動イメージングセンタでは,2台の3テスラのfMRI装置及び400チャネルの脳磁計（MEG：MagnetoEncephalo-Graphy）を稼働させて,脳活動研究支援サービスを提供している.本サービスを使用する場合には,事前に装置利用申込書,倫理審査申請書,安全審査申請書を提出し,それぞれ国際電気通信基礎技術研究所倫理委員会とATR-Promotions機能的磁気共鳴画像（fMRI）・脳磁計測（MEG）研究安全委員会の承認を受ける必要がある.倫理審査は,被験者の人権や個人情報保護が適切になされているかどうかを審査することを目的としており,申請者の所属機関に倫理委員会がある場合には,所属機関の倫理審査を受けるのが原則である.所属機関に倫理委員会がない場合は,所属長の依頼により国際電気通信基礎技術研究所（ATR）の倫理委員会に依頼して,有料で審査を受けることになる.一方安全審査は,fMRIの強磁場環境で行動を制限された状態で行われる実験が,被験者にとって安全に健康上の問題が発生しないための配慮を持って行われるよう計画されているかどうかを審査する.

これらの審査申請書の記入項目は,研究課題,研究責任者及び研究担当者,研究期間,研究の概要,被験者,研究方法（実験の方法,fMRI装置の撮像条件など）,研究の対象となる被験者の選定方法と研究内容に理解を求め同意を得る方法,研究によって生じると予測される被験者への不利益及び危険とそれを回避する手段,研究の対象となる被験者の人権の擁護のための方策等である.また添付書類として,被験者の同意を得る際の説明書（専門家ではない人に分かるように書かれている必要がある）,被験者の同意書,fMRI・

MEG実験事前アンケート（定形），被験者への実験終了後のアンケート（定形）も提出する．更に，特に実験に特殊な装置を持ち込む場合には，審査委員や被験者への理解を得るための補足説明書類も必要となることがある．

なお，最近は自発的な自主性を重視して，被験者よりも実験参加者と呼ぶ場合が増えている．

事例2：所属機関でヒトを対象とする実験を行う場合

脳波計やNIRSなどの生体計測装置を利用して脳活動信号を測定する際には，被験者を募集して電子データを取得する場合が多い．この場合も，ヒトを対象とする研究に該当するので，倫理委員会による事前審査，十分なインフォームドコンセント，自由意思に基づく同意，個人情報の保護と管理が必要である．個人情報の保護を行う方法としては，連結可能匿名化と連結不可能匿名化が知られている．データを匿名化する際には，個人が特定できないようにID番号を付与するが，氏名とID番号の対応表を残すのが連結可能匿名化であり，残さないのが連結不可能匿名化である．連結不可能匿名化の方が個人情報の漏えいの心配がないが，実験解析を行う際に，データ取得日時や，年齢・性別などの情報が得られないため，細かな統計解析が難しい．

具体的には，所属機関に倫理委員会がある場合には，そこに問合せを行い，実験計画を作成する．例えば，独立行政法人理化学研究所では，倫理申請を行うにあたり，事前に研究倫理委員会事務局と打合せを行う．そして研究に参加する者及び所属長は，研究参加前に講習会を受講することが義務付けられている．また，著者が所属する研究機関では，ワークフローで倫理審査の申請を行う．このとき，提出する書類は，業務計画書，研究参加同意書，実験説明書である．業務計画書には，基本情報，業務実施部署（業務責任者，業務実施担当者，情報管理者），業務内容（業務の目的，業務の方法，業務予定期間，予測される成果，予測される資料等提供者に対する危険や不利益），資料等に関する情報（提供を受ける資料等の種類及びそれぞれの量，匿名化の状況，インフォームドコンセントが実施されていることの確認及びその内容，資料の保管，資料の保存，廃棄方法）を詳しく記載する．また所属機関に倫理委員会がない場合には，外部の専門機関に倫理審査を委託して実験を

推進することが望ましい．

　それでは，具体的な実験を行う場合に，どこまで倫理規定を守るべきであろうか．例えば，著者は，被験者の人数により倫理審査の有無を判断している．例えば，自分が被験者となる場合には，倫理審査は行わない．また，二～三人の研究チームで予備実験的にデータを取得する場合には，互いにコンセンサスをとって測定を行っている．この場合，倫理委員会の事前審査はないが，自主的に同意書は残すようにしている．更に実験手法が固まり，被験者を募集してルーチン的に実験を行う場合には，倫理委員会に申請を行い，認可を頂いてから実験を行うようにしている．これらの判断は読者の所属する研究機関のルールに委ねられるが，研究者として，被験者への感謝の念を忘れず，個人情報の管理を厳重に行い，科学的に信頼性のある実験・解析を行うなどの良識が求められる．

　最後に，日本神経科学学会が，脳科学に基づく実験遂行にあたり，守るべき倫理問題に関する指針（2009年2月改定）を公表している．この中では，科学的根拠に基づく研究の重要性が説かれており，本分野の研究に初めて着手する研究者は必ず一読する必要がある．またBMIの倫理的研究指針に関しては，参考文献［7］を参考にされたい．

---「ヒト脳機能の非侵襲的研究」の倫理問題等に関する指針---
　脳神経科学研究は「心」の領域をも研究対象とすることから，人を対象とする研究の倫理規範に関する知識と実践，社会に及ぼす影響についての特段配慮が求められる．そのため，人を研究対象として実施される脳神経科学研究においては，被験者やその関係者の福利に対する配慮が科学的および社会的利益よりも優先されなければならず，研究者は被験者やその関係者の尊厳およびその人権の保護の原則を遵守し，倫理的・法的・社会的問題に十分な配慮を行った研究計画を立案し，それに則って研究を遂行することが求められる．
　　　（日本神経科学学会ホームページ　第3章本指針の目的より一部引用）[8]

また，脳科学研究戦略推進プログラム[9]の中では，脳科学研究に関する倫理的諸問題の対応について，諸内外の研究調査と学会などへの提言を視野に入れた研究支援体制の議論が行われている．2011〜12年頃には，この提言が国内共通の倫理規範となるように期待されている．

1.4 各章のつながり

本書は，基礎編と応用編に分けており，読者としては，ブレインコミュニケーションの研究を目指す大学生，大学院生，企業の研究者を想定している．

基礎編では，ブレインコミュニケーションの理解に必要な計測技術，心理実験技術，統計解析技術を説明する．第2章は，生体計測技術であり，脳計測技術の基本原理を解説する．これにより読者は，装置の動作原理を知るとともに，実験パラメータの意味を理解することができる．第3章は，心理実験技術であり，特に脳波を中心とした実験計画の組み方や刺激呈示プログラムの作成方法を解説する．これにより心理実験の極意を体得し，一人でも実験環境を構築できるスキルを身に付ける．第4章は，統計解析技術であり，機械学習で使われる前処理技術，特徴抽出法，判別手法を解説する．これにより生体信号をいかに処理してブレインコミュニケーションに必要なデータを取り出すかについての知識を身に付ける．そして，第2章，第3章，第4章を学ぶことにより，読者は，ブレインコミュニケーションの研究を遂行するのに必要最小限の知識を身に付けることができる．

応用編では，基礎編の技術を利用した3種類の事例を解説する．これらの事例は各々独立であるので，読者はどの章から読んでも構わない．また，各章は，執筆者の実際の開発事例を基に内容が記述されているので，読者の方々は，研究の最前線の知識を得るとともに，その裏に隠されたノウハウを体得することができる．第5章は，脳内意思決定プロセスの開発経緯とそれを利用した認知型BMIが話題の中心であり，脳波を利用した意思伝達装置の実例が示されている．第6章は，運動出力型BMI技術が中心であり，fMRIを利用したじゃんけんロボット及び脳波とNIRSの信号を組み合わせたロボットがいかに実システムとして構築されているかが紹介されている．第7章は，身体性情報応用技術であり，パラサイトヒューマン，錯覚インタ

フェース，五感情報伝送，バイオフィードバックなどの研究が述べられている．本章の内容は必ずしも脳からの直接信号を利用したBMIではないが，身体情報を利用した広義のBMIと捉えることができる．また，将来のBMIを考える上での方向性も示されている．

　このように，本書は基礎編で基礎技術を学び，応用編でその活用方法を学ぶことにより，自然と，ブレインコミュニケーションのシステムを構築する力が身に付くように，配慮されている．本書で述べた技術はまだまだ発展途上のものであり，読者がその内容を咀嚼して発展させることで，新しいブレインコミュニケーションの世界を構築して頂ければ幸いである．

参 考 文 献

［1］広辞苑，第6版，岩波書店，2008.
［2］J. R. Wolpaw, N. Birbaumer, D. J. McFarland, G. Pfurtscheller, and T. M. Vaughan, "Brain-computer interfaces for communication and control," Electroenceph. Clin. Neurophysiol., vol.113, no.6, pp.767-791, June 2002.
［3］L. R. Hochberg, M. D. Serruya, G. M. Friehs, J. A. Mukand, M. Saleh, A. H. Caplan, A. Branner, D. Chen, R. D. Penn, and J. P. Donoghue, "Neuronal ensemble control of prosthetic devices by a human with tetraplegia," Nature, vol.442, no.13, pp.164-198, July 2006.
［4］バイオニクス Bionics, p.58, オーム社，July 2006.
［5］M. Naito, Y. Michioka, K. Ozawa, Y. Ito, M. Kiguchi, and T. Kanazawa, "A communication means for totally locked-in ALS patients based on changes in cerebral blood volume measured with near-infrared light," IEICE Trans. Inf. Syst., vol.E-90-D, no.7, pp.1028-1037, July 2007.
［6］日本医師会（ヘルシンキ宣言），http://www.med.or.jp/wma/helsinki08_j.html#ja
［7］川人光男，佐倉 統，"ブレイン・マシン・インタフェース　BMI倫理4原則の提案"，現代科学，pp.21-25，June 2010.
［8］日本神経科学学会，http://www.jnss.org/japanese/info/secretariat/rinri/index.html
［9］脳科学研究戦略推進プログラム，http://brainprogram.mext.go.jp/

第 2 章

神経活動の計測技術

　ブレイン・マシンインタフェース（BMI：Brain-Machine Interface）とは，脳（brain）または脳神経系から，有効な信号を何らかの方法で取り出し，それをロボットなどの機械（machine）や情報処理機械であるコンピュータに接続・制御し利用する（interface），という画期的な技術である．それは従来の基礎研究で行われてきた脳神経活動の計測を応用して行われる[1]．このような BMI を実現するためには，脳活動を，視覚・聴覚・体性感覚などの感覚や運動などの機能に応じて計測する必要がある．実際の神経活動計測技術としては，①神経そのものの活動や状態の電位の変化を計測するタイプのもの（例：EEG：ElectroEncephaloGram, MEG：MagnetoEncephaloGraphy）と，②神経活動が引き起こす代謝，とりわけ酸素消費とそれに伴う脳血流の増加を計測するもの（fMRI：functional Magnetic Resonance Imaging, NIRS：Near InfraRed Spectroscopy など）に分けられる．その基礎には，単一の神経細胞を記録する**「単一電極」計測技術**，マルチ電極を使った**多細胞電位計測技術**，また神経細胞外部の**局所場電位**（LFP：Local Field Potential）計測，といった電界計測技術がある．これらは**侵襲計測技術**に分類される．それに対して，脳を直接切開せず，脳の外部から何らかの形で信号を計測する技術を**非侵襲計測技術**と呼ぶ（上述の EEG, MEG, fMRI, NIRS）．末梢神経系の計測には，皮膚（発汗）電極，心臓電極，筋電，眼電位などの電位計測技術がある．心拍を計測する際は赤

外線を用いて血流を計測するやり方もある．主に自律神経計測に関連する身体運動生理計測技術では，瞳孔，眼球運動，姿勢制御，体温などの生理反応計測技術があり，これらの計測には様々な光学及び電気センサが用いられる．以下では，BMIの基礎である侵襲計測技術（2.1節），BMIに関連する非侵襲計測技術（2.2節），及び新しい応用を目指す自律神経計測技術（2.4節）を解説する．

2.1 侵襲計測技術

2.1.1 単一電極とその信号処理

はじめにBMIの基礎となる，神経活動計測の基本としての侵襲計測技術について述べることとしよう．脳神経系は，巨大な神経の塊であるので，その神経活動をどのようにして計測するか，という点について数多くの電気生理学的研究がなされてきた[2]．神経活動を直接計測する方法として，その直径サイズが μm 単位の微小電極を使った方法がある．微小電極では，金属を使った**金属微小電極**と，内部に塩化カリウム KCl などの電解質溶液を詰めた**ガラス毛細管微小電極**がある[3]．後者の先端直径は 1μm 以内で，後述する活動電位，静止膜電位，受容器電位やシナプス電位などの細胞内記録に一般的に使われる．微小ガラス電極の問題点としては，①取り扱う際に破損しやすい，②細い先端になればなるほど電解質が小さい断面積でしか得られないためインピーダンスが高くなる，③先端部のガラス管の厚さが薄くなるため，内外の異なる伝導体の効果が大きくなるため活動電位の高周波成分にゆがみを生じる，などがある．逆に，こうした高周波成分信号を計測することを主体とする細胞外記録（local field potential）には，金属微小電極が適している．微小ガラス管電極は，細胞活動の直流成分，低周波成分，そして，細胞内記録に適している．

（a）**マイクロドライブ** 1本のテトロード（後述）を使って記録した複数の神経細胞のデータを弁別するには，クラスタを分離するデータカッティングを行う．それによって複数の単位神経細胞（シングルユニット）活動を同時に記録することができる．しかし，同じ電極信号から分離されるユニットは互いに近接しており，反応特性も似通っていることもある．異なる特

性を持つユニット同士がどのような活動相関を持って情報処理に関与しているのかを調べる場合には，複数の電極を脳内に刺入して，離れたユニットの同時記録を行う必要が生じる．電極間の距離は研究目的に応じて，同一皮質のコラム内（500μm～1mm以下）や異なる領野間（視床と皮質など）と様々である．1本のテトロードであれば通常の電極マニピュレータの電極ホルダに装着することが可能であるが，複数の電極を同時に挿入するためには，特殊なマニピュレータ，すなわち**マイクロドライブ**が必要となる．

　(b)　スパイクソーティング　　単一細胞の機能的特性の詳細な解析を目的とする研究においては，高インピーダンスの電極（ガラス管微小電極など）を用いて，電極のごく近傍の1個のニューロンの活動のみを記録することが重要である．一方，ネットワークとしての複数細胞間の活動相関の研究においては，できるだけ多くのニューロンの活動を同時に記録する必要がある．このためには，ある程度低めのインピーダンス（1MΩ程度）を持つ電極により，①複数ニューロンの活動（multi-unit activity）を記録し，②スパイク弁別により複数の単一ユニット活動（single unit activity）に分離する．古典的には，これらをハードウェア的に分離してきたが，この方法では単一微小電極の信号から分離可能なユニット数はせいぜい2個までと限界がある．近年のスパイクデータ記録実験では，スパイク信号のコンピュータ取込みが一般的であるため，コンピュータソフトウェアを使用した，より柔軟性に富むスパイク弁別が可能となった．特に，複数のニューロン活動を複数本の近接した電極で同時に多チャネル記録し，各チャネルでの振幅の大小関係（電極とニューロンの相対位置関係を反映する）を用いて，個々のニューロン活動を分離する場合には，優れたスパイク弁別ソフトウェアが重要となる．

　スパイクソーティングには，ユニット分離を行うタイミングに応じてオフライン，セミオフライン，オンラインの3種類がある．オフラインモードのスパイクソーティングでは，データの記録後にクラスタカッティングなどのソフトウェアを用いる．これには時間的制約がないため，多くのスパイク波形パラメータを利用して詳細なユニット分離を行うことが可能である．しかし，この方法では，どの程度のユニットが分離できるかは，実験記録中には判定できない．実際の計測では，スパイク信号をオシロスコープ及びオーデ

ィオモニタなどでモニタし，多くのユニットが含まれていることを実験者の主観で判断し，最適な電極深度などを決める．次に，セミオフラインモードでは，まず適当な時間にわたりデータを記録する．更に，記録されたスパイク波形データのクラスタ（クラス分け）の表示を行い，多くの分離可能なユニットが含まれていることを確認した上で，長時間にわたる記録を開始する．クラスタの表示においてユニットの分離が悪い場合には電極の深度を調整することもある．この方法でも，最終的なスパイク弁別は，オフラインモードと同様に実験終了後に行う．オンラインモードでは，まず適当な時間にわたるデータサンプルからユニットの分離を行い，各ユニットの波形の特徴パラメータを決定する．次に，本格的な記録を開始し，検出されたスパイク波形に対して，特徴パラメータとの照合を行い，オンラインでスパイク弁別を行う．こうした方法は，ブレイン・マシンインタフェースや逆相関（reverse correlation）分析によるいわゆる「受容野」のマッピングなどのオンライン性が本質的な研究では不可欠となる．取り込んだスパイク波形をソフトウェアでスパイク弁別した後に，分離された個々のユニットのスパイク検出タイミングでディジタルポートからコンピュータ外部にTTL（Transistor-Transistor Logic）信号を出力し，従来の計測システムに入力するというシステムを構築する場合もある．このときスパイク弁別コンピュータは，高機能なシュミットトリガのような役割として組み込まれる．シュミットトリガのようなハードウェアシステムと比べてディジタルコンピュータ使用で特に注意すべきなのは，コンピュータ処理においては制御不可能なタイミングジッタ（jitter）が生じるために，実際のスパイク発火タイミングとコンピュータ外部へのTTL信号出力タイミングに確率的な遅れが生じるという現象があることである．数ミリ秒の精度が重要となる研究においては，これは致命的な問題となる．この対策としては，Real Time Linuxなどを用いた高度なタイミング制御技術が必要となるが，完全にこの問題を解決したことにはならない．特殊電極及びマルチニューロン測定システムにより記録されたマルチニューロンデータを適当なソフトウェアを用いてスパイクソーティングした後には，複数のニューロン活動により記述されている脳の情報処理メカニズムの解明を行う必要がある．このためには，記録されたスパイクデータ

のファイルフォーマットを読み込んで，様々な統計解析を行うソフトウェアが必要である．市販のマルチニューロン測定システムには，オリジナルなデータ解析ソフトウェアが組み合わせて供給される場合が多いが，それでは不十分なこともあり，その時々に応じて柔軟に自らプログラムを組まなければならない場面もある．

2.1.2 マルチ電極

マルチチャネル電極とは，単一電極ではなく多数の電極によって構成されるシステムである．マルチチャネル電極を使用すれば，多数の神経細胞の細胞内活動を同時に計測する，多数の神経細胞に電気刺激を与える，神経外部の電位を計測するなど，単一電極では不可能な計測が可能になる．特に細胞外電位の計測に使われることが多い．マルチチャネルシステムは，**マルチチャネル微小電極アレー**によって構成されることが多い．これらのシステムは，50チャネル以上の電極アレーを用いており，電極に対応する任意のニューロンに電気刺激（多点刺激も可能）を加えたときのニューロン群の応答を時空間計測できる．これにより，ニューロンのネットワーク形成過程を数か月にわたって連続して計測したり，ニューロンの学習機能への関与を調べたり，外部から受け取る様々な刺激を検知する仕組みの解明に向けたアプローチなどが可能になる．複数の神経細胞から活動を同時に計測するためのマルチプローブ電極には様々なタイプが存在する．例えば，**stereotrode**（ワイヤ電極[4]），tetorode（ワイヤ電極，トーマス（**Thomas**）電極[5]），heptode（トーマス電極），**dodecatrode**[6]などの，1本の電極の先端に複数（2〜12か所）の計測点が存在する電極が存在する．最近では，**シリコン電極**[7]の開発が盛んに行われ，1本の電極に複数の計測点が直列に配置されるタイプやマルチシャンクのタイプなど多様なデザインの電極が実験に使われる．

2.1.3 電界計測技術：局所場電位とマルチユニット計測

ニューロン（神経細胞）による活動電位が発生するとき，その内部は一時的（1 ms以下のオーダ）に正に帯電する．逆にいうと，細胞外部では，シナプス付近では負に帯電している．マルチニューロン計測では，マルチニューロン活動の統計的な分布に着目し，データをクラス分けしたり，成分に分解して低次元空間に射影したりということが行われている．こうした計測で

主に測定されるのが，**局所場電位（LFP）**である．これは，多くの細胞の活動電位がその外部にて加算集積したものである．多細胞記録のクラスタリングと次元圧縮は，ニューロン集団が符号化している情報を視覚化するのに有効である．しかし，ニューロン集団の活動に対するクラスタリングや次元圧縮を行う場合，問題が幾つかある．一つはデータの次元が高いことである．記録できるニューロンの数が増えると，個々のニューロン活動を要素とするベクトルの次元が大きくなる．二つ目の問題は，こうしたデータ数が次元数に比べて少ないことである．これは実験条件，例えば刺激の数などが固定されていることに起因する．それぞれの刺激について，統計的に意味のある数字を出すためには，それなりの繰返し試行数が必要であるので，実験に掛かる時間が非常に長くなり，**同じニューロンを同じ状態で活動を記録するのは実際には非常に困難**である．このような生理実験に特有の統計的性質を考慮して，多次元データに対して**クラス分け（クラスタリング）**や**次元圧縮**を行う必要がある．クラスタリングや次元圧縮には，**主成分分析**や**独立成分分析**が有効である[8]．**サポートベクトルマシン**は，多種多様のデータクラスタリングする手法であるが，これもデータのしきい値の設定に役立つ[9]（統計解析については，第4章参照）．

2.2 非侵襲計測技術

2.2.1 EEG，ERP と ECoG

脳（頭部）に二つの**外部電極**を貼り付けると，その間に微小な電位差（数十μV）が発生する．これを，脳波計で数万倍に増幅して得られたリズムを持った波が**脳波**（**EEG**：ElectroEncephaloGram）である．脳波は，自発的に発生する**自発脳波**と，光や音などの外界からの刺激（stimulus），または自発的な運動反応（response）に対応して発生する**誘発脳波**がある．そのうち，より高次の認知課題などに対応して生じる脳波を**事象関連電位**（**ERP**：Event-Related Potential）と呼ぶ（N100，P300 などの事象関連電位の種類については，第3章を参照されたい）．

（a）脳波の発生機構　ERPを含めた脳波は，大脳皮質においては，6層構造の内部に存在する錐体細胞や顆粒細胞のうち，第5層に多く存在す

る錐体細胞がその主要な電源と考えられる．錐体細胞は皮質表面に向かい垂直に樹状突起を伸ばし，静止時には通常陰性（$-60 \sim 80$ mV）に帯電している．こうした細胞同士は，数千～数万の他のニューロンからのシナプスを介した入力がある．この電位差は，基本的に Na-K ポンプと呼ばれるナトリウムイオン Na^+ を取り出しカリウムイオン K^+ を取り入れる機構が基礎になって生じる．K^+ は膜を自然に通り抜けられるため，この流出により陰に帯電している．ここで，他のニューロンの終末部からグルタミン酸，アセチルコリンなどの神経伝達物質が放出されると，それらは樹状突起や細胞体の受容器と接合し，ゲート（チャネルといわれる）が開いて Na^+ や Ca^{2+} などの陽イオンが流入する．それによって細胞の脱分極が起こる．これが，**興奮性後シナプス電位**（**EPSP**：Excitatory PostSynaptic Potential）である．逆に塩素イオン Cl^- が流入すると，過分極が起こる．これは**抑制性後シナプス電位**（**IPSP**：Inhibitory PostSynaptic Potential）と呼ばれる．EPSP は樹状突起基底部に，IPSP は樹状突起末端に主に生じる．EPSP と IPSP が加算されて，細胞内が -55 mV より陽性になると，細胞体と軸索の結合部分で**活動電位**（**AP**：Action Potential）と呼ばれる $+30$ mV をピークとした急峻な電位が生じる．しかしながら，AP は持続時間が約 1 ms と短いため，多数の神経細胞が AP を生成しても通常は個々の神経細胞の AP は同期せず，したがって脳波に寄与することは少ない．EPSP については，その平衡電位が 0 mV であり，静止膜電位の -70 mV との差が大きく，更に持続時間が 10 ms と比較的長いので，多数の細胞に同期して同じ方向に細胞内電流が流れる．IPSP に関しては，その平衡電位が $-75 \sim 100$ mV と，静止膜電位に近い．よって，脳波への寄与は小さい[10]．

（b）EcoG ECoG（ElectroCorticoGram）とは，EEG と異なり，多電極アレーを脳切開手術により脳内に布置して，その電位分布を計測する侵襲的計測方法である．ECoG は，電極であるにもかかわらず，単一細胞活動というよりは，広域的な局所場電位（LFP）を計測していると考えられる．その意味で，EEG 信号と本質的に同じである．ECoG が EEG と異なるのは，電位を直接脳内の電界から検出し，電源からの距離が近いため，頭蓋や脳内髄液の影響（雑音）に左右される EEG に比べて，SN 比が大幅に向上する，

という点である（注：電界や磁界の信号の強さは，マクスウェルの定理により距離の2乗に反比例する）．これは，とりわけ高周波の信号に特異的である．ECoGは侵襲的ということもあり，それほど一般的に実験に用いられていない．現在では，患者のてんかん部位を特定するのに短期間の間（2週間程度）脳内に布置されることが多い[11], [12]．

2.2.2 MEG

脳磁界計測（MEG）とは，ニューロンの電気活動に伴う非常に微弱な磁界（地磁気の約10億分の1）を，量子的超伝導現象を利用した**超伝導量子干渉素子**（SQUID：Superconducting Quantum Interface Device）と呼ばれる磁気センサによって計測を行う方法である[13], [14]．

（a）磁気センサSQUIDを用いたMEG信号の検出原理　極低温（ある臨界温度以下）に冷却されると，電気抵抗が0で，電流が流れても電圧が生じない超伝導といわれる状態が発生する．超伝導性を示す金属を超伝導体というが，二つの超伝導体間に絶縁体や半導体を置くと，弱い結合状態が発生する．これをジョセフソン接合と呼ぶが，これを含む超伝導リングを作りその電磁波の干渉を利用したものがSQUIDである．磁界検出コイルから発生した電流は，磁束トランスにて再度磁界に変換される．ジョセフソン結合を二つ並列化したdc-SQUIDをリング状に配置したものを使えば，内部を貫く磁束は量子化され，それゆえ微弱な信号を検出できる非常に精度の高い磁束センサが可能になる．多チャネルSQUIDシステムでは，液体ヘリウムで満たされたデューワーの中に置かれたセンサアレーによって構成される．検出コイルは，磁界の空間差分を検出する**グラジオメータ**と，単一で磁界をそのまま検出する**マグネトメータ**がある．グラジオメータでは，基本的に二つのコイルにて信号と雑音を別々に計測し，その差によってSN比を上げるということを目的にする．脳磁界は，皮質のとりわけ脳溝壁にある**錐体細胞**への興奮性シナプス入力（EPSP）による**樹状突起内電流**によって生じるといわれている．ここで注意したいのが，EEGがEPSPの細胞外電流（LFPなど）を観察しているのに対して，MEGはEPSPに伴う細胞内電流（それに相対する磁界）を観察するので，両者は表裏一体の関係にあるということである[15]．MEGは，完全に非侵襲計測であり，時間分解能は1ms以下と

大変高い．MEGとEEG信号の違いは，EEGは頭皮上から観察するので脳脊髄液によって電気伝導が拡散し，更に伝導度が低い頭蓋や頭皮を通過して信号が現れる．そのため脳の観測場所により頭蓋や頭皮の影響が異なり，電気活動は弱められて広範囲に拡散した形で伝わる．その補正は容易ではない．ところがMEGでは，磁界が脳脊髄液や頭蓋，頭皮の影響を受けないので，空間分解能が良く，より信頼できる信号源推定が可能になる（図 2.1）．

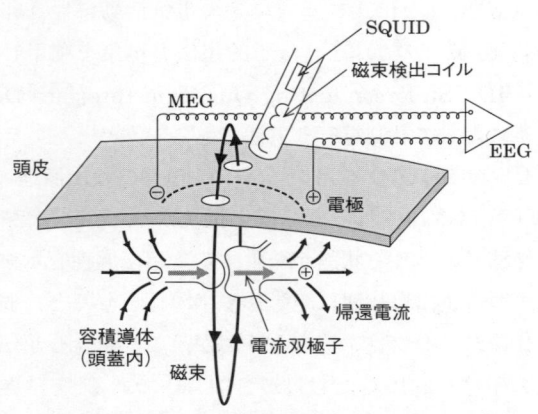

図 2.1 脳磁図（MEG）と脳波（EEG）の模式的関係 [16]

（b） MEG信号の皮質での発生源推定 高解像度磁束計を使った，初期感覚反応，例えば聴覚一次野（A1）の反応では，皮質細胞の作る電流双極子（ダイポール）モーメントは，単位面積当り最大で $0.4\,\mathrm{nA\cdot m}$ と推定される [17]．実際には，聴覚誘発MEGでは，潜時10 ms程度の早期成分のモーメントは最小の面積が $10\,\mathrm{mm}^2$ で $2\sim5\,\mathrm{nA\cdot m}$ である．一つの神経細胞の後シナプス電位のモーメントは約 $2\times10^{-13}\,\mathrm{A\cdot m}$ とすると，これは約 2.5×10^4 個の神経細胞の活動と推定される．大脳皮質の神経細胞密度が約 $10^5\,\mathrm{mm}^2$ で，一次野では皮質細胞の全体の1%に相当すると推定すれば，$25\,\mathrm{mm}^2$ の面積の皮質がMEG源として寄与していると推定される [18]．

（c） 脳活動部位の推定 測定された波形は，ディジタル化（A-D変換）された後，ディジタルコンピュータに取り込まれて，上記の雑音除去のためのオフライン処理がまず施される．これのためには，ディジタルフィルタ，

直流成分除去，各種雑音除去のための統計処理（主成分分析や因子分析など）などが用いられる．MEG信号を，脳活動信号として扱うためには，幾つかのステップが必要である．まず，加算平均により，時系列波形をグラフ化する．これにより，特定チャネルまたは全チャネルにおいて波形と時間との対応を付ける．更に，各時点で等磁界曲線などを用いて空間パターンを可視化する．注目すべきは，波形の極性（正負）が反転する場合である．法線方向成分を計測した場合には，電流双極子を挟んで両側に磁界の吸込みと湧出し点を見つけることで，その間にある部分で実際の神経活動を推定することができる．描画には，空間的スプライン補間を行うことが多い．

（d）**脳構造画像との重ね合わせ** MEG発生源の解剖学的位置を明らかにするために，MR構造画像上に脳磁界データを重ね合わせて表示する（図2.2）．脳磁界計測の特徴の一つとして，電流双極子モデルを使って解析した場合，局在化した場所を脳画像に重ね合わせて，脳の形態のどこで活動が起こったかを推定する．そのために，MRIの基準となる三次元座標系とMEGの座標系とを関係付ける必要がある．これにはアフィン変換によって，これらを関係付ける．実際には，①頭皮上の特徴的な位置に微小コイルを貼り付け，そこに電流を流して微小磁界を発生させ，それをSQUIDで検出し，MEG画像上の磁界発生源を推定する．②MRI座標特定のため，MRI構造画像撮像時に，ビタミン剤などMRI画像に写り込む素材を頭皮に貼り付けてMEG撮像時と同じ位置のマーキングを行い，MRI三次元画像上から，

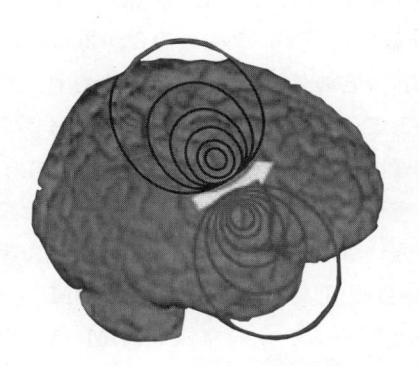

図 **2.2** MEGによる脳活動解析

座標を得る．③アフィン変換により，xyz 軸上の座標変換を行い，両者の位置を一致させる．

　上下の部分が，脳神経活動によって作られる磁界の湧出しと吸込みにそれぞれ対応する．矢印が推定された神経細胞における電流方向である．

　（e） MEG 信号源推定とその限界　　実際の MEG 信号源を推定するためには，まず，頭部を一様な球体と近似する．錐体の樹状突起の細胞内電流を脳磁界の発生源と仮定すれば，その磁界分布から磁界を発生させている電流源の位置，強度，方向などを推定することが可能になる．信号源推定において，ある限界があることを心得ておく必要がある．それは，逆問題の一般的性質である．生体磁界逆問題は，一般に一意な解を持たない．なぜなら，脳をメッシュとして空間的に離散化し，それら全てに**等価電流双極子（ECD：Equivalent Current Dipole）**を仮定すると，推定すべき自由度（双極子の位置，方向，大きさ）の合計が磁界推定点の数を上回ってしまうからである．それは，解双極子分布の作る磁界が，測定磁界に等しいという方程式において，方程式の数よりも推定するべき未知数の個数の方が多い，ということを意味する．したがって，測定磁界を完全に満たすという条件下でも逆問題の解は一意に決定しない．そこで，逆問題を解く際の制約条件として，双極子の数を限定するという条件が設けられることが多い．例えば，電流双極子（ダイポール）を 1 個仮定し，その位置，強度，方向などのパラメータを逐次的に変化させ，最小二乗法などで，測定した磁界との誤差を最小にするようにその計算値を修正する．こうした，最小限の自由度しか仮定しない推定においては，比較的良いデータへの適合が得られる（その適合度は **GOF：Goodness of Fit** などの評価関数によってなされる）が，それがどの程度現実を正確に反映しているのか，それを客観的に評価する方法は今のところ存在しない．双極子の数が複数の場合，想定する双極子の数に応じて信号源の位置が異なる．それゆえ，一般に双極子が三つ以上になれば，推定はもはや不可能になる，という理論も存在する．こういった場合の推定の妥当性を検討する際の統計処理として，**電流密度法（CDM**：Current Density Method**）**や，**ベクトルビームフォーマ法（VBM**：Vector Beamformer Method**）**などがある．電流密度法では，理論上最高である三つのダイポー

ルを仮定する．それらの x, y 座標とベクトル方向を推定する際の個々のグリッドの電流密度を仮定し，それらのダイポールモーメントが作る密度磁界モデルと実測値との差分を取ったとき，それが最少のエネルギーになるようにする方法である．この方法によって，複数のダイポールを持つ脳磁界に対する解が一意に得られる．しかし，欠点としては，fMRI と比較して同じ課題を遂行したときにおいても，活動源が広がる傾向にある，また，エネルギー最少に至るまでの方法（エントロピー法，シミュレーテッドアニーリング法）に依存する，という点などが挙げられる．ベクトルビームフォーマ法は，平均ベクトルと共分散行列モーメントを，あたかもレーダで探知するように走査して，雑音が最少になるような時空間フィルタ（ビームフォーマ）を作ることによって，磁界信号源を空間的に一意に決めるという方法である．この方法は，チャネル数とそれに対応する脳部位に応じて，脳磁界全体を仮定せず，部分的なチャネルからだけでも単一脳部位の磁界発生に対する貢献度を評価できるので，後述する MRI における**部位別解析**（**ROI 解析**：Region of Interest Analysis）のようなことができる．この方法では，平均化されたデータではなく，元データから直接信号源を推定できる，ERP のような課題によって引き起こされた活動の推定に適している，前述の電流密度法などのように多数の双極子の存在の仮定をする必要がない，などの長所を持つことから，近年盛んに研究がなされている[19]．ただし，時間情報を犠牲にして場所推定を行っているので，アルファ波などの同期神経活動に関して測定できない，という性質を持つことに注意しなければならない．

2.2.3 脳の構造と機能解析：MRI と fMRI

EEG, MEG においては，脳神経活動の電磁気的側面に注目し，それを電極やセンサによって計測するものであり，**時間解像度**（temporal resolution）に関しては，神経活動の精度に対応している．しかし EEG も MEG も，脳そのものの構造を計測するには，**空間解像度**（spatial resolution）の点では物足りない．更に，脳活動の部位，とりわけ皮質深部や皮質下における活動部位を確実に推定・同定する，という点においても不満足である．感覚，知覚，認知，言語，思考，感情，更に創造性などの人間の高次脳機能のメカニズムを知るためには，脳活動部位のより確実な部位

特定が必須である．こうした要請に対して，神経活動そのものではなく，意外な角度からの研究が急速に進展してきた．それは，脳神経活動に伴って変化する血行動態を計測する方法である．具体的には，ポジトロン断層撮像法（PET），機能的磁気共鳴画像法（fMRI），近赤外線分光法（NIRS）などである．当解説では，fMRI と NIRS を中心に述べる．

（a）　**磁気共鳴画像法（MRI）**　　fMRI の基礎になるのは，**磁気共鳴画像法（MRI**：Magnetic Resonance Imaging）についての理解である．MRIを得るためには，磁気共鳴現象を理解する必要がある．原子核は陽子と中性子によって構成される．原子番号が奇数の核は，固有の核運動量（スピン）を持つ．原子核は電荷を持ち，それがスピンするので磁界が励起される．外部に静磁界がない場合には，強度と方向を合わせた磁気モーメントは，ある体積内では個々の原子核の磁気モーメントがランダムな方向を向いているため，その総和は 0 になる．これに**非常に強い磁界（静磁界）**を付加すると，原子核の磁気モーメントは**駒の回転に似た運動（歳差運動）**を始める．この振動数を**ラーモア振動数**という．この現象は，量子力学的には，系がラーモア振動数を最適とした電磁エネルギーを吸収し，波動エネルギーがその振動数に選択的に受け渡されることを意味する．これを**核磁気共鳴（NMR**：Nuclear Magnetic Resonance）と呼ぶ．これを生体に応用したイメージング技術が MRI である[20]．原子核が歳差運動をしているときに，ラーモア振動数を持つ，非常に速いラジオ波の周波数帯域にある回転磁界（例えば 64 MHz）を，静磁界と直行させる方向に一瞬付加する（**RF パルス**，Radio Frequency Pulse）．回転している磁化ベクトルは，RF パルスのエネルギーを吸収し**励起状態**になり，回転磁界に垂直にゆっくりと歳差運動をする．RF パルスの付加を停止すると，吸収されていたエネルギーは同じ周波数の電磁界として放出された後，元の定常状態（＝**基底状態**）に戻る．これを**緩和現象**という．

こうした RF パルスは，送信コイルによって印加され，受信コイルによって RF 波が受信される．MRI で主に用いられるのは，体内に多く存在する**水素原子中の原子核（プロトン）**の核磁気共鳴である．

（b）　**緩和現象と緩和時間**　　RF パルスを加えるとき，磁化ベクトルの

方向を0°（z軸方向）として，そこから一定の角度（例えば90°）の方向からパルスを加える．これを，「**90°パルスを印加する**」と表現する．このときパルスの与えられる角度を**フリップ角**（**Flip angle**）という．パルス印加の一定時間経過後には，磁化ベクトルは静磁界方向に戻る．この回復過程を**縦緩和**といい，それまでの**緩和時間**（1/自然対数分 減衰＝63％減衰する時間）を**縦緩和時間**（T_1）または**スピン・格子緩和時間**と呼ぶ．一方，xy平面上にても磁化ベクトルは減衰する．これは，二つのプロトンの間の相互作用によって，位相が揺らぐためである．90°パルスを印加するとRF回転磁界によって各々のプロトンのスピンとスピンの間の位相はそろうが，印加が消失すると時間経過とともに位相がずれて，磁界が不均一になり，最終的には歳差運動軌道上に位相は分散して分布するようになる．これを**スピン・スピン緩和**と呼び，こうした相互作用を，**スピン・スピン相互作用**と呼ぶ．こうしたxy平面上の緩和時間を**横緩和時間**（T_2）または**スピン・スピン緩和時間**と呼ぶ．この信号を受信コイルから見た場合，コイルは交流成分しか検出せず，スピンは自由に歳差運動を始め，信号は時間とともに減衰し，スピンは受信コイルに交流電流を誘導するため，結局$M_{xy}(t)=M_0\exp(-t/T_2^*)$という表現ができる．この減衰信号を，**自由誘導減衰**（**FID**: Free Induction Decay）と呼ぶ．T_2は，スピン・スピン相互作用のみに依存するので，減衰時間は比較的長いが，T_2^*はスピン・スピン相互作用に加えて外部磁界（MR磁石など）の不均一性に起因するので，位相分散はより速く起こり，それゆえ減衰時間はより速い．

（**c**）**MR信号検出** 被験者を磁界に置いたとき，ラーモア振動数でRFパルスを送信すると，FIDが得られるが，ここには位相情報しか含まれず，空間情報は存在しない．ここから空間情報を付加するために，磁界を傾斜させてその**傾斜磁界**を何度も繰り返し印加する（下記参照）．その繰返し時間をTR（Repetition Time）と呼ぶ．RFパルスは，技術的な限界から印加直後に受信ができないので，少し時間をおいて受信する．その時間を**エコー時間**（**TE**：Echo Time）と呼ぶ．磁化率は，可動プロトン$N(H)$の数に比例するので，MR信号強度SIは

$$\mathrm{SI} = N(H)\exp\frac{\mathrm{TE}}{T_2^*}\left(1-\exp\left(-\frac{\mathrm{TR}}{T_1}\right)\right)$$

と表せる．一般に長い TR（例えば 2,000 ms）では，T_1 の影響は少ないが，信号のコントラストが小さくなり，逆に短い TR では，コントラストの差が小さくなるので信号が検出しにくくなる．TE に関しては，非常に短い TE ならば T_2 と T_2^* の差は小さくなるので，T_2^* の影響を最小にできる一方で，長い TE では，組織間の T_2^* コントラストが増加するので，SN 比が小さくなるにもかかわらず，信号検出はしやすくなる．こうした T_1 と T_2 の特徴は，媒体組織によって異なり，その違いにより異なる組織のイメージのコントラストが形成される．例えば，水や脳脊髄液では，T_1 及び T_2 値は大きい．白質とのコントラストを出すには TR と TE の両方が長い **T_1 強調**（T_1 weighted）の時間パターン（シーケンスと呼ぶ）が用いられる．逆に，脂肪やタンパク質，細胞内ヘモグロビンなどは，白質とのコントラストを出すために短い T_1 と短い T_2 を持つ **T_2 強調**（T_2 weighted）シーケンスが用いられる．T_1 強調画像は，後述の脳の構造画像に，T_2 強調画像は，後述の fMRI 画像に使われる（図 **2.3**）．

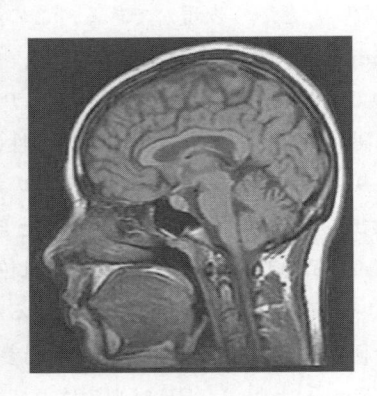

図 **2.3** T_1 強調脳画像

（**d**）**パルスシーケンスとスピンエコー**　パルスシーケンスとは RF パルスが一つながりにまとまったものである．90°パルス印加により，縦磁化が xy 平面に倒された直後のことを「**飽和された**」（saturated）と呼ぶ．逆

に T_1 回復が完全に行われた状態を「**飽和されていない**」(unsaturated)，その中間段階のことを「**部分飽和された**」(partially saturated) と呼ぶ．TR が短く TE が極めて短い場合，縦緩和が完全に回復されないときに再度縦磁化が起こるので，部分飽和が起こる．このとき，T_1 強調画像が得られる．TR が十分長く TE が極めて短い場合，縦磁化は完全に回復してから再度縦磁化が起こるので，これを**飽和パルスシーケンス**と呼ぶ．このとき，**プロトン密度強調画像**が得られる．最後に反転回復パルスシーケンスについて述べる．これは，最初に 180°パルスを印加し，**一定時間**（TI：Inverse time と呼ぶ）後に 90°パルスを印加する．TR 時間後に，再度この操作（180°，90°印加）を繰り返す．180°パルス印加後の T_1 回復曲線は，$M_0[1-2\exp(-t/T_1)]$ であり，これは，このシーケンスを使えば，$M_0[1-2\exp(-t/T_1)]=0$ すなわち $t=0.693\times T_1$ のとき，信号値は 0 となるから，T_1 を変えることによって，どんな媒体に対してもその 0.693 倍の時間に信号を 0 にすることができる．つまり，反転回復パルスシーケンスを使うことによって，画像を**抑制消失**（**キャンセルアウト**）することができる．よって，この操作による様々な画像処理，例えば脂肪や水などの組織を消失させる組織抑制が可能になるのである．

（e） MR 画像構成　MR 画像を得るためには，空間情報を得る必要がある．そのため，被験者の足から頭の方向を z 軸とした場合に，その方向に従って増加する**傾斜磁界**を付加する．これにより，スライス断面に特異的なラーモア振動数で各々の断面を振動させることができる．RF パルスによる振動数は，スライス断面の厚さに比例するので，RF パルスの**バンド幅を狭く**することで，**スライス厚を小さく**することができる．また，**傾斜磁界を強く**することで関数の傾きが大きくなるので，同じバンド幅で**より薄いスライスを得る**ことができる．こうしてスライスを選択した後，x 軸方向に傾斜磁界を掛けることを**周波数エンコーディング**という．また y 方向に傾斜磁界を掛けることを**位相エンコーディング**という．周波数エンコードとは，x 軸方向に読出し用の磁界 G_x を与えると，G_x は G_z での磁界が傾斜しているため，磁界に三次元的に高低が生じる．このように x 軸方向に異なる周波数のエコーが生じることを利用したエンコード方式が周波数エンコーディングである．y 軸方向では，傾斜磁界 G_y が与えられると，位相変化は傾斜磁界が高

い場合はより速く，低い場合はより遅い．それによって，G_y が切られたときには位相の変化が傾斜磁界に関して高い部分と低い部分が現れる．この差によって信号をエンコードする方式が位相エンコーディングである．こうして，周波数と位相の二つの情報で二次元空間を構成する．周波数次元も位相次元も，いずれも**周波数空間**（k **空間**）であり，その各々の実数部分，虚数部分をそれぞれ**フーリエ変換**することによって，位置と位相で構成される**二次元空間画像**が**再構築**される．これが，**MRI 画像**である．

（**f**）　**高速撮像法**　　MRI 画像を得るためには k 空間を満たす必要があるが，これは TR や TE に依存し，またスライス厚に依存する．従来の方法では，それにはかなりの時間が掛かり，現実的でない．そこで撮像に関して数々の高速化が試みられてきた．ここでは，高速スピンエコー法，グラジェントエコー法，エコープラナーイメージング（EPI）法，の三つを紹介する．

（**g**）　**高速スピンエコー法**　　従来のエコー法（CSE：Conventional Spin Echo）では，1 回の TR で一つの位相エンコードが行われる（上記）．それぞれのエコーは固有の k 空間を持ち，1 回のエコーで k 空間の 1 行を満たす．結局，撮像時間＝繰返し時間（TR）×位相エンコード数×加算回数，となる．**高速スピンエコー法**（**FSE**：Fast Spin Echo）は，位相エンコードを，同時並列にトレインとして処理することによって，時間の節約を図る方法である．例えば位相エンコード行が 256 行あるときには，**エコートレイン数**（**ETL**：Echo Train Length）を八つにすれば，256 割る 8，すなわち 32 回の繰返しで k 空間が埋まるので，結果，撮像時間は 8 分の 1 になる．k 空間は中心部が最も情報が圧縮されているため，この部分のエコーを最大にするため，TE の倍数倍の中心的トレインにて，最小位相傾斜磁界を印加するようなエコートレインを考えることもある．このように，高速スピンエコー法では SN 比を保ったまま撮像時間が短縮され，それゆえ動きのアーチファクトも少ないという利点があるが，エコートレイン数が増えればエコーを受信する時間も増えるため，撮像枚数が減少するという欠点がある．

（**h**）　**グラジエントエコー法**　　スピンエコーは 1 対の RF パルス（90°と 180°）よりなるが，**グラジエントエコー法**（**GE**：Gradient Echo）は，単一の RF パルスと連続する傾斜磁界の反転によって作られる．最初の反転

する傾斜磁界によりスピン位相は分散するが，それが反転するとスピンは再収束し，グラジエントエコーが発生する．これは，上記の反転回復パルスシーケンスの代わりになるものであり，また，グラジエントエコー法では傾斜磁界自体の働きで分散化されたスピンだけを反転させ再収束させるため磁界の不均一性や組織の磁化率に関係なく位相を操作できるため，**RF 励起時のフリップ角を 90°から変化させて小さくした場合にも使用**できる．グラジエントエコー法の利点は，①反転傾斜磁界を用いないため，エコー時間（TE）が節約できる，②フリップ角を減少することによってエコー時間を節約できる，③フリップ角を操作することにより異なる組織コントラストを実現できる，などがある．また，RF 励起が一度ですむため，x 軸での周波数エンコード，y 軸での位相エンコードに加えてスライスをまとめたスラブを選択するための傾斜磁界を z 軸方向に掛けて位相エンコードすることにより，三次元（立方体若しくはボクセル単位）のエンコードが一気にできるため，その SN 比も向上する．

（i） エコープラナーイメージング法　　エコープラナーイメージング（**EPI**：Echo Pranner Imaging）法とは，一つの T_2^* 減衰中に，読出し傾斜磁界によって，1回の磁界の印加または複数回の印加で k 空間を埋め尽くす方法である．これを実現するには，急峻な傾斜磁界の立上り（300 μs 以内）と最低 20 mT/m の強度の傾斜磁界の印加，といった技術的に高度で困難な条件が必要であった．更にこれらを処理するために高速なディジタル操作と信号処理が必要なため，理論モデルは 1970 年代からあったものの，実際には 1990 年代になるまで実現されなかった．シングルショット EPI 法では，1回の RF の後の1回の信号収集時に傾斜磁界 G_z の反転を何度も繰り返し多数のグラジエントエコーを作り，k 空間の全てのラインを埋める．これを達成するための条件は厳しく，例えば1回の T_2^* 減衰である 100 ms の中に256÷2 回，つまり 128 回の読出し傾斜磁界の反転が必要である．このためには，MHz で動作するアナログ・ディジタル（A-D）変換器が必要になる．マルチショット EPI では，エコートレインをグループ化したセグメントに分けて，それらに対して複数のショットがなされる．これによって，シングルショットに比べて傾斜磁界への負荷が減少し，位相誤差が蓄積する時間が

少なくなるため,反磁性アーチファクトは減少するという利点があるが,撮像時間が延びるので,動きのアーチファクトを拾いやすい,という欠点がある.EPIシーケンスを使用することによって,種々の高度のイメージングが可能になる.例えばプロトンの位相を分散させて信号を出ないようにするため,180°パルスの前後に一対の拡散強調用シーケンスを設けることによって,様々な分子のランダム熱運動過程を検出する**拡散強調画像**(Diffusion Weighted Imaging)が得られる.脳神経の拡散強調画像では,白質のイメージが得られる.ただし拡散強調画像取得の際には渦電流が発生しやすく,更に被験者の体の動きなどにより大きな雑音を発生するという欠点がある.また,グラジエントエコー形EPIを使えば,180°パルスは用いず,ゆえにT_2^*強調画像となり,組織による灌流を見るシーケンス,例えば血流を検出するPerfusion Imagingに最適である.最後に,反復形EPIを使えば,T_1強調画像が得られ,また撮像時間は100 ms以下なので,**心拍や呼吸リズムより速い撮像**が可能となり,それを使った心臓などの実際に動いている臓器のMR画像化が可能になる(後述).

(j) **BOLD法とfMRI** BOLD法とは,血液中の酸化ヘモグロビンと脱酸化ヘモグロビンの磁気的性質の違いに着目して血流による酸素消費に基づく脳神経活動を計測し画像化する技術である(図**2.4**参照).被験者に体性感覚や視覚などの外的刺激を与えると,脳の賦活化された領域で血流量が20〜40%だけ増加する.一方で酸素消費量は5%しか増加しない.このため脱酸素化ヘモグロビン(デオキシヘモグロビン)が減少する.その結果**磁界不均一率が減少し,プロトンの緩和時間が長くなる**.したがって賦活化された脳部位において信号が増加する.こうした原理により,実験条件にて賦活化した「実験画像」から,統制条件により得られた賦活化しない「統制画像」を差し引くと,賦活化された領域が明るく抽出される.こうした脳における消費酸素血流に依存した着目した神経活動イメージングをBOLD(Blood Oxygen Level Dependent)コントラストイメージという[21].BOLDコントラストイメージを構成する信号を**BOLD信号**といい,これを得る方法を**BOLD法**,これを利用した機能画像を**機能的MRI**(fMRI: functional MRI)という.その例を図**2.5**に示す.被験者には画像は複数

回の課題条件と統制条件における脳活動を測定し，t 検定，F 検定などの統計処理を行う．実際の BOLD コントラストイメージを得るためには，上述の GE 法と EPI 法を組み合わせた GP-EPI 法が使われることが多い．また，スピン緩和に関しては，酸化・還元ヘモグロビンの磁化率に敏感に反応する

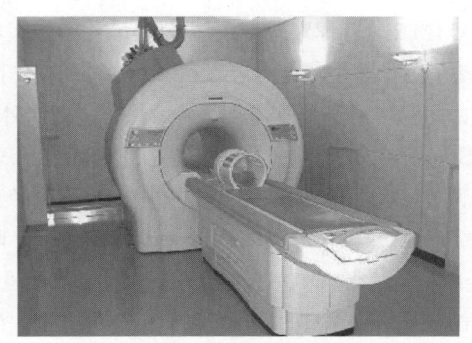

図 2.4　MRI 装置[31]

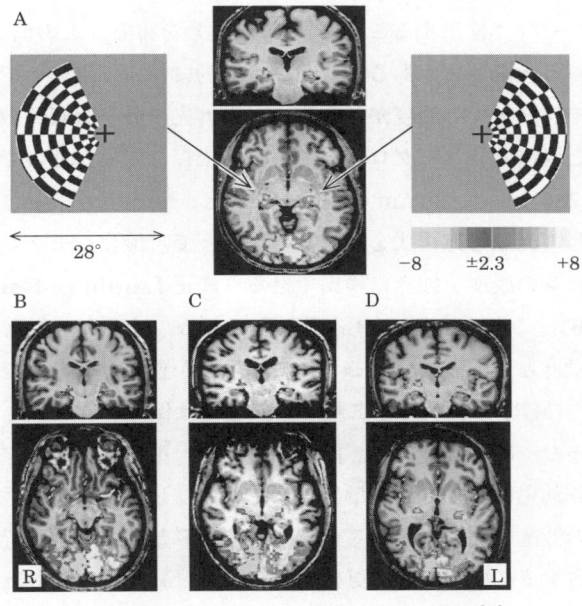

図 2.5　fMRI を使用して得られた脳画像の例[22]

T_2^*強調画像が fMRI に使われることが多い.

2.2.4 NIRS と光トポグラフィー

電磁波の 700〜900 nm の周波数帯の近赤外光 (near infrared light) は, 生体組織による吸収が比較的小さい. この原理を使い, **半導体レーザ**(発光ダイオード) を使った近赤外レーザ光を脳に直接投射し, その反射光を分析することによって fMRI で計測したのと同様の酸化ヘモグロビンと脱酸化ヘモグロビンを計測することができる. これによって fMRI 同様, 脳神経活動をその血行動態に応じて計測できる. この方法を, **近赤外分光法**(**NIRS**: Near InfraRed Spectroscopy) と呼ぶ. この方法を使い, 頭皮上の数か所で脳血流を同時計測すれば, 脳波トポグラフィー同様, 脳活動を頭皮上にマッピングすることが可能になる. これを**光トポグラフィー**と呼ぶ. 光トポグラフィーを使った NIRS 計測にて, 脳機能を計測することを, 機能的 NIRS, または fNIRS (functional NIRS) と呼ぶ. 近赤外光は, 生体に対する透過性は高いものの, 生体組織によって強い**散乱**や**吸収**を受けて, 深部まで侵入し, その一部は再度**頭皮に帰還**する. それを, 10〜30 mm 離れた別の光ファイバ (プローブ) で検出することにより, 光信号を得る. この間 (**光経路**) に, 神経活動を行う大脳皮質がある場合, その活動に伴って酸化ヘモグロビンと脱酸素化ヘモグロビンの濃度が変化する. 赤外光の**分子吸収係数**は, 酸化ヘモグロビンと脱酸素化ヘモグロビンで波長に依存して異なるので, 異なる波長, 例えば 780 nm と 830 nm の波長を投射し, 受光信号の変化を吸光度の変化に換算して**光拡散方程式**を解くことによって, 酸化ヘモグロビンと脱酸化ヘモグロビンの濃度を独立に検出できる (**修正 Lambert-Beer の法則**を適用, 図 **2.6**). これが NIRS の計測原理である. NIRS の利点は, 酸化ヘモグロビン濃度と, 脱酸素化ヘモグロビン濃度が独立して計測できる, という点である. fMRI においてはこれらの独立性は保障されないことに注意してほしい. また, 脳波測定同様, 計測が簡便で, 更に頭部を固定しなくてもよいので, 乳幼児に対しても簡単に使用できる. しかしながら, 頭蓋に応じて近赤外光の散乱の度合は異なるので, 頭蓋の形と脳の計測位置による散乱の違いを考慮する必要があり, 更に頭皮・頭蓋, 脳内髄液の散乱の影響も考慮しなければならない. それゆえ, fMRI に比べて信号の SN 比は劣り, 空

第2章 神経活動の計測技術

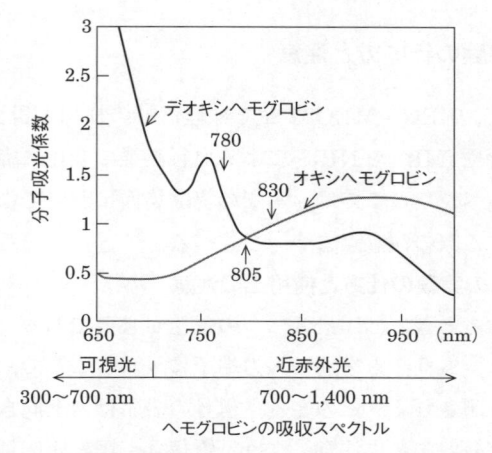

図 2.6 分子吸光係数とヘモグロビンの吸収スペクトル[23]

間解像度は悪くなるが，精密に測定し様々な統計的処理を施せば，それらは改善の余地がある．NIRS の信号も，上記の MRI の構造画像上に重ね合わせ，三次元の頭皮マップの上にトポロジカルに重ね書きをすることによって表現する（図 2.7）．

なお，fMRI と NIRS は，両者とも日本の研究者・技術者によって開発された脳機能計測手法であるということをここに指摘しておきたい．

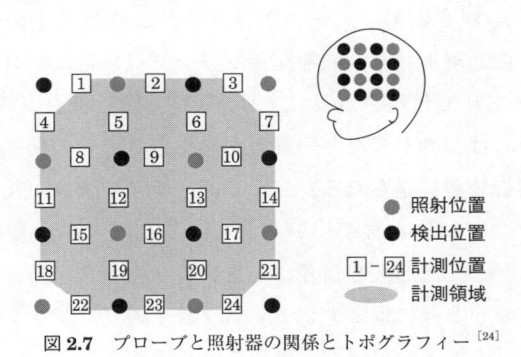

図 2.7 プローブと照射器の関係とトポグラフィー[24]

2.3 実際の実験の行い方と注意

上記において，EEG，MEGなどで神経信号の検出と計測，MRIにおいて脳の構造解析やfMRIやNIRSによる血行動態の変化に応じた機能画像の作成について述べた．ここでは，実際の実験場面においてこれらの装置の使用法と，使用する際の注意点について述べる．

2.3.1 EEGの実験の仕方と使用上の注意

脳波を記録するときには，最低二つの電極が必要である．その一方を脳波計の入力端子に，もう一方を別の入力端子に入れることで，その間の電位差が脳波として計測される．このとき，信号の表示は，上向きが負で下向きが正であることが多いことに注意しよう．電極は，国際臨床神経生理協会の推奨する10-20法を用いることが望ましい．基準となる耳朶に付ける電極はA_1，A_2と呼ばれる（詳細は第3章を参照）．脳波測定の基本状態は，安静閉眼覚醒状態である．最初に正常な被験者にて，安静覚醒時の脳波を測定する．被験者には，暗室にて安静閉眼を求め，深呼吸してリラックスさせる．このときの基準電極と当該電極の差を算出する基準電極導出法と，隣同士の電極の差分を取る双極導出法により，チャネルのチェックを行う．次に，誘発電位の記録に必要・装置を列挙する．生体信号増幅器（アンプ），電極，電極入力ボックス，A-D変換器，データ保存メモリ，刺激発生装置，加算平均コンピュータ，波形解析装置，波形記録プリンタ（最近は，コンピュータディスプレイとメモリで代用されることが多い），解析保存メモリ，である．刺激発生装置からは，光や音などの刺激が発生され，その発生時刻にトリガ信号が，波形解析装置に送られる．アナログ・ディジタル（A-D）変換後の増幅には，アナログフィルタが用いられる．これは，A-D変換時に発生するエイリアシングと，低周波数信号によるブロッキングを防ぐために行われるが，光信号を使うときにはビデオディスプレイのリフレッシュレートや電灯線の周波数信号の混入の可能性も考慮する必要がある．

これを合図に，データの取込みが開始され，加算平均が開始される．トリガ点からデータの取込み終了までを，分析時間と呼ぶ．刺激を繰り返す場合には，試行ごとに，一定の潜時を置いて誘発電位が発生する．誘発電位は一

定のパターンを持った波であり，背景脳波は刺激とは関係に現れるので，分析時間内にトリガで同期された加算平均では，誘発電位信号のみが残り，背景脳波信号はキャンセルアウトされる．こうした加算平均法により，微弱な電位（数 μV）の検出ができるのである．誘発脳波は，その開始時点（0からの分離時点）を潜時として定義するが，その山の頂上の潜時（ピーク潜時）を問題にすることも多い．また，山の絶対量を積分して，積分値（パワー）として計測することもある．ピーク潜時は，感覚運動伝導路の伝達時間を評価する際に使われることが多い．事象関連電位（ERP）においては，誘発電位と同様，加算平均法が用いられるが，それに加えて反応波同士を比較して，その**差分（コントラスト）** を取る，という手法が用いられる．これによって，単純検出だけでなく，弁別，同定，といったより高次な認知課題に特異的な成分を抽出することができる．またとりわけ，同期信号を調べる波形解析においては，**周波数分析（フーリエ解析）** や，時間を伴った**ウェーブレット解析**が用いられることもある．なお，誘発電位のグラフ表現では脳波と同様，グラフの上側が陰性（負値）であり，下側が陽性（正値）であることに注意する必要がある．実験手法の詳細，オドボール課題などの EEG に典型的な課題についての解説は第 3 章及び第 5 章，更にこれらのデータ解析の詳細については第 4 章を参照されたい．

2.3.2 MEG の実験の仕方と使用上の注意

実際の MEG の計測の仕方は EEG に類似している．つまり，視覚，聴覚，体性感覚などの刺激を被験者に与えたり，様々な課題を課したりして脳磁界を誘発する．脳磁界を計測し，刺激呈示あるいは被験者の反応の時点をトリガとして，加算平均を行う．MEG 装置は，磁気シールドルームにて，できる限りの磁気雑音を避けることを目的に設置されるため，シールドルーム内には，磁界を発生させる磁界源を持ち込んではならない．例えば，刺激装置は，視覚刺激ならば発光ダイオードを使用し，光ファイバでその信号を導く，またはプロジェクタをシールドルームの外に配置し，鏡などの光学装置で被験者面前の非磁性スクリーンに投射する，などの工夫が必要である．音刺激ならば，ビニルチューブで被験者の耳まで直接音を導く，触覚刺激では，圧縮空気を使ったエアパフによって体性感覚を刺激する，などが必要である．

被験者は，金属の付着していない非磁性の衣服に着替える．被験者のボタン押し反応時のボタンも非磁性のプラスチックを用い，光ファイバセンサスイッチと光ファイバで信号を外部に伝達する．記録の際のサンプリングとフィルタリングの方法は脳波に準ずる．よくある雑音としては，安静（レスト）時の α 波，心臓の拍動から生じる心磁図（EMG，特に QRS 成分），そして呼吸や体動による筋電成分である．前頭部には，時折眼球運動による眼電図（EOG）成分が加わる．こうしたアーチファクト成分は，測定後の統計解析にて，取り除くことも可能であるが，実験段階にて，できるだけそれらが発生しないようにしておくことが望ましい．とりわけ MEG では，体の動きによって磁界が発生する雑音が大きいので，できる限り頭を含めた体の動きをなくすることが必要で，場合に応じて**バイトバー**（**被験者個人用に作られた特別な歯形**）や頭や顎の**固定台**の使用が望ましい．

2.3.3　fMRI の実験の仕方と使用上の注意

fMRI 実験に先立ち，脳活動をマッピングするための**構造画像**を MRI にて計測する必要がある．これには，TR の長いパルスシーケンスを用いることが多い（上記）．実際の脳の構造画像構成については，その座標は，三次元の一点を基本単位とするが，それは解像度に依存する．この形を便宜的に立方体（直方体）として，それを**ボクセル**（voxel, volumed pixel）と呼ぶ．ボクセルはスライス化した z 方向の厚さ（**スライス厚**，slice thickness または「**スラブ**」）とスライス内部（**in-plane**：xy 方向）の解像度で決まる．通常，構造画像では $1 \times 1 \times 1$ mm ボクセル，機能画像では，$2 \times 2 \times 2$ mm，$2 \times 2 \times 3$ mm ボクセルなどがよく使われる．複数のスライスを重ね合わせると三次元的塊（ボリューム）になる．これは，三つの次元方向からスライスすることができ，それらを，通常，解剖学の慣例から**矢状面**（saggital plane），**横断面**（axial/transverse plane），**冠状面**（colonal plane）と呼ぶ．fMRI の実験の目的は，ある特定の機能（課題）に応じた脳の賦活部位を同定することである．実際には，MR 装置の内部で，視覚，聴覚，触覚，味覚，嗅覚などの五感刺激を加えたときや眼球運動，腕押し運動，指運動などの運動課題や，注意，記憶，感情，言語などの認知課題を行ったときの脳活動を計測する．実際の実験においては，視覚刺激を呈示するためのゴーグ

ルやスクリーン，鏡，それに映像を映すプロジェクタ，眼球運動を計測するための赤外線検出装置，音刺激を呈示するための非磁性ヘッドホンとオーディオ装置，また，音信号を送るための光ファイバ，などが必要である．また，MRI においては励起磁界発生時の 100 dB を超える騒音雑音が存在するため，それらを被験者の耳に届くのを低減するための騒音防止ヘッドホンも用いられる．ボタン押し反応には，スイッチやマウス，ジョイスティック，トラックボールなどが必要である．MRI 撮像時には，磁界の変化を位置情報にするため，被験者はできるだけ動かないことが必要で，それゆえ，被験者は横たわったまま実験をすることが多い．体動防止のため，MEG 測定同様必要に応じてバイトバーをかむこともあり得る．

fMRI では，実験画像と統制画像の差分が信号となるため，それに応じた実験パラダイム（デザイン）が必要である．これには，20〜30秒程度の時間を一まとめにして（これをブロックと呼ぶ），ブロックごとに実験課題を繰り返す．その間**安静**（レスト）状態（resting state）を，これもブロックとして設ける，というデザインが基本である．実際の画像は，実験ブロックと安静ブロックの差として得る．これを**ブロックデザイン**（block design）と呼ぶ．二つ以上の課題（**タスク**と呼ぶ）を1回の実験で行う場合には，タスク1，タスク2をランダムに行う．この間に，十分な時間（普通は 10〜20秒）の**安静時間**を挟む．ただし，安静時間はタイミング効果を最小にするため，数秒間のランダム時間を設ける．これによって，タスク1とタスク2の信号を別々に検出でき，更に，特定のタスクに対する繰返し効果や予測効果を最小にすることができる．このような実験デザインを**事象関連デザイン**（event related design）と呼ぶ．一般に，BOLD 信号の SN 比は，ブロックデザインの方が大きく，より単純な感覚・知覚課題（例：検出課題）に使われるが，より高次な認知課題（例：記憶課題）には，事象関連デザインが用いられることが多い．

MRI 計測の際の注意点としては，計測の仕方によって様々な**アーチファクト**（測定による偽信号）が生じる可能性がある，ということを承知しておくことである．例えば，フーリエ解析の際の折返し（エイリアシング）アーチファクト，体動による雑音の混入，磁化率の違いによる雑音，などである．

とりわけ金属成分が入った衣類（ボタンなど）や下着類（ワイヤの入ったブラジャなど），更に金属成分が混入したマスカラでも，アーチファクトを生み出すので除外する必要がある．金属成分の入ったメガネや歯科矯正具も同様である．その他，MRI室に持ち込む可能性のある金属類として，ベルトのバックル，鍵，財布（コイン）とクレジットカードなどがある．fMRI実験手順の詳細と，解析の仕方については，第4章を参照されたい．

以上の注意の他にfMRIの実験を行う際には，実験倫理と被験者の安全性に配慮することが必要である．まず，被験者にとって，このRFパルスはラジオ波帯域の電磁波であり，健康には影響がない，ということを被験者に対して文書にて確認し，実験の目的と内容の説明も含めて同意を求める実験同意書にサインしてもらうことが必要である．こうした**書面による了解（インフォームドコンセント）**は，この種の実験に必須である．実際の実験現場においては，金属類のMRガントリーへの持込みは，上記のように雑音になるだけでなく，場合によっては危険な状況が生じるので特に注意が必要である．例えば，被験者に心臓駆動ポンプや，脳内電極，人工内耳や眼内電極がないかどうか，過去の手術歴も含めてよく確認しておく必要がある．このような被験者に対してMRI実験を行うことはできない．妊娠中の被験者の撮像に関しては，安全性が完全に確立されているとはいえず，医療目的以外での撮像は避けるべきである．また発達中の子供，とりわけ乳幼児から10歳程度までの児童に関しても同様である．MRガントリーは，磁界反転により高周波で高音（約100 dB）の騒音が発生する．それを低減するための耳栓やヘッドホンが必要である．また，頭の動きや体の動きを固定するためベルトなどで身体が拘束され，**MRガントリー（トンネルのような閉空間）**に長時間滞在するため，ストレスを感じることも多い．閉所恐怖症の被験者が，自分では気付かず実験に参加してしまうかもしれない．こういったストレスは体調や気分にも左右されるので注意が必要である．

2.3.4　NIRS実験の仕方と使用上の注意

NIRS装置は，半導体レーザをその光源とし，多数の光ファイバを用いて，脳表面に多数の照射と多数の検出を同時に行う．時間分解能は，10 Hz程度で，fMRIに比べて比較的高い．各チャネルは位置情報を持っているが，そ

れを周波数変調して位置情報をエンコードし，検出時には位相情報を取り出す．その際に，頭蓋は被験者によって形が異なるので，装着キャップは，被験者に応じて，光送信器と検出器（プローブ）が垂直に立つように工夫する必要がある．こうしたプローブの付け方と角度により，雑音が入りやすかったり，信号となる可能性のあるアーチファクトが生じたりすることが多いが，いまだ統一したモデルやノウハウが蓄積されたとはいえない，という欠点がある．なお，最近では，NIRS の簡易性に鑑みて，時間分解能を補うべく EEG との同時計測，すなわち NIRS-EEG 計測も行われている．これに関しては，第 6 章を参照されたい．

この他にも，BOLD 信号の解析にも注意を要する．fMRI も NIRS も，基本的には脳の消費する酸素を含んだ血流を検出していることになる．BOLD では，脳における酸素消費量（代謝量）を検出しているのであるが，これは一般に神経活動の増加に相関した血流量の増加によってもたらされる．ところが，血流の増加は，基本的に神経活動（活動電位や局所電位場）の増加に伴うものであるが，神経活動そのものではないことに注意する必要がある．その証拠に，神経活動のタイムコースは，数ミリ秒から数百ミリ秒の間であるが，血流の増加を表す**血流動態反応関数**（**HRF**：Hemodynamic Response Function）は，最初の数百ミリ秒で小さな落込みがあるものの，カーブが隆起するのは，数百ミリ秒後であり，ピークに達するのは，脳の場所により異なるが，数秒から十数秒にわたる．これは，血流そして酸素消費の増加が，神経電気活動ではなく，それに相関した代謝活動であることに由来する．最初の落込み，そして，その後の隆起の一部は神経活動，とりわけ局所場電位（LFP）と対応する，という知見もある[25]が，神経活動にも，**抑制性神経伝達物質**（GABA）由来の抑制性の成分も含まれているため，対応していない部分が含まれている可能性もある．よって，BOLD 信号を取り扱う場合には，「BOLD は脳神経活動そのものの活動に等しいとはいえない」という事実を常に念頭に置いて実験や解析を行わなければいけない[26]．これは，とりわけ，同一の実験を行い，EEG や MEG で神経活動を計測し，それを fMRI や NIRS と同様の実験によって比較するときに注意しなければいけない点である（第 4 章参照）．

2.4 自律神経計測と BMI

ここまでは,脳神経活動の計測を中心に述べてきた.BMI 計測技術としては,上記の脳神経計測とは別に,自律神経計測が知られている.生体には,各臓器,各組織が協調して機能するための自動的な仕組みがあり,その一つが**自律神経系**である.自律神経系の計測は,もともと体を自動的に支配調節する仕組みとして,脳神経系とは独立に調べられてきたが,最近になり,ストレスや情動と相互作用し,脳神経系の支配調節を受ける,という新しい知見が得られつつある.これは,fMRI を使った脳神経系活動と自律神経活動の同時計測によって明らかになってきた[27].自律神経系は,呼吸,循環,消化,代謝,体温調節,排泄,生殖などの不随意な機能の制御を行い,生体の内部環境を維持調節する**恒常性**(ホメオスタシス)を維持する役割を持っている[28].自律神経には,機能的に互いに拮抗する働きを持つ**交感神経**(sympathetic nerve)と**副交感神経**(parasympathetic nerve)がある.各臓器は,この二つの神経の二重支配によって相反的に調節される.自律神経の節前繊維終末から放出される神経伝達物質は**アセチルコリン**であるが,交感神経の節後終末では**ノルアドレナリン**が,副交感神経の終末からは**アセチルコリン**が放出される.神経節での節後ニューロンの受容体は**ニコチン受容体**であるが,副交感神経の終末受容体には,**ムスカリン受容体**もある.自律神経に関連する中枢には,**脊髄,脳幹,視床下部**の三つがある.脊髄は内臓と皮膚を巡る反射を司る.脳幹では,延髄,橋に血圧と呼吸中枢,嚥下,唾液中枢,そして対光反射中枢がある.視床下部は,自律神経系の最高中枢であり,睡眠中枢,体温調節,摂食中枢,性中枢などがあり,更に嗅脳や大脳辺縁系,前頭葉などからの影響を受ける.古典的には,自律神経反応は,**心拍変動(交感副交感二重支配),呼吸,血圧,瞳孔,発汗**を計測することによって調べられてきた.心拍は,心電図(EKG)または心磁図(MEG)によってその神経電気活動を調べる方法,MRI による計測方法(上述),そして赤外線を利用した**脈波計測法**(pulse oxymetry)などがある.心拍,呼吸,血圧は,体内のガス交換と血流制御の循環器系制御システムの一環であり,それらの間で複雑な相互作用がある.瞳孔は,交感神経活動により,瞳孔括

約筋が活性化し拡大する一方，副交感神経活動による毛様体筋が活性化し縮小する，という二重拮抗支配を受ける．これを計測するには，赤外線瞳孔計を使い，瞳孔とガラス体の境界を画像処理で検出するのが一般的である．発汗は，体温調節がその目的に一つで，体温があるしきい値を超えると，交感神経が刺激されて全身に分布する**汗腺（エクリン腺）**から発汗する．これを**温熱性発汗**という．一方，精神的興奮によって顔面，脇下，足底，陰部に集中する**アポクリン腺**と呼ばれる汗腺から発汗する．こういった心理的発汗を**精神性発汗**と呼ぶ．精神性発汗は，交感神経のみからの支配を受け，副交感神経の支配は受けない．発汗計測は，筋電などと同様の表面電極を使用することによって，**皮膚抵抗値**として計測できる．

ここまで自律神経活動の効果器である身体の反応を調べるという古典的なアプローチを記述したが，近年，自律神経活動を直接計測する**微小神経電図法**（マイクロニューログラフィー，microneurography）という方法が開発された（図 2.8）．これは，人の末梢神経内部に，経皮的にタングステンなどの微小電極を挿入して，自律神経活動を直接計測する方法である[29]．これにより，自律神経と効果器の反応の同時記録が直接可能になった．この方法の特筆するべき利点は，骨格筋内の血管平滑筋を支配する血管運動神経のインパルス応答に対応する**筋交感神経活動**（MSNA）と，皮膚血管を支配する血管運動神経と汗腺支配する発汗運動神経の両者の活動を反映する**皮膚交感神経活動**（SSNA）を独立かつ同時に計測できる，という点である．更にこの方法によって，神経活動の有無，バースト頻度，神経伝導速度などが定量的に評価できる．しかしこれは侵襲的方法であり，電極の挿入にはノウハウを要し，更に長時間の計測は不可能である，という欠点があり，また計測時または，その後のしびれ感などの作用が伴うことがあることに注意する必要がある．

最後に，最近開発された非侵襲の交感神経計測として，**交感神経イメージング**という技法を紹介する．これは，体内に投与したテクネチウム（^{99m}Tc）やヨード（^{123}I）などの放射性同位元素から放出される同位体を検出し，その分布を画像化する，というシンチグラフィー（scintigraphy）という方法を用いる．交感神経計測には特に，**MIBG**（MetaIodoBenzylGuanidine）というノルアドレナリンの生理的同一物質にヨードを標識して使うことが多

い．MIBG は，交感神経端末において，ノルアドレナリンと同様に貯蔵されたり消費されたりする．こうしたイメージングは，自律神経，脳神経の疾

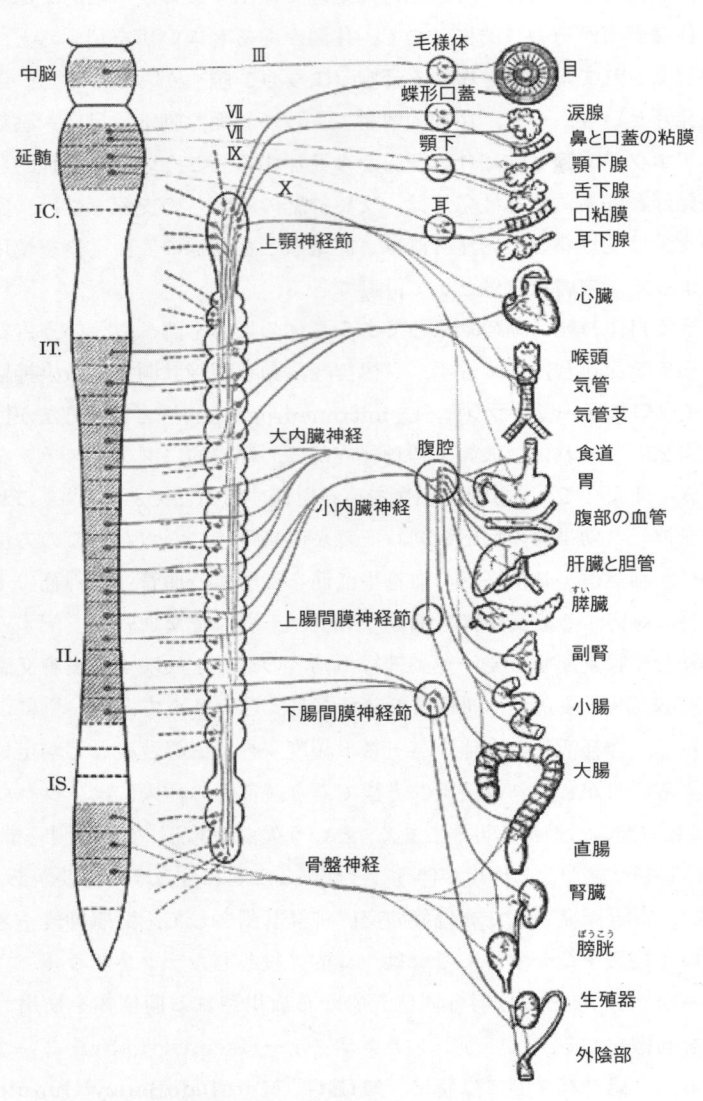

図 2.8　自律神経系の遠心路．
　　　　点線は交感神経系，実線は副交感神経系を示す[30]

病診断などにその目的が限定されてきたが，自律神経を直接非侵襲に計測できることから，将来これが，BMIに利用される可能性もある．交感神経計測は，人間のストレスなどの精神的効果を直接取り出すだけでなく，脳神経計測では分からない身体の状態や運動ストレスを直接評価し，それを取り出し利用する，という点で，近い将来BMIに有効に利用されるかもしれない．また，意識には上らない気分や情動の客観的評価，それを使ったより良いコミュニケーションなどに使用できる可能性を秘めているといえよう．

2.5 おわりに

BMIの基礎となる人間の脳神経系計測手法は，この20年でfMRI，MEG，NIRSの技術的進展をはじめとして長足の進歩を遂げてきたが，脳機能計測の時空間精度でいえば，非侵襲レベルでは，空間的には皮質数ミリ角のレベル，すなわち皮質及び皮質下も含めた神経細胞が数百万個のオーダの集団活動，及びそれが引き起こす代謝活動，すなわち脳の大域的活動を見ているにすぎず，侵襲計測における微細な細胞・分子レベルの計測精度に比べればいまだ不十分である．それらを統計処理するノウハウの構築も含めて，近い未来において光量子化学，分子生物学，ナノテクノロジー的手法を含んだより精密でより局所的な非侵襲の脳神経計測技術が生じる余地がある．そうした新しい計測技術・原理はBMI研究者の中から生まれてくる可能性も高い．こういった計測技術の高度化によって，より精緻な生理・心理・認知情報を脳から抽出することが可能になるだろう（第1章参照）．そのためには，①脳神経ハードウェアとその信号発生原理のより厳密な生物物理学的理解が必要であり，②厳密な人間の行動計測（例：心理物理学）とその基盤となる生物学的システム（神経システム，単一細胞，チャネル，分子の各レベル）の振舞いとの対応（第3，5，7章），更に③多種多様の信号をリアルタイム同時計測しデータ解析する統計理論とそれを適用するエンジニアリングノウハウ（第4，6章）が必須であろう．こうした多分野にわたる横断的研究の遂行には，個々の研究者の多大な努力とともに，異なる分野の研究者同士の積極的「衝突」とその結果としての「化学反応」がクリティカルである．当該の研究者の奮起を期待したい．

参考文献

[1] J. Wolpaw, D. Flotzinger, G. Pfurtscheller, and D. McFarland, "Timing of EEG-based cursor control," J. Clin. Neurophysiol., vol.14, pp.529-538, 1997.
[2] クフラー, ニコルス, マーチン 著, 金子章道, 小幡邦彦, 立花政夫 訳, ニューロンから脳へ (第3版), 廣川書店, 1982.
[3] B. Okerley and R. Schafer, A Laboratory Manual, The University of Michigan, 1978.
[4] B. L. McNaughton, J. O'Keefe, and C. A. Barnes, "The stereotrode: A new technique for simultaneous isolation of several single units in the central nervous system from multiple unit records," J. Neurosci. Methods, vol.8, pp.391-397, 1983.
[5] トーマス社ホームページ, http://www.thomasrecording.com/
[6] S. Takahashi and Y. Sakurai, "Real-time and automatic sorting of multi-neuronal activity for submillisecond interactions in vivo," Neuroscience, vol.134, pp.301-315, 2005.
[7] K. L. Drake, K. D. Wise, J. Farraye, D. J. Anderson, and S. L. BeMent, "Performance of planar multisite microprobes in recording extracelular single-unit intracortical activity," IEEE Trans. Biomed. Eng., vol.35, pp.719-732, 1988.
[8] ヒパリネン, カーフネン, オーヤ 著, 根本幾, 川勝真喜 訳, 【詳解】独立成分分析―信号解析の新しい世界, 東京電機大学出版局, 2001.
[9] サポートベクトルマシンについては, http://www.kernel-machines.org/ が詳しい.
[10] 佐々木和夫, 脳波の基礎と脳磁図, 伊藤正男 監修, 脳神経科学, pp.404-414, 三輪書店, 2003.
[11] B. Graimann, J. E. Huggins, S. P. Levine, and G. Pfurtscheller, "Towards a direct brain interface based on human subdural recordings and wavelet packet analysis," IEEE Trans. Biomed. Eng., vol.51, no.6, pp.954-962, 2004.
[12] E. Leuthardt, G. Schalk, J. Wolpaw, J. Ojemann, and D. Moran, "A brain computer interface using electrocorticographic signals in humans," J. Neural Eng., vol.1, pp.63-71, 2004.
[13] M. Hamalainen, R. Hari, R. J. Ilomoneiemi, J. Knuitila, and O. V. Lounasmaa, Reviews of Modern Physics, vol.65, pp.413-497, 1993.
[14] 南部篤, "脳磁図計測 (MEG) によるヒトの感覚運動機構の解析," 神経科学の進歩, vol.38, pp.225-237, 1994.
[15] 原宏, 栗城真也 編, 脳磁気科学― SQUID 計測と医療応用, オーム社, 1997.
[16] 高倉公朋, 大久保昭行, MEG -脳磁図の基礎と臨床, 朝倉書店, 1994.
[17] S. Kyuhou and Y. Okada, "Detection of magnetic fields associated with synchronous population activities in the transverse CA1 slice of the guinea pig," J. Neurophysiol., vol.70, pp.2665-2668, 1993.
[18] R. Hari, "The neuromagnetic method in the study of human auditory cortex," Auditory Evoked Magnetic Fields and Electric Potentials, pp.222-282, Kerger, Masel, 1990.
[19] 増田泰, 大久保英明, 真渓歩, 千原国宏 "Virtual Beamformer による誘発脳磁場のパターン解析," 信学論, vol.J-85 D-II, no.71, pp.244-1249, 2002.
[20] E. D. Becker, High Resolution MNR: Theory and Chemical Applications, 2nd edition, New York: Academic Press, 1980.

[21] S. Ogawa, T. M. Lee, A. R. Kay, and D. W. Tank, "Brain magnetic resonance imaging with contrast dependent on blood oxygenation," Proc. Nat'l Acad. Sci. USA 87, pp. 9868-9872, 1990.
[22] S. Kastner, D. H. O'Connor, M. M. Fukui, H. M. Fehd, U. Herwig, and M. A. Pinsk, "Functional imaging of the human lateral geniculate nucleus and pulvinar," J. Neurophysiol., vol.91, no.1, pp.438-448, Jan.2004.
[23] 島津製作所ホームページ, 近赤外光脳機能イメージング装置の原理, http://www.an.shimadzu.co.jp/prt/nirs/nirs2.htm
[24] 日立メディコホームページ, http://www.hitachi-medical.co.jp/product/opt/index.html
[25] J. B. Goense and N. K. Logothetis, "Neurophysiology of the BOLD fMRI signal in awake monkeys," Curr. Biol., vol. 6, no. 18, pp.631-640, Sept. 2008.
[26] K. Nikos and N. K. Logothetis, "What we can do and what we cannot do with fMRI," Nature, no.453, pp.869-878, 2008.
[27] H. D. Critchley, D. R. Corfield, M. P. Chandler, C. J. Mathias, and R. J. Dolan, "Cerebral correlates of autonomic cardiovascular arousal: A functional neuroimaging investigation in humans," J. Physiol., vol.523, pp.259-270, 2000.
[28] H. セリエ 著, 細谷東一郎 訳：生命とストレス, 工作舎, 1997.（原著：H. Selye, In-vivo the Case for Supramolecular Biology, Livelight Publishing Corp., New York, 1967.）
[29] 日本自律神経学会 編, 自律神経検査, 第4版, 文光堂, 2007.
[30] グレイ解剖学, エルゼビアジャパン, 2007.
[31] 田中靖人, "視覚の神経科学を概観する：20世紀を中心に" 知能と情報（日本知能情報ファジィ学会誌）, vol.18, no.3, pp.347-361, 2006.

以下では, 非侵襲計測のための読書としての一般参考文献を紹介する.
1) 入戸野宏, 心理学のための事象関連電位ハンドブック, 北大路書房, 2005.
2) 呉景龍, 津本周作 共編著, 神経医工学, オーム社, 2010.
3) 飛松省三, 脳波（EEG）で何が分かるか, 小林誠二, 上野照剛 監修, 非侵襲・可視化ハンドブック－ナノ・バイオ・医療から情報システムまで, pp. 407-417, エヌ・ティー・エス, 2007.
4) 日本磁気共鳴医学会教育委員会 編, 基礎から学ぶMRI, インナービジョン, 2001.
5) R. H. Hashimi 著, 荒木力 監訳, MRIの基本：パワーテキスト, 医学書院, 1997.
6) エルスター, アレン 著, 荒木力 監訳, MRI超講義, 医学書院, 1994.
7) 月本洋, 菊池吉晃, 妹尾敦史, 安保雅博, 渡辺修, 米本恭三, 脳機能画像解析入門 SPMでfMRI, 拡張テンソルを使いこなす, 医歯薬出版, 2007.
8) チュートリアル：NIRSの背景と基礎, 江田英雄さんの解説, http://nimg.neuroinf.jp/modules/nimgdocs/tutorials/slide2.html
9) 苧阪直行 編, 脳イメージング：ワーキングメモリと視覚的注意から見た脳, 培風館, 2010.

第3章

心理実験技術

3.1 はじめに

　学校で心理学について学んだことはないが，研究で必要になったので実験方法を学びたい．しかし，どのようにすればそのイメージをつかめるのか分からない，というケースが多い．本章はそうしたケースを想定して書かれている．しかし，著者の経験では，イメージやノウハウをつかむ最良の方法は，心理実験の被験者をすることである．大学等の心理学の研究室でも，実験演習という授業はあるが，実際には，多種多様な卒業研究や学位論文のために実験を行っている先輩の被験者を繰り返し務めることで，どのようにすればよいのかを学んでいくことが少なくない．多くの大学や研究所では実験の被験者には事欠いているのが普通であるから，被験者をする機会は探せば比較的容易に見つかるはずである．もし，時間がない，あるいは実験はしたいが被験者はしたくないという事情があるとすれば，研究倫理面からも好ましいことではない．教育場面でも，指導する立場にある者が最初の被験者をつとめて，もし実験に問題点があればそこで指摘する，ということも少なくない．はじめに当たって，心理実験技術獲得の極意は，何度でも，何種類でも，とにかく被験者を務めることにあると指摘しておきたい．

3.2 実験手続きと解析手段

3.2.1 心理実験の概要

心理実験は，基本的にはシステム解析である．入力の変化に対して出力がどのように変化するかを観測し，ヒトというシステムの挙動を明らかにする．脳活動計測への応用においても，ある感覚入力を与え，それに対して生体から得られる出力信号を計測する．しかし脳神経系は非常に複雑で柔軟なシステムであるため，同じ入力でもいつでも誰でも同じ出力が得られるわけではない．自分の日常を振り返っても，いつも同じことを考え，決まりきった行動をとっているわけではないことは明らかである．

他方，巧妙にデザインされた実験の下では，特定の入力が常に同様の認識・行動，ひいては脳活動を引き起こすことが知られている．そうした特定のデザインは，**プロトコル**あるいは**パラダイム**などと呼ばれる．脳活動計測から安定した信号を得て○○に応用したいとしたら，そうした実験のプロトコルを計測に用いることが実用的であろう．本章では，実際に脳活動信号を計測する場合に必要な，プロトコルとその実装の初歩的な事柄について述べる．本章では，脳活動信号として脳波を例にとって説明する．

一般に，プロトコルは，**刺激**と呼ばれる感覚入力と，その感覚入力に応じて生じる**反応**と呼ばれる生体活動からなる．計測されるヒトを**被験者**（**実験参加者**）という．刺激は，画像や映像，例えば図形，風景，顔，点や格子のパターンの場合も，音声，楽音，環境音，純音などの音の場合も，電気刺激の場合も，皮膚に対する機械的な刺激の場合もある．既に述べたように，ブレインコミュニケーションに用いることができるプロトコルの刺激は，特定のものに限られる．ヒトには大きく，視覚，聴覚，嗅覚，味覚，皮膚感覚（圧覚，温覚，冷覚，痛覚），前庭感覚，内臓感覚，自己受容感覚（筋骨格系の感覚）などの様々な**モダリティ**と呼ばれる質の異なる感覚があることが知られている[1]が，ヒトの感覚は感度と精度が高く，呈示装置を正確精密に制御しなければ期待する反応は得られない．また，そうした反応は自動的に生じるものだけでなく，実験参加者が刺激に対して意図的に何か応答しようとしているときに生じるものも少なくない．そのような場合，実験参加者がすること

を**課題**という．生体活動信号としてどのような反応があり得るかについては既に第2章で述べたとおりであるが，本章では，プロトコルごとにどのように特定の反応を検出記録すればよいか，具体例を基に見ていく．刺激と同様に反応も特定の時間・場所から記録される．神経科学の分野では，活動の時間と場所をそれぞれ**潜時・部位**などと呼ぶことがある．

図**3.1**に示したように，実験は複数のブロックから構成される．ブロックごとに異なる条件を実施する場合と，同じ条件から構成されるブロックを繰り返す場合とがある．ブロックの中で計測を繰り返す場合，個々の計測を試行という．個々の計測（試行）は図**3.2**に示したようにタイムラインに沿って示すと分かりやすい．

本章はパソコンを使って心理実験を行う場合を想定して書かれている．後で述べるようにブレインコミュニケーションのための心理実験では時間制御

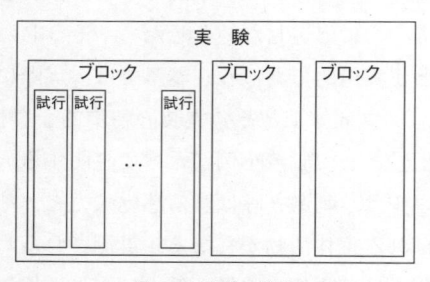

図**3.1** 実験の構成

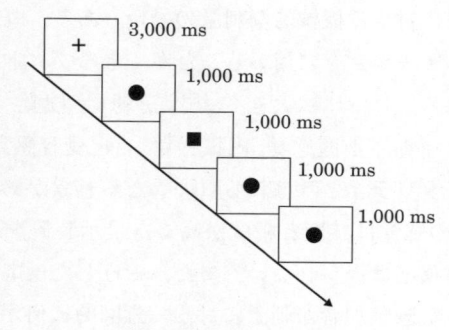

図**3.2** 1試行の流れ

が特に重要になる．Microsoft Windows[*1]，MacOS，Linux のようなマルチタスクのオペレーティングシステムが一般的になる前は，ハードウェア依存的なプログラムを自分で書いて自由に正確な時間制御を行うことはさほど難しいことではなかったが，今日ではそうしたアプローチは現実的ではない．様々な実験用ソフトウェアが無償・有償で利用可能であるので（例えば参考文献［2］を参照），それらを使用するのが適切であろう．個々のソフトウェアについて述べることは本章の目的ではないので，本章では MATLAB[*2] と Presentation[*3] を組み合わせて用いた場合を例に説明する．

パソコンを用いるメリットは複雑な刺激を作れることや，実験参加者の試行ごとの反応に応じて刺激を変えていくような適応的な実験ができることである．純音やフラッシュ光のような比較的単純な刺激だけを用いて反応時間や生理反応，脳活動を計測するのであれば，著者としてはパソコンではなく，市販若しくは自作の専用の刺激呈示装置を用いることを勧めたい．

3.2.2 実験参加者

ブレインコミュニケーションの場合には非健常者への適用も考えられるが，技術開発の段階では実験参加者は健常成人の場合がほとんどであろう．ヒトの脳の機能は左半球と右半球で異なり，これを脳機能の側性化というが，側性化の違いによる影響を避けるために右利きの者だけを選んで実験参加者にすることが多い．ここでいう右利きは，単に文字を書くときや道具を使うとき右手を使うということにとどまらず，例えば財布からコインを取り出すとき，ほうきで掃くときといった両手の協応動作でどちらの手が優位になるか，足はどちらが優位か，眼はどちらが優位かのような微妙な差異を含み，エジンバラ検査（参考文献［3］を参照）と呼ばれる検査で調べられることが多い．視覚刺激を用いる場合は，一般に視力と呼ばれる解像度の他に，色覚や立体視力も検査される場合がある．立体視力の検査にはフライテストなどが用いられる．

実験参加者の性別は，男性のみ若しくは女性のみでそろえるか，または男女同数とする．発表する場合，利き手，性別の他に計測時の年齢を記述する

[*1] Microsoft Windows は，Microsoft Corp. の登録商標です．
[*2] MATLAB は，The MathWorks, Inc. の登録商標です．
[*3] Presentation は，Neurobehavioral System 社の登録商標です．

ことが少なくない．脳活動が加齢とともに衰えることに加え，安全倫理面からも，高齢の方に実験参加者を依頼する場合は特別の配慮を要する．児童の脳波は成人と異なることが知られており（参考文献［4］などを参照），特に理由がなければ，安全倫理面からも，未成年者に実験参加者を依頼する場合も特別の配慮を要する．

3.2.3　よく慣れた実験参加者

心理実験において，課題の開発は時間の掛かる重要なステップである．心理実験における課題の開発の特徴の一つは，試行錯誤的に行われることである．もちろん先行研究を基に論理的に課題を組み立てることには違いないのであるが，組み立てた課題でそのまま全部（通常10人以上）の実験参加者のデータを取ってみるということは，多くはない．よく訓練された実験参加者のデータを三〜五人程度取ってみて，結果の傾向を見ながらパラメータや場合によってはデザインそのものを調整していくことが多い．ここで，よく訓練された実験参加者とはどういうものか考えてみたい．それは，実験仮説についてよく知っていて，どういう結果が望ましいかを心得ているということではなく，実験中に，何が雑音の原因になるかを熟知していてそれを避けてくれる，つまり捨てなければならないデータが少なくなるように課題を遂行してくれる実験参加者である．脳波の計測でいえば，体動が少ないこと，眼球運動がないか小さく少ないこと，瞬きが少ないこと，その状態でリラックスできること，課題に集中できること，判断の基準や努力の程度を一定に保つことができること，何より実験の意義を理解し，実験者の立場に立って実験参加者を務めてくれることである．またもう一点，プログラムにバグがあるなどのため実験がうまく進行していないとき，それに気付くことができると実験がしやすい．

もしそうした，よく訓練された実験参加者が三〜五人確保できなければ，課題の開発は極めて困難になる．したがって，ブレインコミュニケーションの技術開発は，三〜五人で構成されるグループで行うことが望ましい．脳波の電極装着一つを例にとっても，遠慮や気兼ねしながらでは手技の上達もおぼつかないであろう．試しに行った課題の結果が芳しくない場合，よく訓練された実験参加者のデータで芳しくないのであれば，それは直ちに課題や刺

激が良くないと考えられる．しかし，そうではない実験参加者のデータを用いている場合，課題が良くなかったというケースの他に，実験参加者が課題を正しく理解していなかったというケースや，実験参加者にとって難しすぎるかまたは逆に易しすぎる課題であるために結果が得られないといったケースがあり，それらを識別することは容易ではない．

逆に，あまり慣れていない実験参加者を対象とする場合は，事前に実験の流れ，全体に要する時間，実験の様子，何を計測しているのか，何が雑音になるのか，課題の遂行ではどういう点に注意してほしいか，どういう場合は我慢しないで知らせてほしいかなどを入念に説明しておく必要がある．実験中に実験参加者の様子をカメラやマイクでモニタすること，実験参加者が見ているのと同じ刺激呈示画面や刺激音をリアルタイムでモニタすることも重要である．また，実験前にトイレを済ませておくことや，基本的にブロックごとに休憩をとり，その都度室温照明その他の環境や体調の変化にも気を配る必要がある．

3.3 感覚刺激の方法

視覚刺激は，コンピュータ制御で画面上に図や文字を表示するのが一般的である．聴覚刺激も，コンピュータ制御で合成し，スピーカやヘッドホンから呈示するのが一般的である．視覚誘発反応を計測する場合を考えてみよう．CRT 画面に図 **3.3** のような市松模様（チェッカボードパターンとも呼ばれ

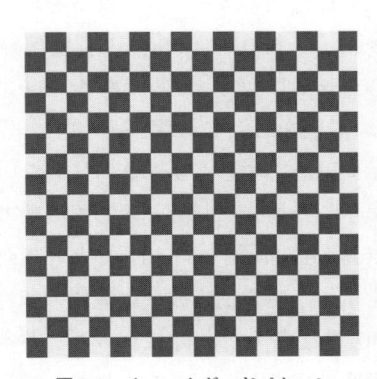

図 **3.3** チェッカボードパターン

る）を呈示し，この白黒パターンを一定の周期で反転することで，パターン視覚誘発電位（VEP）と呼ばれる反応を記録することができる．誘発反応は，刺激を与えればそれに対して基本的には常に生じるものであるが，単一試行で誘発反応は観測できない．それは，脳波においては背景脳波と呼ばれる定常的な反応が誘発反応をマスクしてしまうためである．一般には，刺激にタイムロックして生起する誘発反応と，刺激とは無関係に生起する背景脳波を分離するために加算平均と呼ばれる手続きが取られる．これは，記録された脳波を，刺激の呈示開始時点（オンセットと呼ばれる）に合わせて数十試行加算し，その平均を求めるという操作で，この操作により，試行ごとに位相が一定の誘発反応と，試行ごとに位相がばらばらにずれる背景脳波とが，背景脳波が互いに打ち消し合わされることで分離される（第2章参照）．

実際に視覚誘発反応を記録する場合，試行ごとに加算平均を行うと，徐々に視覚誘発反応波形が明確になっていく過程を目で追うことができる．記録中の脳波をモニタすることは，実験参加者の覚醒水準や問題がないかどうか，体動や眼球運動が過剰でないかなどを知る上でも重要である．図 3.4 に典型的なアーチファクトを示す．それぞれ瞬き，歯ぎしり，眼球運動，体動である．

一般には，刺激のオンセットの 100 ms 以上前の時点から，刺激呈示後 500 〜 1,000 ms 程度の間の脳波を記録する．刺激のオンセットの前の脳電位の平均値を基線（ベースライン）としてそれ以後の脳波波形から差し引く．100 ms 以上取るのは 10 Hz 付近の α 帯域の信号のアーチファクトを打ち消すためであり，より低い周波数のアーチファクトを取り除くためにはより長い基線を取るべきであろう．500 〜 1,000 ms 程度記録するのは，典型的な誘発反応の潜時が 1,000 ms より短いためである．視覚誘発反応を計測する場合は，1 〜 3 s 程度の間隔をおいて刺激を繰り返し呈示することができる．この場合，刺激の呈示間隔を必ずしもランダムにしない．実際に，一定の定常的な周期で刺激を呈示した場合，刺激と同じ周波数の定常的な応答が得られ，これは定常反応（steady-state response）と呼ばれる．図 3.5 に典型的な視覚誘発反応の例を示す．誘発反応成分は電位の極性と ms 単位の潜時を合わせて，N75，P100，N145 などと呼ばれることが多い．誘発反応やその計測法のより詳細な説明は成書があるのでそちらを参照されたい [6], [7]．

第3章　心理実験技術

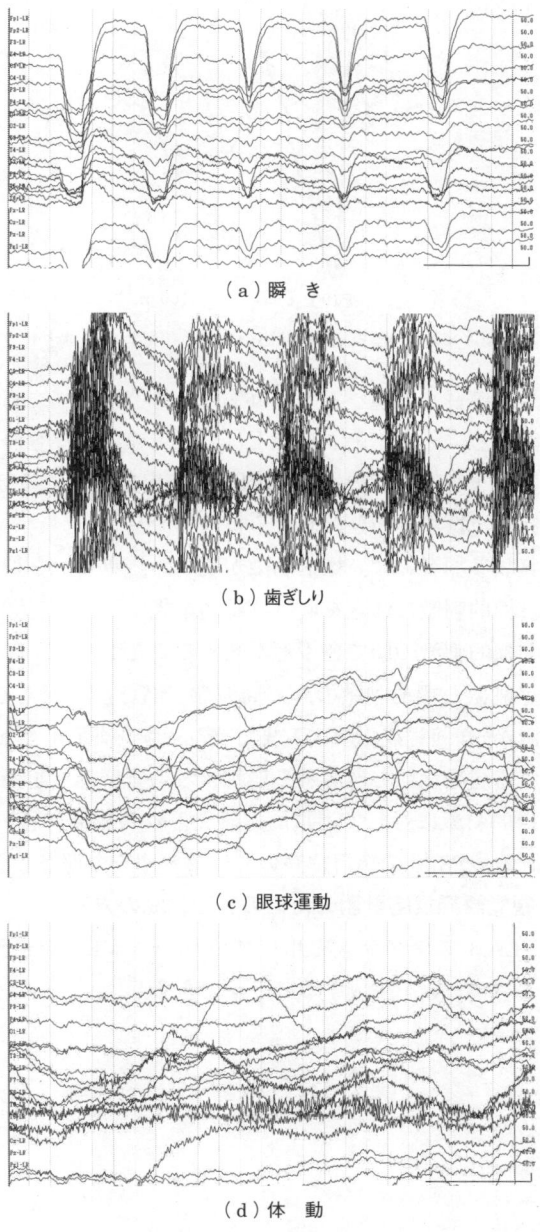

(a) 瞬き

(b) 歯ぎしり

(c) 眼球運動

(d) 体動

図 **3.4**　典型的なアーチファクト

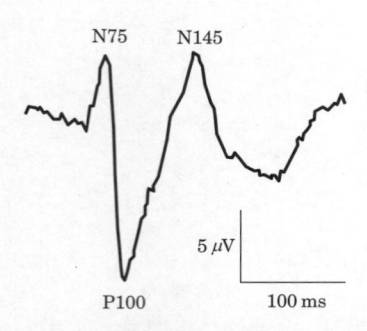

図3.5 典型的な視覚誘発反応の例（参考文献 [5] より）

以下では，オドボール課題などのプロトコルを例にとり，刺激の実装の初歩について解説する．オドボール課題とは，以下のようなものである．標準刺激（スタンダード）と呼ばれる同じ刺激を一定の間隔で繰り返し呈示し，その間に低い頻度で標準刺激とは異なる標的刺激（ターゲット）をランダムに呈示する．実験参加者には，標的刺激が現れたらボタンを押す，標的刺激を数える，など標的刺激に注意を向ける課題を課す．視覚刺激を用いる場合は，標準刺激と標的刺激の間で色や形を変えることが多く，聴覚刺激を用いる場合は，標準刺激と標的刺激の間で周波数（高さ）を変えることが多い．これを標的刺激が50回程度出現するまで繰り返す．並行して脳波を記録し，標準刺激に対する誘発反応と標的刺激に対する誘発反応を記録する．その差分を取ると，標的刺激に対して選択的に誘発される成分応答（P300と呼ばれる）が得られる．P300の応用については第5章を参照されたい．

3.3.1 例：視覚誘発反応計測のための刺激作成の方法

以下のMATLABプログラムを用いてパターンVEPを計測するためのチェッカボードパターンを生成することができる．

```
1   X=480;
2   Y=480;
3   CC=16;
4   CS=round(Y/CC);
5   CM=32;
6   CV=round(CM/2);
```

```
 7   z=CM*ones(Y,X);
 8   for xi=1:CS:X-CS+1;
 9       for yi=1:CS:Y-CS+1;
10           if xor(mod((xi-1)/CS,2),mod((yi-1)/CS,2))==0;
11   z(yi:yi+CS-1,xi:xi+CS-1)=z(yi:yi+CS-1,xi:xi+CS-1)+CV*ones(CS,
     CS);
12           else
13   z(yi:yi+CS-1,xi:xi+CS-1)=z(yi:yi+CS-1,xi:xi+CS-1)-CV*ones(CS,
     CS);
14           end;
15       end;
16   end;
17   image(z); colormap('gray');
18   map=colormap;
19   z1=zeros(size(z,1),size(z,2),3);
20   for xi=1:X;
21       for yi=1:Y;
22           for k=1:3;
23               z1(yi,xi,k)=round(map(z(yi,xi),k)*255);
24           end;
25       end;
26   end;
27   [fn fp] = uiputfile();
28   imwrite(uint8(z1),[fp fn],'bmp');
```

Xは横，Yは縦のピクセル数である．CCは模様の反復回数で，CSはそれらから計算される一つのます目の1辺のピクセル数である．割り切れない値のときにも図は描画されるが，図の端に余白部分ができてしまうので注意が必要である．CMは平均のピクセル値で，ここではMATLABのグレースケールの中央値である32にしてある．CVは模様の明暗のコントラストを指定するパラメータであり，ここではCMの半分つまりコントラストが50%になるように設定してある．7行目のzが実際に画像が格納される配列であり，8行目から16行目でチェッカボードパターンを生成している．チェッカボードパターンの各ますの左上座標を8行目と9行目のfor文で指定し，上で計算したCSをステップにしている．10行目のif文は，チェッカボードパターンを描くための条件分岐で，縦横のステップのそれぞれが偶数番目か奇数番

目かごとに，奇遇が一致しているかどうかで明るいます目（11行目）を描くか暗います目（13行目）を描くかを指定している．17行目は目的の画像が生成されたかどうかの確認のための表示で，ここで同時に色調を指定している．18行目で指定された色調のカラーマップをmapに代入し，19〜26行目でそれに合わせた8bitのビットマップをz1に生成している．27行目のuiputで保存するファイル名を取得し，28行目のimwriteで実際にビットマップをbmp形式で書き出している．jpgで書き出すこともできる．

3.3.2　例：聴覚オドボール刺激作成のプログラム

短い純音を呈示するオドボール課題を実施する場合を考えると，次のようなMATLABプログラムで簡単に短い純音のwavefileを作ることができる．

```
1   Fs=44100;
2   F=1000;
3   T=0.2;
4   Trise=0.05;
5   Tfall=0.05;
6   Srise=round(Fs*Trise);
7   Sfall=round(Fs*Tfall);
8   Splatau=round(Fs*T)-Srise-Sfall;
9   Erise=linspace(0,1,Srise);
10  Efall=linspace(1,0,Sfall);
11  Eplatau=ones(1,Splatau);
12  y=sin(linspace(0,2*pi*F*T,round(Fs*T))).*[Erise,Eplatau,Efall];
13  wavplay(y,Fs);
14  [fn fp]=uiputfile();
15  wavwrite(y,Fs,[fp fn]);
```

Fsはサンプリング周波数，Fは純音の周波数（c/s），Tは純音の持続時間（s），TriseとTfallは純音の立上げと断下げの時間（s）であり，ここまでをユーザが自由に設定することができる．Srise, Sfall, Splatauはそこから計算される立上げ，断下げ，持続のそれぞれのサンプリング点数であり，その点数の配列（ベクトル）がErise, Efall, Eplatauである．ここで立上げと断下げは線形に取っている．yは実際の波形を格納する配列（ベクトル）

であり，ここではモノラル音としてあるが，ステレオ音にする場合は
　　y=[y',y'];
を追加すればよい．プログラムは，この後 wavplay 文を用いて作成した音を再生確認し，uigetfile 文を用いて得られたファイル名で，wavwrite 文を用いて保存する．wavplay 文の代わりに plot 文を用いて波形を視認することもできる．立上げと断下げのエンベロープを付けることで，音の開始と終了に伴う広帯域の雑音を除くことができる．雑音を取るためにはこのエンベロープの時間は聴覚系の臨界帯域の逆数より長くしなければならない．

3.3.3　例：視覚オドボール刺激作成

　ガボールパターンのようなパラメトリックなパターンを作成する場合は，やはり MATLAB を使うのが便利である．しかし，単純な四角形，三角形といった図形を呈示する場合や，文字を呈示する場合は，Microsoft Powerpoint[*4] のようなソフトウェアでグラフィカルに作成し，ビットマップ (.bmp) や圧縮画像 (.jpg) 形式で保存する方が簡単である．視覚オドボール課題では，色や形を変えた図形を用いる場合が多い．例えば「●」を標準刺激とし，「■」を標的刺激とする（図 3.6 を参照）．あるいは，同じ「●」を使い，緑を標準刺激とし，赤を標的刺激とするなどである．

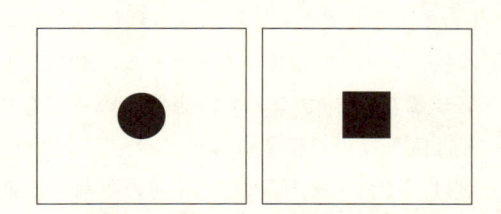

図 3.6　視覚オドボール課題の刺激の例

3.3.4　感覚刺激の開発

　例えば視覚刺激であれば，光の波長ごとに感度が異なるし，聴覚刺激であれば高さごとに感度が異なる．この波長や高さごとに異なる感度を補正し，主観的に同じ強度の刺激を呈示するためのデータ（比視感度曲線・等ラウド

---

*4　Powerpoint は，Microsoft Corp. の登録商標です．

ネス曲線）は，実測するか，標準的なものを用いて刺激を補正しておくとよい．視覚刺激を呈示するためのモニタはピクセル値と強度の関係が線形でないのが通常であるから，この補正も行う必要がある（通常ガンマの補正と呼ばれる）．視覚刺激であれば視野上のどこにどの程度の大きさで呈示するかも問題になる．通常は解像度が良く，色覚が優れており，注意をよく向けることのできる中心視野5度以内程度に呈示する．特に刺激の大きさを制限する必要がなければ通常視角10〜20度程度になる全画面に呈示する場合が多いように思われる．

3.4 呈示課題

　行動指標をとらない場合，最も単純な課題は固視課題である．固視課題では，実験参加者は視野中の一点を固視して眼球運動や身体運動を抑制し，与えられた刺激を受動的に視聴する．この場合，いわば動かないことが課題である．刺激が受動的に与えられる場合でも脳活動は生じるので，その条件下での脳活動を記録することができる．実際には，この課題では実験参加者の意図が脳活動に反映されないので，ブレインコミュニケーションの実現に適した課題とはいえない．また，脳活動は一般に刺激に能動的な注意を向ける場合と受動的に視聴する場合で大きく異なることにも注意しなければならない．

　ブレインコミュニケーションでは様々なイメージ（想像）を課題として用いることがある（第6章参照）．すなわち，課題といっても必ずしも実際の行動に現れるものとは限らない．例えば運動イメージを想起する課題では，30s程度の区間を設け，それをそれぞれ10s間の事前休止期間（レスト），賦活期間（アクティベーション若しくはタスク），事後休止期間（レスト）に分ける．実験参加者には，事前及び事後の休止期間は運動をイメージしないことが求められ，賦活期間には，指，足などの運動をイメージすることが求められる（図3.7を参照）．この場合実際に動かすことはしない．同様のパラダイムで，実際に運動させることもできる．ただし，実際に運動させるのであれば，それでキーボードやマウスを操作してコミュニケーションを図ることができるので，ブレインコミュニケーションの課題としての適切さには疑問がある．

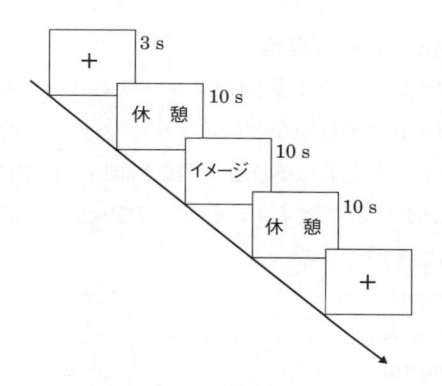

図 3.7　イメージ課題のプロトコル例

　前頭葉を賦活させる課題として暗算や N バック課題が用いられる．暗算は画面に表示される「休憩」「計算」などの表示に基づいて，100 から 7 ないしは 3 ずつ引いていくといった課題で，特に難しいことはない．5 や 2 を引いていくのでは簡単すぎるので 7 を使うことが多い．N バック課題（図 3.8 を参照）は，連続して呈示される文字を覚えておいて，今呈示されている文字が，N 文字前（例えば 3 文字前）に呈示されていたものと同じかどうかを判断して答えるという課題であり，$N=1$ であれば，直前のものと同じかどうか判断する，つまり，同じ文字が続いていれば反応するという課題である．こうした複雑なパラダイムをプログラムするのは少し複雑になる．

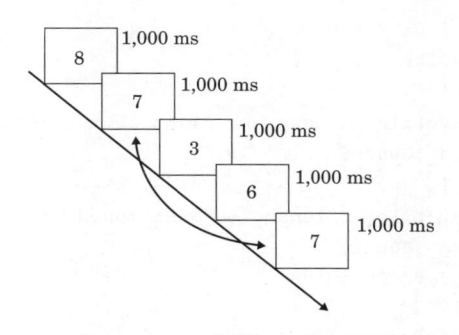

図 3.8　N バック課題のプロトコル例

3.4.1 例:聴覚オドボール課題

Presentation はオブジェクト指向的プログラム言語であり,sound(音),picture(画像),trial(試行)などのオブジェクトを定義した後,手続きを記述する.オブジェクト定義は SDL,手続き記述部は PCL と呼ばれる.以下のプログラム(シナリオファイル)を用いて Presentation で聴覚オドボール課題を呈示することができる.

```
1   scenario_type = fMRI_emulation;
2   scan_period = 3000;
3   # Default Setting
4   default_font_size =30;
5   default_text_color= 100,100,100;
6   default_background_color= 140,140,140;
7   default_trial_duration= stimuli_length;
8   active_buttons= 12;
9   button_codes= 1, 2, 3, 4, 5, 6, 7, 8, 9, 10, 11, 12;
10  write_codes = true;
11  pulse_width = 20;
12  begin;
13  picture {
14      text {
15          caption = "+";
16          font_size = 30;
17      };
18      x = 0; y = 0;
19  } default;
20  sound {
21      wavefile{ filename = "1kHz_100ms.wav"; };
22  } sound_1000hz;
23  sound {
24      wavefile{ filename = "3kHz_100ms.wav"; };
25  } sound_3000hz;
26  # Standard Stimulus
27  trial{
28      trial_duration = 1000;
29      stimulus_event {
30          sound sound_1000hz;
31          time = 0;
```

```
32          code= 1;
33          port_code= 3;
34       };
35  } alarm_1000hz;
36  # Deviant Stimulus
37  trial{
38       trial_duration = 1000;
39       stimulus_event {
40           sound sound_3000hz;
41           time = 0;
42           code = 2;
43           port_code= 4;
44       };
45  } alarm_3000hz;
46  begin_pcl;
47  sub odd_ball_task
48  begin
49       loop
50       int nt = 1;
51       until nt > 300
52       begin
53  # stimulaus ratio -> Standard：Deviant = 7:3.
54           if ( random() < 0.7 ) then
55           alarm_1000hz.present();
56           else
57           alarm_3000hz.present();
58           end;
59           nt = nt + 1;
60       end;
61  end;
62  odd_ball_task();
```

 第1行及び第2行は，Presentationの動作モードの指定である．Presentationを機能的MRI（fMRI）の刺激呈示用に用いる場合，後述のように刺激呈示とfMRIの撮像を同期させなければならない．その場合Presentationは，MRI装置から，scan_periodでミリ秒単位で指定される時間ごとに，スキャントリガと呼ばれる撮像タイミング信号が送られてくるのを待つようになっている．この場合はfMRI実験に用いないため，スキャントリガは送られて

こないので，スキャントリガを内部でエミュレートするために置かれている．

　第3行はコメント文であり，4〜7行でデフォルト値の設定を行っている．4行目は文字サイズを30ポイントに，5行目は文字色を暗い灰色に，6行目は画面の背景色をやや暗い灰色にしている．7行目は試行の長さは，特に指定しなければ刺激の長さとすると指定している．つまり，全ての刺激を呈示し終わったら試行を終了せよ，という指示を行っていることになる．8〜9行目はプログラムで使用するボタンの設定である．プログラムによっては反応のためにマウスボタンやキーボードを使用するが，その場合はあらかじめ使用するボタンやキーボードを指定しておかなければならない．このプログラムではマウスもキーボードも使用していないが，プログラムと別に入力するデバイス設定とプログラムの指定が異なるとエラーになるため，煩わしいので工場出荷値にしておく．10〜11行目はこのプログラムで脳波を計測する場合のトリガ信号に関するものである．トリガ信号については後で説明する．

　12行目は定義部の開始を表す．13〜19行目は表示画面を定義している．pictureは画面の定義であることを表し，定義の内容は中括弧でくくり，その後（ここでは19行目）で名前を付け，最後にセミコロンで終了する．14〜17行目は定義される画面の具体的な内容であり，14行目のtextは文字列であることを表す．文字列の内容は15行目のcaptionで表されており，ここでは固視点を設けるためにプラスサインを呈示しておくことにする．16行目のfont_sizeを変えると固視点の大きさを変えることができる．固視点をあまり小さくすると見にくいし，大きくしすぎると固視しにくくなって機能を果たさなくなる．18行目はテキストの画面上の表示位置の指定である．(x, y) = (0, 0)は画面中央を表す．20〜25行目は実際に使用する刺激の定義である．20行目のsoundは音の定義であることを表す．内容は21行目のwavefile内のfilenameで指定されるwavefileを再生したときに聞かれる音である．Presentationはデフォルトでは定義された時点でファイルの読込みを行うので，呈示時点でのディスクアクセスはない．22行目に，この音に「sound_1000hz」という名前を付けている．23〜25行目は同じことを「sound_3000hz」という別の音について行っている．26〜35行目は，標準刺激を呈示する試行の流れを表したものである．28行目の

trial_duration は試行の長さを指定している．ここではこれが刺激間間隔を決めることになっている．29 〜 34 行目は試行中の刺激呈示を表すもので，ここでは「sound_1000hz」で定義される音を鳴らすという内容が 30 行目に書かれている．33 行目はトリガ信号に関するものである．35 行目で，この試行に「alarm_1000hz」という名前を付けている．36 〜 45 行は同じことを「sound_3000hz」について行ったものである．

ここまでが SDL と呼ばれるオブジェクト定義部であり，46 行目以降は PCL と呼ばれる手続き定義部である．オドボールタスクのメインプログラムは 47 〜 61 行目に書かれている．47 〜 48 行目は odd_ball_task という手続き（サブルーチン）の定義開始を表す．内容は 49 行目に示されたループであり，整数 nt をループカウンタとして（50 行目），1 〜 300 まで数えてそこで止める（51 行目）．ループの内容が 52 行目以降であり，54 行目で 0 と 1 の範囲で生成される一様乱数を用いて，確率的に，SDL 部で定義した alarm1000hz という試行か alarm3000hz という試行かを呈示（present）するように書かれている（54 〜 58 行目）．59 行目でループカウンタを増やしている．最後にこうして定義されたプログラムを，62 行目で実際に実行している．

3.4.2　例：視覚オドボール課題

以下のプログラムを用いて視覚オドボール課題を呈示する．

```
1   scenario_type = fMRI_emulation;
2   scan_period = 3000;
3   # Default Setting
4   default_font_size = 100;
5   default_text_color= 100,100,100;
6   default_background_color= 140,140,140;
7   default_trial_duration= stimuli_length;
8   active_buttons= 12;
9   button_codes= 1, 2, 3, 4, 5, 6, 7, 8, 9, 10, 11, 12;
10  write_codes = true;
11  pulse_width = 20;
12  begin;
13  picture {
```

```
14      background_color = 0,0,0;
15      text {
16          caption = "+";
17          font_size = 30;
18          font_color = 255,255,255;
19          background_color = 0,0,0;
20      };
21      x = 0; y = 0;
22  } default;
23  picture {
24      background_color = 0,0,0;
25      text {
26          caption = "O";
27          font_size = 200;
28          font_color = 255,255,255;
29          background_color = 0,0,0;
30      };
31      x = 0; y = 0;
32  } standardstimulus;
33  picture {
34      background_color = 0,0,0;
35      text {
36          caption = "X";
37          font_size = 200;
38          font_color = 255,255,255;
39          background_color = 0,0,0;
40      };
41      x = 0; y = 0;
42  } deviantstimulus;
43  # Standard Stimulus
44  trial{
45      trial_duration = 3000;
46      picture standardstimulus;
47      time = 0;
48      code = 1;
49      port_code= 3;
50      picture default;
51      time = 100;
52  } standardtrial;
53  # Deviant Stimulus
```

第3章 心理実験技術

```
54  trial{
55      trial_duration = 3000;
56      picture deviantstimulus;
57      time = 0;
58      code = 2;
59      port_code= 4;
60      picture default;
61      time = 100;
62  } devianttrial;
63  begin_pcl;
64
65  sub odd_ball_task
66  begin
67  loop
68  int nt = 1;
69  until nt > 300
70  begin
71  # stimulaus ratio -> Standard：Deviant = 8:2.
72      if ( random() < 0.2 ) then
73          devianttrial.present();
74      else
75          standardtrial.present();
76      end;
77      nt = nt + 1;
78  end;
79  end;
80  odd_ball_task();
```

聴覚刺激呈示部が視覚刺激呈示に変わっている以外は，前掲のものと同じである．

3.4.3 例：リバースチェッカパターンの呈示

以下に，リバースチェッカパターンを呈示して視覚誘発反応を計測するためのPresentationのプログラム例を示す．

```
1  scenario_type = fMRI_emulation;
2  scan_period = 3000;
3  # Default Setting
4  default_font_size = 100;
```

```
5    default_text_color= 100,100,100;
6    default_background_color= 140,140,140;
7    default_trial_duration= stimuli_length;
8    active_buttons= 12;
9    button_codes= 1, 2, 3, 4, 5, 6, 7, 8, 9, 10, 11, 12;
10   write_codes = true;
11   pulse_width = 20;
12   begin;
13      picture {
14         text {
15            caption = "+";
16            font_size = 30;
17         };
18         x = 0; y = 0;
19      } default;
20      picture {
21         bitmap {
22            filename = "checker1.bmp";
23         };
24         x = 0; y = 0;
25      } checker1 ;
26      picture {
27         bitmap {
28            filename = "checker2.bmp";
29         };
30         x = 0; y = 0;
31      } checker2 ;
32      trial{
33         trial_duration = 240;
34         picture checker1;
35         time = 0;
36         port_code = 1;
37         picture checker2;
38         time = 120;
39         port_code = 2;
40      } cycle;
41   begin_pcl;
42   sub checker
43   begin
44      loop
```

```
45      int nt = 1;
46      until nt > 50
47      begin
48          cycle.present();
49              nt = nt + 1;
50          end;
51  end;
52  checker();
```

　1〜19行目は，オドボール課題と同様である．20〜31行目で，上述のMATLABコードで生成したチェッカボードパターンを呈示画像として指定している．20行のpictureは画像の定義を表し，21行のbitmapは画像の形式がビットマップであることを表す．内容は22行で指定されるファイルであり，呈示位置は24行で指定されるとおり画面中央である．このプログラムでは，32〜40行で定義される試行ごとに1回ずつチェッカボードパターンを反転することにしている．33行は呈示周期を試行すなわちサイクルの長さで指定し，34行で第1のチェッカボードパターンを呈示する．35行で，この呈示を試行時刻0で，つまり試行の開始と同時に呈示するように指定している．36行は画像呈示に合わせてトリガ信号を出力することを指定している．次の刺激を37行のpictureで第2のチェッカボードパターンとし，その呈示タイミングは38行で試行開始120 ms後としている．39行はこの刺激提示に対するトリガ信号の出力である．40行でこの試行にcycleという名前を付けている．41〜52行のPCL部分はオドボールと大体同様なので説明は省略する．

　画像を用いる場合重要なことは，画像の呈示タイミングとモニタのリフレッシュレートが異ならないようにパラメータの設定をするということである．例えば垂直同期が75 Hzのモニタを使っている場合，1周期は13.3 msであり，60 Hzのモニタを使っている場合，1周期は16.6 msである．呈示時間がこの倍数でない場合は，モニタのリフレッシュレートへの同期が優先されるので，正確な値にならない．

3.4.4　例：定常反応の計測

　フリッカ光に対する定常反応を計測する場合は，前述のようにコンピュー

タを用いるのではなく適当な発振器若しくはファンクションジェネレータで生成した信号で LED を明滅した刺激を用いてもよい．参考文献 [8] に刺激装置の比較がある．CRT や LCD を用いた場合，目的外の周波数に応答が出てしまうことがある．一定時間の脳波を記録し，周波数分析を行うことで定常反応を検出することができる．

3.5 実験環境

　刺激の呈示も，実験参加者による課題の遂行も，ブレインコミュニケーションのアプリケーションでは脳活動を計測しながら行われるが，第 2 章で述べたように脳活動計測には様々な制約があり，刺激の呈示や課題はそれらの制約を受ける．最も大きな制約は，特に頭部の体動の抑制であろう．

　図 3.9 に実験室の例を示す．通常実験参加者が座る椅子と刺激呈示装置であるモニタやスピーカを，電磁遮蔽した暗室・防音室内に配置することが多い．観察距離は，画面上 1 cm が視角 1 度になる 57 cm や，画面上 1 ピクセルが視角 1 分になるような距離とすることが多いが，CRT モニタを用いる場合，観察距離が近すぎると雑音源になるので注意する必要がある．実験参加者が座る椅子で重要なことは長時間同じ姿勢を続けても疲れないようにすることである．肩まで支えるものの方が望ましく，頭部の動きと観察距離を固定するためにヘッドサポートがあるものが理想的である．実験参加者の姿勢であるが，背筋を伸ばして体幹を背もたれに委ねる．両手は肘掛けがあれば，力が入らないように乗せておくのがよい．肘掛けがない場合膝の上でよいが，手を組むと環状になった腕が雑音を拾うアンテナになる可能性があるので避けた方がよい．集中するために口を固く閉じて顎を引くとどうしても顔面の表情筋が緊張する．口を軽く開け，心もち頭を後に反らせてもらうと，顔面筋の緊張を少なくすることができる．電車で居眠りをしているときの姿勢に近いであろうか．覚醒維持や刺激から注意を反らすため，実験参加者に読書をしてもらうことなどがあるが，頭を下げ（うつむき）過ぎると後頭部に筋電が混入することがある．

　脳波計測の場合の電磁遮へいで重要なことは，電源雑音をできるだけ抑えることと，シールドルームを用いる場合はアースを確実に行い基線のふらつ

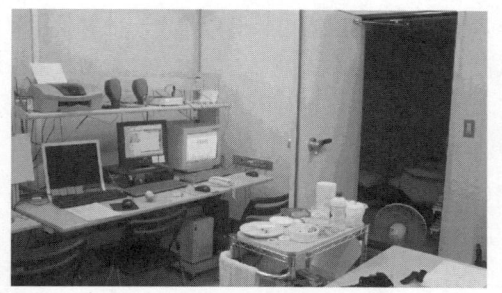

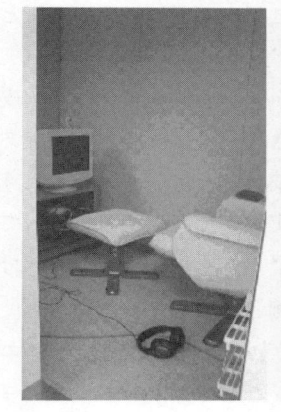

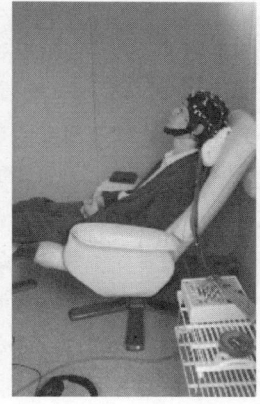

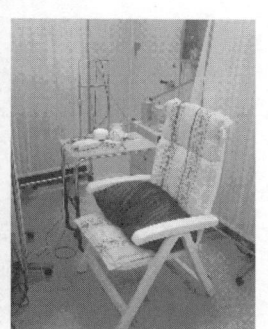

図 3.9 脳波計測実験室の例

きが生じないようにすることである．脳波計測の主要な雑音は電源であるので，それ以外のシールドに必要以上に神経質になることはない．ただし，電源雑音は至るところにあるので，電池で駆動しているものを除いて電気機器やコード類はできるだけ離し，可能であればシールドルーム外に持ち出した方が良好なデータが得られる．計測室内に蛍光灯がある場合は注意を要する．

実験に先立って実験参加者を実験環境に順応させることも重要である．特に，暗室で実験を行うのであれば，実験開始前に 5～10 分程度の暗順応を行う．これは実験参加者の視覚系の感度を暗黒に合わせさせるために行う．明室で実験を行うのであれば，暗順応は必要ない．

脳波計測を行う場合，実験室に給湯設備があった方が，後処理がやりやすい．ペーストを使用するタイプの多チャネル脳波キャップ電極を用いた場合，

洗髪せずにペーストを取り除くのは難しいので，洗髪設備を備えるべきである．小形の電気温水器などもあるので，実験室に給湯設備や洗髪設備を備えるのは，価格を考慮しなければ難しいことではない．

3.5.1 計測の手技

ここで，実際に脳波計測を行うとしたら具体的に何をすることになるのかを述べておく．脳波計測の目的は頭皮上の電位を測定することであるが，アンプの内部抵抗（インピーダンス）に比べて頭皮と頭皮上電極の間の抵抗が大きいと，実際の頭皮上電圧の多くの部分が頭皮と頭皮上電極の間の電圧として現れ，頭皮上電極の電圧を測っているアンプには現れないことになってしまうので，信号雑音比の高い良好なデータを得ることができない．頭皮と頭皮上電極間のインピーダンスを上げる最も大きな障害は皮脂と頭髪である．通常は，頭皮と頭皮上電極間のインピーダンスが $5\,\mathrm{k\Omega}$ 以下になるように電極の装着を行う．皿電極を用いる場合，まず実験参加者に椅子に座ってもらい，次にナジオンと呼ばれる鼻骨前頭縫合の最上点からイニオンと呼ばれる後頭隆起までの間にメジャーを当てて長さを測る．メジャーはなるべく細い（幅の狭い）ものを用意しておく方が，誤差が少ない．ナジオンとイニオンの中間点が Cz であるから，この点をサインペンなどで分かりやすくマークする．日本人の場合頭髪が黒いので，明るい色（赤などがよい）のマーカーを用いる．これで Cz の Y 座標が取れたことになる．次に左右の外耳孔前部間の長さを頭部中心領域を介してメジャーで測る．中間点が Cz の X 座標で

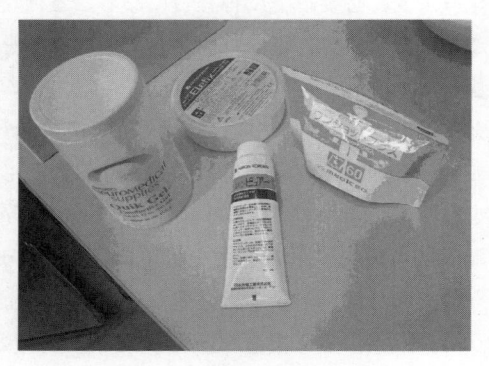

図 **3.10** 脳波計測用消耗品の例

第3章 心理実験技術

あるから，先ほどの Cz の Y 座標との交点を取れば Cz が定まる．Cz を定めたら，そのまま左右外耳孔へ 20%と 40%の点を取ると，それぞれ C3, C4 及び T3, T4 となる．再びナジオンとイニオンを結ぶ線にメジャーを戻して 20%と 40%の点を取ると，それぞれ Fz 及び Pz と Fpz 及び Oz となる．

ここで T3-Oz-T4 を通る線上にメジャーを当てて 20%と 40%の点を取ると，それぞれ T5 及び T6 と O1 及び O2 となる．同様に T3-Fpz-T4 を通る線上にメジャーを当てて 20%と 40%の点を取ると，それぞれ F7 及び F8 と Fp1 及び Fp2 となる．最後に T5-Pz-T6 を通る線上にメジャーを当てて中点を取ると P3 及び P4, T7-Fz-F8 を通る線上にメジャーを当てて中点を取ると F3 及び F4 になる．これで 10-20 法（図 **3.11** 参照）の全ての電極点及び Fpz と Oz がマーキングされたことになる．

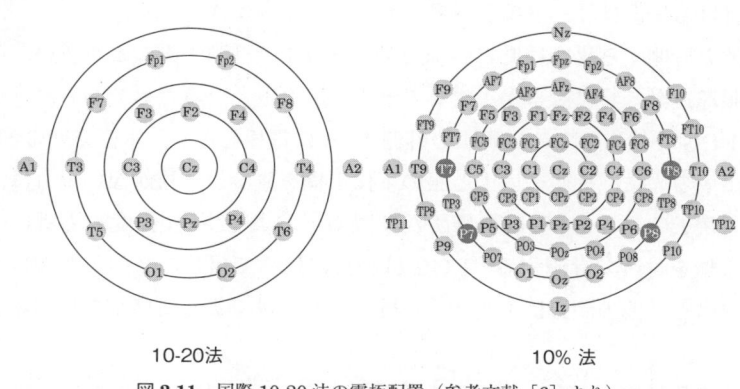

図 **3.11** 国際 10-20 法の電極配置（参考文献 [6] より）

マーキングが終わったら電極を順次付けていく．まずマーキングした箇所の髪の毛を利き手と反対の手で両側にかき分けて頭皮が見えるようにし，消毒用エタノールを軽くしみ込ませた脱脂綿を用いて頭皮上の皮脂を取り除く．必要であれば，綿棒などに研磨剤（図 3.10 参照）を付けて頭皮を擦り，皮脂を落とす．このとき，実験参加者が痛みを感じないよう 2〜3 s 程度に収める．次に，皮脂，研磨剤その他の付着物を全てふき取り，エタノールが乾燥するまで待つ．エタノールが乾燥したら頭皮上にペーストを塗り付ける．このときあくまで髪の毛の上ではなく頭皮上に十分に塗布するように注意す

る．最後にペーストを付けた電極を圧着し，サージカルテープなどで電極の上から軽く固定する．ペーストは電極面から少し盛り上がる程度にするとよい．一般には，無駄にならない範囲でペーストを多く用いる方が，インピーダンスが低く良好なデータが得られる．リード線は重いので，束ねて実験参加者の肩などにサージカルテープで固定しておくと，途中で電極が外れてしまうということが少ない．固定する際，実験参加者がある程度頭を動かせるように余裕を持たせておく必要がある．

全ての計測電極の装着が終わったら，接地電極と参照電極を装着する．接地電極は額に接着することが多い．参照電極は脳からの信号がなく，かつ筋電雑音を避けるために筋肉がない場所を選ぶ．通常鼻尖（鼻の頭）若しくは両耳朶（みみたぶ）に取る．電極装着の手順は計測電極と同様に行う．このとき鼻尖に電極を付ける場合はリード線が視界を遮らないように注意する．

脳波を計測する場合同時に眼球運動を EOG で計測することが多い．これは，眼球運動，特に瞬きが主要なアーチファクトとなるためである．水平方向の EOG を検出するのに両眼の外側 1 cm に電極を置き，垂直方向の EOG を検出するのに，片眼の眉上と眼の下に電極を置く．余裕がない場合は，片眼の目尻およそ 1 cm 程度の場所及び眼の下およそ 1 cm 程度の場所に一つずつ電極を付けて計測する．EOG は脳波に比べて信号のレベルが大きいので，皮脂その他の除去はエタノール綿で拭うだけでよく研磨剤を用いる必要はない．

計測電極については，10-20 法で計測する全ての 19 地点についてマーキングする方法を説明したが，実際の計測に当たっては必要な電極だけを装着すればよい．また，10％法に従って電極を装着する場合，マーキングする場所が異なるだけで原理は同じである．計測電極の位置は必ずしも 10-20 法・10％法に従う必要はないので，その場合はしかるべき文献などに従って行われたい．

キャップを用いる場合はもっと簡単である．通常 Fp1 及び Fp2 だけをマークし，これを基準としてキャップをかぶせ，電極孔から専用の電極ペーストをシリンジなどで注入する．このとき，シリンジの先端で頭皮を傷付けないように髪の毛をかき分けてペーストが確実に頭皮に接着するようにする方

が，インピーダンスが下がり良好なデータをとることができる．ペーストの量が少なすぎると電極と頭皮の間を埋めることができないが，多すぎると電極からはみ出し，場合によっては隣接する電極と短絡するので注意が必要である．

計測後の手入れとしては，アンプの付いたアクティブ電極でなければ，皿電極・キャップともよく水洗いして乾燥させておく．水洗いするとき電極以外の接続コネクタ等が水ぬれしないように注意する．アンプの付いたアクティブ電極は水洗いできないものもあるので，それぞれ取扱説明書等に従った手入れをされたい．

3.5.2 刺激・課題・計測装置の接続と同期

ブレインコミュニケーションに用いられる脳活動計測では刺激呈示装置と脳活動計測装置の時間的な同期が重要である場合が多い．これは，特に脳波の場合は脳活動計測を高い時間解像度で行わなければ信号を捉えることができないためである．より時間解像度の低い機能 MRI や近赤外計測の場合は厳密な時間制御を行う必要性は低いが，MRI は撮像自体はかなり高い時間精度で制御されているので，不必要な雑音を作らないためにも，刺激呈示を撮像に同期させるのが通常である．刺激呈示装置と脳活動計測装置のどちらをどちらに同期させるか，すなわちどちらをマスタ（同期させる側）としてどちらをスレーブ（同期する側）にするかは，それぞれの精度に依存する．MRI の場合は MRI 装置がマスタで刺激呈示装置がスレーブになるのが通常である．脳波・脳磁場計測の場合は，刺激呈示のタイミングを脳波計・脳磁場計にトリガ信号として与える．

パソコンを刺激呈示装置として用いる場合は，シリアルポートの制御線やプリンタ用のパラレルポートから信号を引き出すことが多いが，専用のディジタル・アナログ入出力ボードを用いることもできる．実験参加者の行動反応の反応時間を記録する場合，専用のディジタル・アナログ入出力ボードを用い，ボタンや専用のジョイスティックを接続して反応時間を記録することが望ましく，ソフトウェアのライブラリが供給されていても，キーボードやマウスを使うことは望ましくない．通常数～数十 ms の一定でないバス（ハードウェア上）の時間遅れの恐れがあるからである．ボタンやジョイスティッ

クは実際に操作して，耐久性に優れ，操作しやすくて時間遅れが少なく，チャタリングと呼ばれる動作不良の少ないものを選ぶことが大切である．

　刺激の呈示タイミングを得るためには，刺激呈示プログラムの刺激呈示部に前述のシリアルポートやパラレルポートに信号を出す命令を書いておく方法がよく用いられるが，コンピュータのマルチタスクの問題があるため確実とはいえない．最も確実な方法は，視覚刺激の場合は画面の隅に刺激を呈示するごとに一定の輝度を持ったパッチを呈示し，そのパッチを画面にテープなどで固定した光感受性素子（ダイオードなど）で受けてトリガ信号として計測機器に入力すること，聴覚刺激の場合は聴覚刺激そのもの，若しくはステレオトラックの片方のチャネルに刺激を，もう片方のチャネルにトリガ信号を録音しておいて，そのトリガ信号を計測機器に入力することである．適切なフィルタやシュミットトリガ回路を用いて信号を整形する方が，後処理が楽になる．具体的な回路はインターネット上で検索すると例が出ていることが多い．

　脳波計にトリガ信号を入れる方法はいろいろ考えられるが，脳波は非常に小さな μV オーダの信号なので，余っている脳波計測用のチャネルにトリガ信号を入れると雑音の原因になる．必ずトリガ信号用のポートを使う．特に接地されていない信号線に注意する．

3.6　なぜプロトコルは機能するか

　脳は，神経細胞・グリア細胞・それらに酸素と栄養分等を送る血管から構成される．神経細胞は，脳の情報処理の主要な機能を担っている．グリア細胞についてはまだ不明の点も多い．脳は，ヒトでは発達した大脳・間脳・小脳・脳幹から構成されている．大脳は前頭葉・側頭葉・頭頂葉・後頭葉に分けられ，少し正確さに欠けるが，それぞれ運動と制御，聴覚と記憶，体性感覚と空間的な情報の処理・視覚情報の処理に密接に関与している．間脳・脳幹は生命維持や情動・動機付けなどの基本的な機能に密接に関与している．小脳の機能については多説あるが，特に運動制御を中心として大脳の機能を調整する重要な働きをしているといわれている（図 **3.12** 参照）．

　ここで重要なのは，脳の機能は部位（場所）ごとに異なるということであ

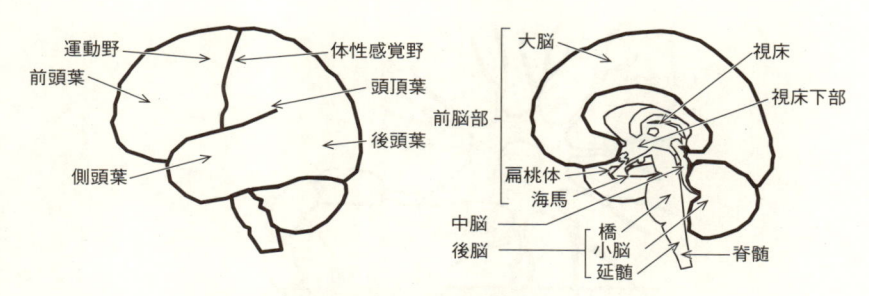

図 3.12 脳全体の構造（参考文献 [9] より）

り，これを機能局在という．同時に，脳内で情報は入力である感覚器から出力である効果器（主に骨格筋）へ階層的に送られるようになっているが，情報の流れは入力から出力へ一方通行ではなく多種多様なフィードバックや再帰的な構造を持ち，複数の情報処理が並列分散して行われるようになっている．脳はこのように機能局在を持ちながらも同時に全体として統合されて機能するようになっているので，特定のプロトコルとして用いられる場合を除いては単純で明確な脳活動信号を得ることはできない．

第 2 章でも述べたように，脳活動の基本は神経細胞（図 3.13 参照）の電気的な活動である．

より具体的には神経細胞の膜電位の変化である．神経細胞の細胞体は通常膜の内側が外側に対して負に帯電（分極）しており，これを静止膜電位という．ここで，シナプスを介して化学的な刺激が与えられると，細胞膜に存在するイオンチャネルと呼ばれるナトリウム・カリウムなどのイオンを選択的に透過する穴の特性が変化し，細胞膜の電位が変化する．これをシナプス後電位という．特に，分極が減じる（脱分極する）シナプス後電位を興奮性シナプス後電位といい，興奮性シナプス後電位が一定以上になるとイオンチャネルが開いてナトリウムイオンが細胞内に流入し，膜電位が正に大きく変化する．これが活動電位と呼ばれる電気信号であり，軸索と呼ばれる繊維を通して他の細胞に伝えられる．イオンチャネルはいったん開いた後に閉じ，続いてカリウムイオンの流出などによって膜電位は元の静止電位に戻る．脳波で頭皮上から観測できる脳活動は，シナプス後電位・活動電位等が集合的に生じたもので，個々の神経細胞の活動ではない．脳波ではパターンが特定さ

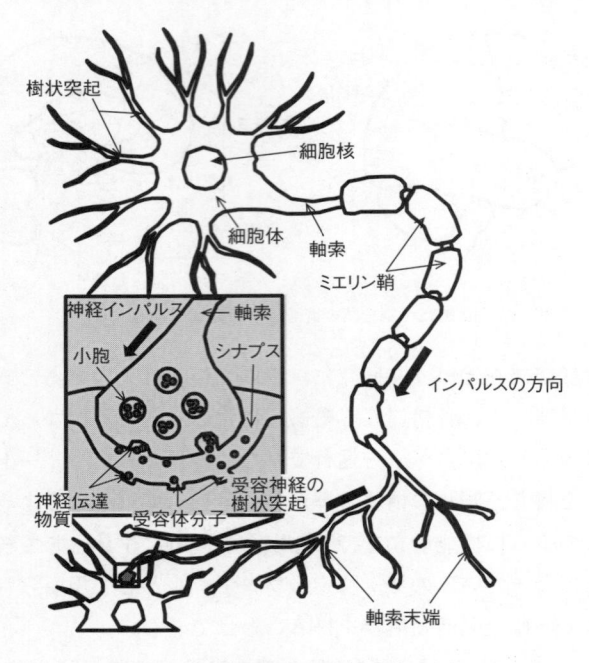

図 3.13 神経細胞（参考文献 [9] より）

れた集合的な神経活動を観測しているので，そのような集合的な神経活動を含むようなプロトコルはおのずと限られたものになってくる．どのような脳活動でも高い信号雑音比で自由に計測できるわけではない．また，このことからある特定の神経集団（例えば，オドボール課題で活動するような神経集団）の活動を計測したいと思ったら，直接関係ない神経活動を抑えるかまたは一定に保つことが重要であることが分かる．したがって，実験に当たっては，実験参加者の覚醒水準や事前知識，動機付けや集中度といった実験への取組み，刺激の強度やコントラストといった様々な側面を正確に統制しておかなければならない．

　ブレインコミュニケーションでしばしば用いられる P300 と呼ばれる事象関連電位は，既に述べたオドボール課題で検出することができるが，この現象は 1965 年にサットン（Sutton）らによって報告されたもので[10]，短期記憶における変化の検出と関係があるといわれている[11]．定常的な刺激が

第3章 心理実験技術

あるとき，この定常的な刺激から逸脱した刺激が与えられると，まずその逸脱した刺激に対して注意が向けられ，注意と関係した集合的な神経活動が生じて P3a と呼ばれる事象関連電位が記録される．P3a は P300 の 2 種類あるうちの一方である．続いて，実験参加者がオドボール課題を遂行している場合は，逸脱した刺激が標的刺激であるときには短期記憶の更新が起こり，これに応じて生じた集合的な神経活動から P3b と呼ばれる事象関連電位が記録されると説明される．機能 MRI を用いた研究などから P3a の信号源は主に脳内の前方部に，P3b の信号源は脳内の後方部に広範に分布しているとされており（図 **3.14** 参照），それぞれの頭皮上トポグラフィーに対応した単純な信号源を持つわけではない．もともと脳波は脳内の集合的な電気活動が，主に電気伝導性の高い部分を伝わって頭皮上に現れたものであるので，信号源となる神経活動が頭皮に対して垂直で表面近くにある場合を除いては，機能 MRI や光トポグラフィーのような信号が記録される場所と実際に神経が

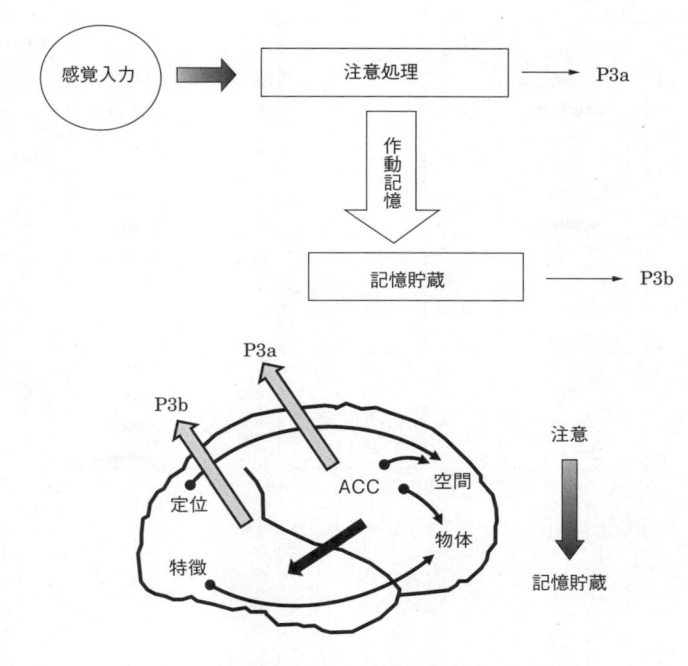

図 **3.14**　P300 の信号源（参考文献 [11] より）

活動している場所との対応関係は明確ではない．個人差は脳や頭骨の構造的な違いなどによっても生じる．

事象関連電位にはこれ以外にも様々な種類があり，参考文献 [6], [7] などでも詳しく説明されている．ブレインコミュニケーションでは，自己の誤りに対する反応である誤差関連陰性電位が用いられることもある[12]．事象関連電位以外では，運動や運動イメージの生起と関連して生じる事象関連脱同期（ERD）や事象関連同期（ERS）が指標とされることも多い．集合的な電気活動は，頭皮上の電位の違いだけでなく，特定の周波数の信号のパワーの増大ないしは減少として記録されることがあり，それぞれ事象関連同期，事象関連脱同期と呼ばれる．運動や運動イメージに伴って運動野で生じる 10 Hz 付近の事象関連脱同期はミューリズムとしてよく知られている（図 **3.15** 参照）[13]．

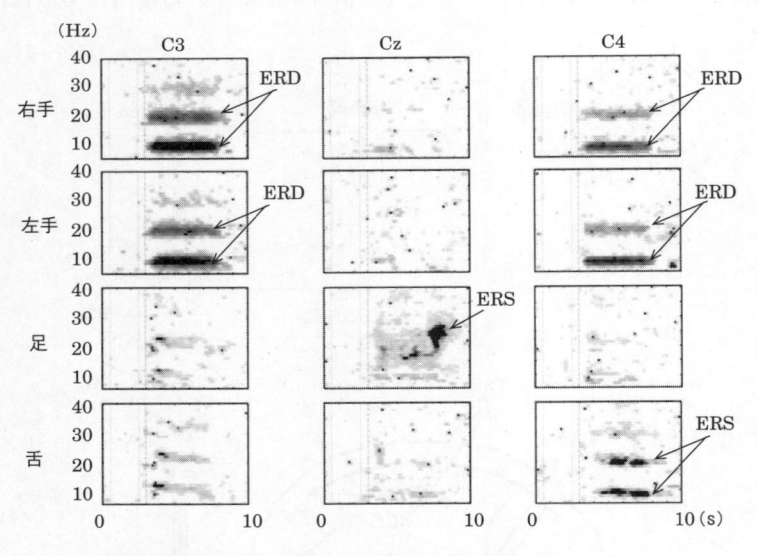

図 **3.15**　ERD を表すスペクトログラム（参考文献 [13] より）

3.7 おわりに

本章は，ブレインコミュニケーションを実現するための心理実験について，最低限の必要事項をまとめたものである．本章を読み，心理実験のイメージがつかめたとしたら，著者の目的は達成されたといえる．ただ，本来はそれ自体が研究分野であり，実験心理学，生理心理学はもちろん，比較的新しい認知科学や認知神経科学でも十年のオーダで積み重ねられた知見の上に成り立っており，更に日進月歩なので，仮に技術として使うだけであったとしても，イメージだけで研究や開発を行ってしまうのではなく，背景となる知見をしっかりと押さえた上で研究を行うことが望ましい．

参 考 文 献

[1] 内川惠二 編，講座 感覚・知覚の科学，全5巻，朝倉書店，2007.
[2] 細川研知，丸谷和史，佐藤隆夫，"近年のPC向けアーキテクチャを利用した視覚刺激の提示：Psychlopsにおける実装，" Vision, vol. 22, no. 2, pp.123-130, 2010.
[3] R. C. Oldfield, "The assessment and analysis of handedness: The Edinburgh Inventory," Neuropsycholog., vol. 9, pp. 97-113, 1971.
[4] S. J. Segalowitz, D. L. Santesso, and M. K. Jetha, "Electrophysiological changes during adolescence: A review," Brain and Cognition, vol.72, pp.86-100, 2010.
[5] S. Tobimatsu and G. G. Celesia, "Studies of human visual pathophysiology with visual evoked potentials," Clin. Neurophysiol., vol.117, pp.1414-1433, 2006.
[6] 入戸野宏，心理学のための事象関連電位ガイドブック，北大路書房，2005.
[7] S. J. Luck, An Introduction to the Event-related Potential Technique, MIT Press, 2005.
[8] W. Zhenghua, L. Yongxiu, X. Yang, W. Dan, and Y. Dezhong "Stimulator selection in SSVEP-based BCI," Med. Eng. Phys., vol.30, pp.1079-1088, 2008.
[9] Society for Neuroscience: Brain facts: A premier on the brain and nervous system, Society for Neuroscience, 2005.
[10] S. Sutton, M. Braren, J. Zubin, and E. R. John, "Evoked-potential correlates of stimulus uncertainty," Science, vol.150, no.700, pp.1187-1188, 1965.
[11] J. Polich, "Updating P300: An integrative theory of P3a and P3b," Clin. Neurophysiol., vol.118, pp. 2128-2148, 2007.
[12] H. Ora, T. Sekiguchi, and Y. Miyake, "Error detection: An electroencephalogram-based brain-computer interface study," Program No. 778.1. 2008, Neuroscience Meeting Planner, Washington, DC: Society for Neuroscience, 2008, Online.
[13] G. Pfurtscheller, C. Brunner, A. Schloegl, and F. H. Lopes da Silva, "Mu rhythm (de)synchronization and EEG single-trial classification of different motor imagery tasks," NeuroImage, vol. 31, pp.153-159, 2006.

第4章

統計解析技術

4.1 概要

　ブレインコミュニケーションを達成することは，脳活動に対して通信のためのプロトコル（約束事）を与えることである．その方法の一つとして，時々刻々変化する脳活動時空間パターンに対してラベル付けする方法が考えられる．ラベル付けすることができれば，そのラベルに応じて情報を転送することが可能になる．現在盛んに研究されているブレイン・マシンインタフェース（BMI：Brain-Machine Interface）[1]は，脳活動パターンに設計者が定めたラベル情報を与えるものである．多くのブレイン・マシンインタフェースでは，脳活動を離散個のパターンに分類することによってコマンドを送信する．今観察されている脳活動パターンが，脳活動パターン1に対応するのか脳活動パターン2に対応するのかを判別することによって，1 bit のデータ転送を行う．このとき，設計者は，操作者にパターン1の脳活動を生成するために課題1を，パターン2の脳活動を生成するために課題2を行うよう指示する．これにより遂行している課題をラベル情報として脳活動パターンにラベル付けすることができる．問題はどのように脳活動パターンの判別ルールを構築するかである．このことはカテゴリカルなラベル（課題1・課題2）と脳活動の対応付けを学習する"**パターン判別問題**"を解くことに帰着される．本章では，この"**脳活動パターン判別問題**"に必要な前処理や統

計処理，信号処理を脳活動データ特有な点に焦点を当てながら解説する．パターン判別問題は，機械学習の分野では最も基本的な問題であるが，上述したブレイン・マシンインタフェースや fMRI デコーディング[2] など，神経科学において幅広く応用されている．

脳活動パターン判別に関わる処理は，**前処理部分**，**特徴量計算部分**，**判別部分**の三つに分けられる．

① **前処理**：データ解析の際に必須の生データに対する処理である．計測原理と密接に関わっており，計測装置によって異なる処理が必要である（同じ計測装置でもメーカによって異なることもある）．

② **特徴量計算**[*1]：前処理した脳活動データを，その特徴をより見やすくなるように加工する処理である．特徴量計算は，更に，データの違いを見やすい量に変換する処理（**特徴量への変換**）と，特徴量の中から重要な部分だけを選択する処理（**特徴選択**）の二つに分けることができる．特徴量への変換は計測データの性質や実験に依存するため神経科学の知識を必要とする．一方，特徴選択は神経科学の知見に基づいた方法と知見を要さない統計的な方法の両方を適用することができる．良い特徴量を見いだすことが判別問題において最も重要である．

③ **判別**：カテゴリカルなラベルと特徴量のペアからなるデータ集合から脳活動パターンを見分ける方法を学習する部分（**判別器の学習**）と，ラベルが未知の脳活動データに対してラベルを付ける部分（**判別器のテスト**）からなる．

ヒト脳計測でしばしば用いられる脳波計（EEG）・脳磁計（MEG）・核磁気共鳴機能画像法（fMRI）・近赤外分光法（NIRS）（2.2 節参照）で計測されるデータそれぞれについて，脳活動パターン判別に関わる処理をまとめたのが図 **4.1** である．データ処理が進むにつれて計測器依存性は弱まり，分野横断的な統計や機械学習の方法が適用できるようになる．逆に言うと，生データに近い処理ほど，計測原理や実験に関する知識を要する．

脳活動パターン判別問題は，基本的には音声認識や文字認識のようなパ

[*1] 画像認識や自然言語処理などの一般のパターン認識では，特徴抽出と呼ばれることが多い．

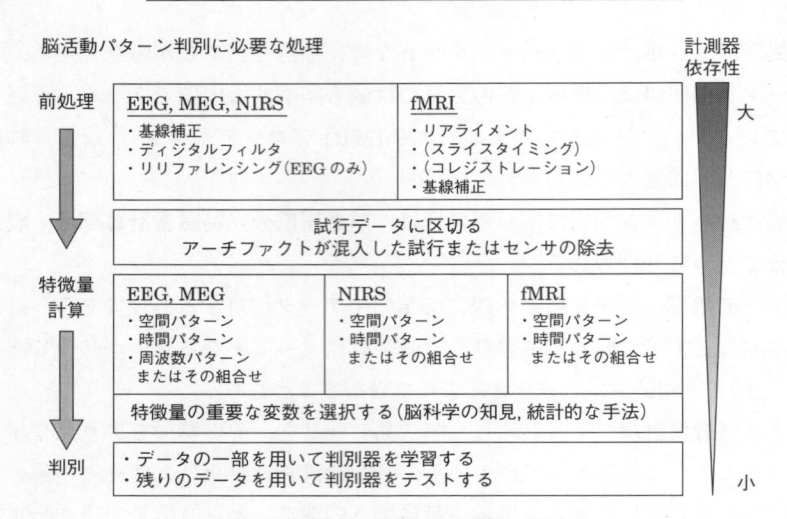

図 4.1 脳活動パターン判別に関わる処理

前処理
- EEG, MEG, NIRS
  - 基線補正
  - ディジタルフィルタ
  - リリファレンシング(EEGのみ)
- fMRI
  - リアライメント
  - (スライスタイミング)
  - (コレジストレーション)
  - 基線補正

試行データに区切る
アーチファクトが混入した試行またはセンサの除去

特徴量計算
- EEG, MEG
  - 空間パターン
  - 時間パターン
  - 周波数パターン
  - またはその組合せ
- NIRS
  - 空間パターン
  - 時間パターン
  - またはその組合せ
- fMRI
  - 空間パターン
  - 時間パターン
  - またはその組合せ

特徴量の重要な変数を選択する(脳科学の知見,統計的な手法)

判別
- データの一部を用いて判別器を学習する
- 残りのデータを用いて判別器をテストする

計測器依存性：大 → 小

ターン認識と同じ問題構造であるが，そこで適用されている技術をそのまま適用しても高い判別率が得られるわけではない．脳データ(特に非侵襲脳計測データ)が音声データや一般の画像データと著しく異なる点を認識することは重要であるので，その点を列挙する．一つ目は極端に信号レベルが低いこと．ほとんどの場合，リアルタイムにデータ処理を行うのであれば，信号雑音比は 0 dB 以下である．しかも主要な雑音源である"実験課題に関連しない脳活動"は，その特徴付けが困難である．二つ目は膨大な次元の時空間データであること．1 試行の fMRI データで数万画素×数十タイムポイント程度，EEG データでは，数十チャネル×数百〜数千タイムポイントである．三つ目は判別器の学習サンプルに相当する試行数が多くとれないこと．実験上の制約のため，典型的な実験では EEG で数百試行，fMRI では数十試行である．四つ目は個人差が大きいこと．個人ごとに特徴量計算の最適化や判別器の学習が必要である．これらの事実は適切な前処理や有効な特徴量の発見を困難にし，たとえ二つのカテゴリーの判別問題でも 95% を超える高い精度を達成するには多くの試行錯誤や工夫が必要となる．

本章では，まず運動想像課題時の EEG データの判別問題を例に処理全体の流れと注意点を説明する．その後の節では，前処理，特徴量計算，判別の

第4章 統計解析技術

各処理ごとに重要な用語・技術について説明する．特に著者が一番重要だと考える特徴量計算の技術に紙面を多く割いた．この分野は多くの信号処理，統計解析に関する知識が必要であり，限られた紙面では説明が十分でないところも多々ある．その点は是非参考文献を参照願いたい．各手法の説明において，読者が実際にプログラミングすることを考慮して，数値計算の汎用プログラム言語 MATLAB[*2] 関数への参照を付与したところもある．著者ウェブページ（http://www.cns.atr.jp/~oyamashi/BCbook.html）にて公開しているサンプルプログラムとともに実装の参考にされたい．本章では，以下の数式記号を用いる．スカラ量，ベクトル，行列は，それぞれ y, $\boldsymbol{y}$, $\boldsymbol{Y}$ のように，イタリック，イタリック太字，イタリック太字（かつ大文字）で表す．行列 $\boldsymbol{W}'$ は $\boldsymbol{W}$ の転置行列を意味する．また，行列計算における混乱を招きやすい部分では，$\boldsymbol{W}(N*D)$ のように，行列やベクトルのサイズを明示的に表記する．

4.2 運動想像課題時の脳波のパターン判別の事例

この分野に馴染みのない読者のために，実際の脳波のデータを例にして，

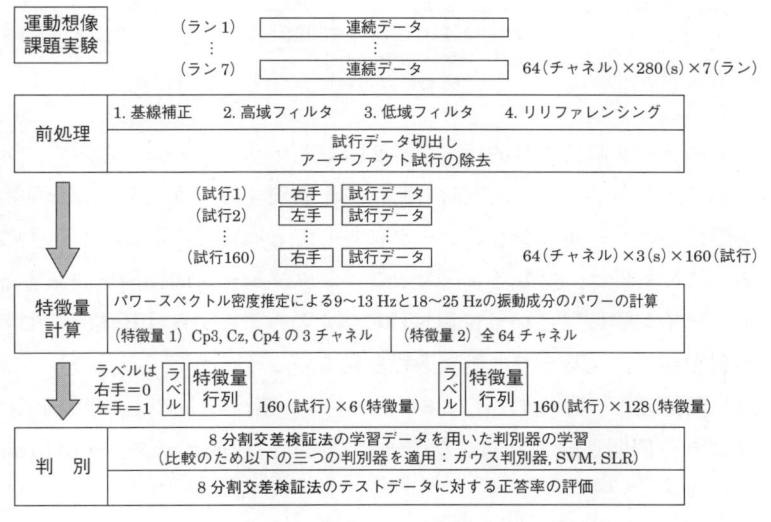

図 4.2 例題における処理のまとめ

[*2] MATLAB は，The MathWorks, Inc. の登録商標です．

脳活動パターン判別問題を解くのに必要な処理を一つ一つ追う．全体の流れを見失わないように，図 **4.2** を見比べながら読むとよいだろう．

解析するデータは左手または右手運動想像課題時の脳波データである．被験者は，画面の指示に従って 4.5 s の間左手または右手の把握運動をイメージする（実際に手は動かさない）．これをそれぞれ 105 試行ずつランダムな順番で繰り返す実験を行った（図 **4.3** 参照）．計測はバイオセミ（BIOSEMI）社の脳波計によって，64 チャネルの脳波データとともに右手・左手の筋電信号，水平・垂直方向の眼電信号を同時に計測した．

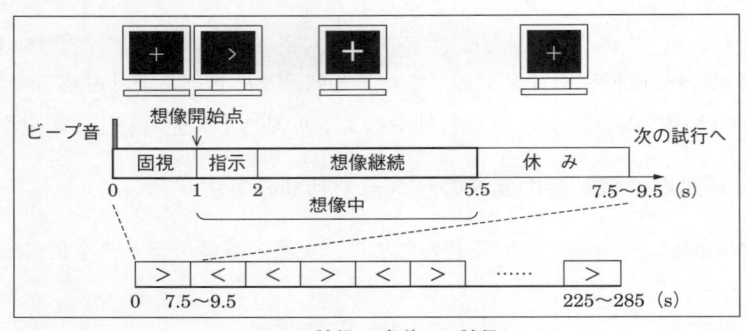

1ラン＝15試行×2条件＝30試行
1実験＝7ラン＝210試行
図 **4.3** 実験概要

ここでのデータ解析の目的は，合計 210 試行のデータから，左手のイメージ時の脳活動と右手のイメージ時の脳活動を判別するようなルールを学習して，実際にそのルールが新しいデータに対しても有効であることを示すことである．この解析は，ブレイン・マシンインタフェースの性能を評価するためのオフライン解析[*3]という位置付けに当たる．ここからは具体的に生データから判別部分に至るまでの処理過程を見ていこう．

（a） 前処理　図 **4.4**（a）に 64 チャネルの脳波の生データの例を示す．データは 5 分間弱連続で計測したデータであり，連続データ（continuous

---

[*3] 計測と同時に行う解析をオンライン解析またはリアルタイム解析というのに対して，計測を終了してから行う解析をオフライン解析という．

第 4 章 統計解析技術

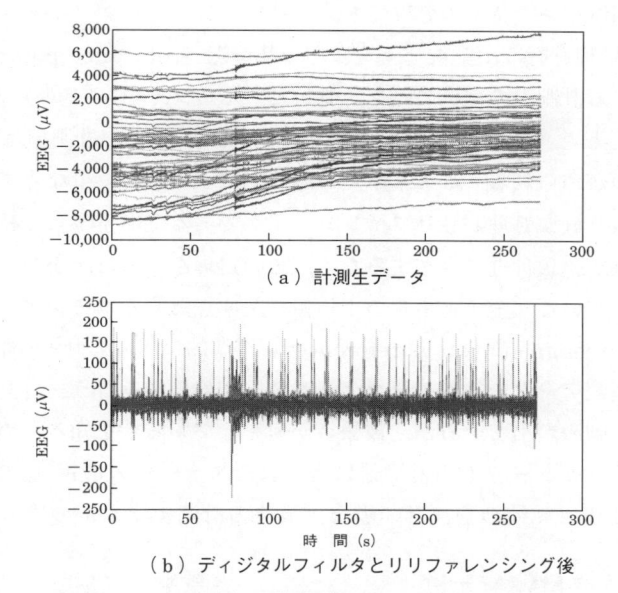

図 4.4 計測生データの例（a）と前処理後のデータ（b）．
一つの線が一つのセンサにおいて計測された時系列データであり，全 64 チャネルの時系列波形を重ねて表示している．横軸の単位は秒であり，この時間スケールでは脳波成分の速い変化は見えない

data）と呼ばれる．この間に被験者は左右 15 試行ずつ計 30 試行のイメージを指示に従って繰り返した（この実験では連続データを 7 回取り，計 210 試行のデータを計測した）．バイオセミ社の脳波計は，ハードウェア上で高域フィルタや低域フィルタを掛けない仕様になっているため，図 4.4（a）から分かるように，チャネル間で基線が異なり，また時間の変化とともに計測器由来の大きな基線の揺らぎが見られる．チャネルによっては $1,000\,\mu\mathrm{V}$ にも達している．脳波の刺激に反応する成分が強くても数十 $\mu\mathrm{V}$ であることを考えると非常に大きな揺らぎである．

まず基線の揺らぎを補正し，高周波成分の揺らぎを減らすために，ディジタルフィルタを適用する．最初の時点の値が 0 になるようにバイアス成分を引いた後，$0.5\,\mathrm{Hz}$ の高域フィルタを掛け，続いて $50\,\mathrm{Hz}$ の低域フィルタ（共に三次のバタワースフィルタ，両向きフィルタ，詳しくは 4.3.1 項）を適用した．

次に，脳波データ特有の処理であるリリファレンシング（re-referencing，4.3.1項）処理を行う．脳波データはある基準点（reference point）と各センサにおける計測点の電位の差を計測値とする（2.3.1項）．基準点の電位（無限遠を0とした）自体が大きく変動していれば，全ての計測値はその変動に大きくゆがめられる．この基準点の選び方による影響を少なくするために基準点を取り直す処理がリリファレンシングである．バイオセミ社のデータでは基準点が頭頂付近に存在するため，この処理をすることがデータ解析の前提となっている．全チャネルの平均値を基準点とするコモンアベレージリファレンス（common average reference）が標準的に用いられる（図4.4(b)）．

更に，連続データを複数の試行データに区切る作業を行う．計測のどの時刻にどんな刺激が出ているか，被験者が何をしているかを知るために，実験制御用のコンピュータから計測器に送られたステータス情報（3.5.2項）を使う．バイオセミ社の脳波計の場合，最後の計測チャネルの次のチャネル

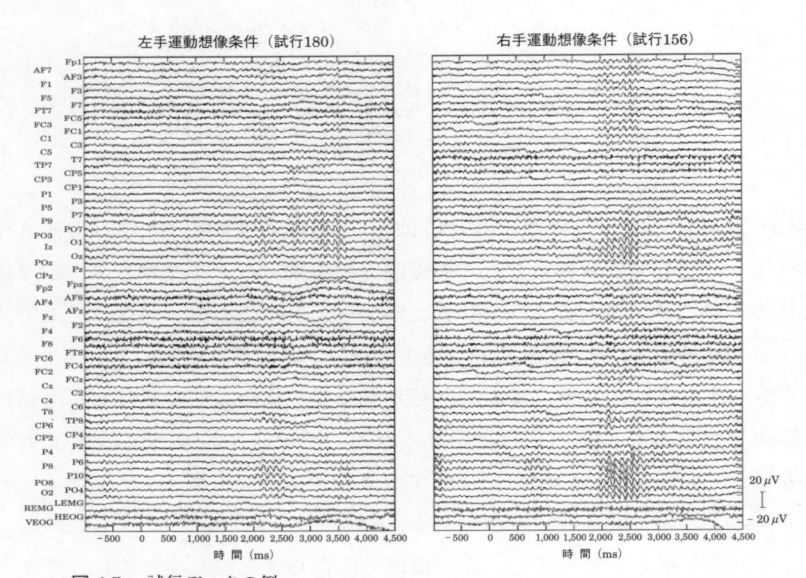

図4.5 試行データの例．
左図が左手試行，右図が右手試行にそれぞれ対応する．上から順に64の脳波チャネル，左手・右手筋電信号，水平・垂直眼電信号の時系列に対応する．横軸の単位はmsである．脳波成分の変化は，msスケール，数十μVの強度で初めて視覚化できる

第4章 統計解析技術

にステータス情報が脳波データと同期した形で取り込まれる．ここでは，左手または右手の運動イメージを開始する指示が出た時点を 0s として，前 1s 後ろ 4.5s の計 5.5s のデータを試行データとして切り出す．各試行データには被験者に与えられた指示に従って右手または左手というラベル情報が付与される．図 4.5 に右手・左手各 105 試行データのうちの 2 試行のデータを示す．**アーチファクト**のチェックのために同時計測している筋電信号，眼電信号も最後の四つの行に表示する．試行データの中で，瞬きや体の動きなどの脳波以外の影響と思われる波形があるときは，その試行またはあるチャネルを破棄するという作業を行う．これはアーチファクトリジェクションと呼ばれ，解析結果がアーチファクトによらないことを証明するためにも重要な作業である．図 **4.6** 左図は被験者が課題中に瞬きをした例，図 4.6 右図は歯のかみ締めと思われるアーチファクト混入の例である．本解析では，解析者が視覚的に見て，アーチファクトが混入している試行（右手 23 試行，左手 27 試行）を同定し除去した（残り 160 試行を以下の解析で用いる）．

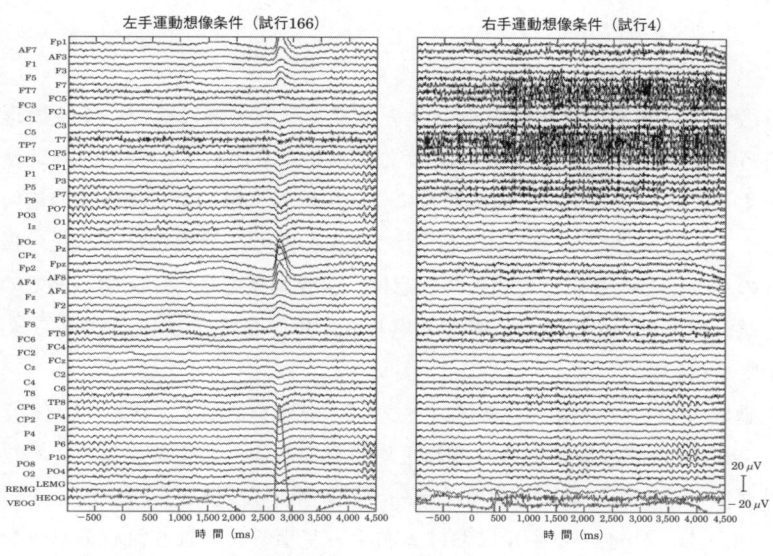

図 **4.6** アーチファクトを含む試行データの例．
　　　左図は瞬きによる影響，右図は歯のかみ締めか顔の筋肉の緊張のためと思われるアーチファクトの影響．

（b）特徴量計算　　図 4.5 から右手時と左手時のパターンの違いを視覚的に見いだすのは困難である．データ量が膨大なためどこに注目すべきか不明であり，また，波形パターンにおいて違いが見やすいのかも分からない．そこで，違いを見やすくなるようにデータを変換（特徴量への変換）し，重要な部分を選択する（特徴選択）特徴量計算を行う．この部分は計測器や実験課題に依存するため，過去の文献を照らし合わせながら探っていくことが必要である．幸い運動想像課題中の脳波はよく調べられており，想像課題中に動きを想像している手と反対側の運動野付近において 10 Hz 周辺の振動成分（ミューリズムと呼ばれる），または 20 Hz 周辺の振動成分（ベータリズム）の強度が，安静時に比べて下がることが報告されている[3]〜[5]．これらの参考文献に従って，次の二つの特徴量を計算した．

（**特徴量 1**）　Cp3，Cz，Cp4 センサ（運動野付近のセンサ，図 4.8）における 9 〜 13 Hz と 18 〜 25 Hz それぞれの振動成分のパワー．
（**特徴量 2**）　全 64 センサにおける 9 〜 13 Hz と 18 〜 25 Hz それぞれの振動成分のパワー．

特徴量 1 は判別に使用するセンサを参考文献の知識に基づいて特徴選択を行う場合であり，特徴量 2 は参考文献の知識を使わずに全てのセンサを使用する場合に相当する．周波数帯については，文献によって多少の違いがあるが，主にマクファーランドら[4]の論文を参考に選択した．また，振動成分のパワーを計算するための時間窓は，視覚刺激を見て反応するまでの時間と試行終了付近の瞬きの影響を考慮して，想像開始点の 1.0 s 後から 4.0 s 後までを用いた．

振動成分のパワーは，パワースペクトル密度を計算し，9 〜 13 Hz 及び 18 〜 25 Hz の周波数帯でそれぞれ平均値を取ることによって得た．パワースペクトル密度の計算にはマルチテーパ法を用いた（4.4.1 (2) 項）．図 **4.7** に Cp3，Cz，Cp4 チャネルにおける右手・左手それぞれ 5 試行分（ランダムに選んだ）のパワースペクトル密度を示す．太線は図 4.5 の左手試行と右手試行に対応したものである．

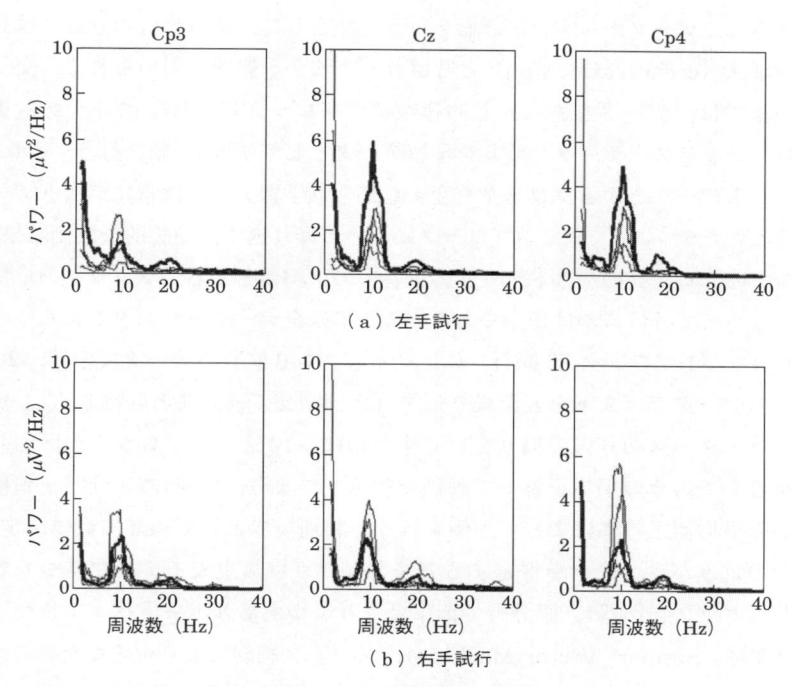

図 4.7 試行データのパワースペクトル密度の例.
上段・下段の三つのパネルは,それぞれ左手条件・右手条件からランダムに
5 試行を選んで重ね書き表示したもの.太線は図 4.5 の二つ試行に対応する.
パネルは左から Cp3(左運動野付近),Cz(頭頂),Cp4(右運動野付近)の
三つのチャネルに対応する

(c) 判 別 図 4.7 を見て分かるように,データを周波数空間に変換しても,試行間のばらつきは依然大きく,判別ルールを人手で決めるのは困難である.そこで統計学習または機械学習の方法を用いてルールを学習し,評価する.このとき,注意しなければならないのは,学習用のデータ(**学習データ**)と評価用のデータ(**テストデータ**)を必ず分けることである.なぜなら,評価したいのは未知のデータに対しての判別性能(汎化性能と呼ぶ)であり,学習データを評価に使うと,判別ルールは学習データを説明するように学習されるため,必然的に甘い評価になるからである.極端な例として,パラメータ数が学習データ数より多いモデルを学習して同じデータで評価を行うと,100%の正答率を容易に得ることができる(**過学習**と呼ばれる[36]).

限られたデータから学習・評価を行う方法として，機械学習の分野では交差検証法（cross-validation）と呼ばれる方法が一般的に用いられる．交差検証法では，データをあらかじめ複数個のブロックに分けておき，ある1ブロックをテストデータ，残りを学習データとして学習・評価を行う．それを，テストデータとするブロックを変えながら（学習データは常にテストデータを除いたデータ），全てのブロックについて繰り返す．最終的な評価結果は，全てのブロックのテストデータの正答率の平均値とする．ブロックの単位をどうやって分けるかは任意である．ここでは全データをランダムに八つのブロック（1ブロック20試行）に区切って，140試行のデータで学習，20試行のデータでテストを8回繰り返す（8分割交差検証法と呼ばれる）．更にブロックの区切り方の偏りをなくすために，10通りのブロックの区切り方を考えて，その平均正答率で評価を行う．つまり，10回の8分割交差検証法の平均値正答率によって評価を行う．判別境界として線形関数に限定し，その重みパラメータを推定する方法としてガウス生成モデルに基づく判別器（ガウス判別器），脳分野で標準となりつつあるサポートベクトルマシン（SVM：Support Vector Machine），スパース制約により重要な変数のみを自動選択するスパースロジスティック回帰モデル（SLR：Sparse Logistic Regression）の三つの判別器（いずれも4.5節を参照）を特徴量1，特徴量2それぞれに適用した．

（d）結　果　表4.1に平均正答率と標準偏差を学習データ・テストデータそれぞれについて表示した．結果報告にはテスト正答率を使うが，特徴量の次元数によって学習データに対する正答率がどう変わるかを見るため

表4.1　判別正答率（上）と標準偏差（下）　　（単位：%）

	ガウス判別器		SVM		SLR	
	学習	テスト	学習	テスト	学習	テスト
特徴量1 （六次元）	74.2 ± 1.6	71.3 ± 4.2	72.6 ± 1.9	69.9 ± 10.5	73.4 ± 2.3	69.6 ± 10.5
特徴量2 （一二八次元）	100 ± 0.0	59.3 ± 10.6	96.2 ± 1.0	82.4 ± 7.9	93.9 ± 1.9	80.2 ± 7.3

に学習正答率も載せている．

　学習正答率とテスト正答率を比べると，テスト正答率の方が低く，学習正答率が甘い評価になっていることが分かる．特に次元数の大きい特徴量2ではその差が顕著であり，ガウス判別器は学習正答率が100％にもかかわらずテスト正答率は60％にも満たず，過学習が起こっているのが分かる．学習データ数140に対して特徴量が一二八次元あり，学習データ数に比べてパラメータ数の多い（自由度が高い）モデルになっている．そのため，学習データは完全に判別できるが，テストデータには汎化しなくなっている．SVMやSLRについても若干過学習の傾向が見られるが，ガウス判別器に比べて顕著ではない．SVMやSLRの学習では，それぞれマージン最大化とスパース化という制約を与えることによって過学習を避ける機構が存在するためである（4.5節）．パラメータ数が多いときは，過学習を抑える機構を持つSVMやSLRを使うことが望ましい．特徴量1に関してはガウス判別器が三つの判別器の中で一番高いテスト正答率を上げている．また，学習正答率とテスト正答率の差も少ない．この場合，特徴量が六次元であり，パラメータ数の少ない（自由度が低い）モデルとなっているため，過学習は起こっていない．

　次に気付く点は，特徴量1の最も高いテスト正答率よりも特徴量2の最も高いテスト正答率の方が良い成績であることである．その理由は，文献情報を基に選択したCp3，Cz，Cp4チャネルが，ある特定の個人の脳活動判別において最適であるとは限らないからである．図**4.8**にSLRで交差検証法の学習中に半分以上の頻度で選択された特徴量を頭皮上にマップしたものを表示した．図から分かるように，文献の知識を参考にしたチャネルのうち，Cp3やCp4はSLRにより自動的に選択された変数に含まれ，Czは含まれていない．また，Cp3，Cz，Cp4以外のチャネルがSLRによって選ばれている．これらのチャネルの選択の差によって正答率に差が生じたと考えられる．脳データは個人差が大きいため，文献で報告されているような複数被験者の平均的な振舞いと完全に一致することは多くない．個人ごとに多少の最適化を行うのが望ましい．一般に，文献の知識を用いて変数の候補をあらかじめ厳しく絞るよりも変数を多めに選択しておき，過学習に強い判別器を用いる方が高い正答率を得る事例が多い．

Cp3　Cz　Cp4

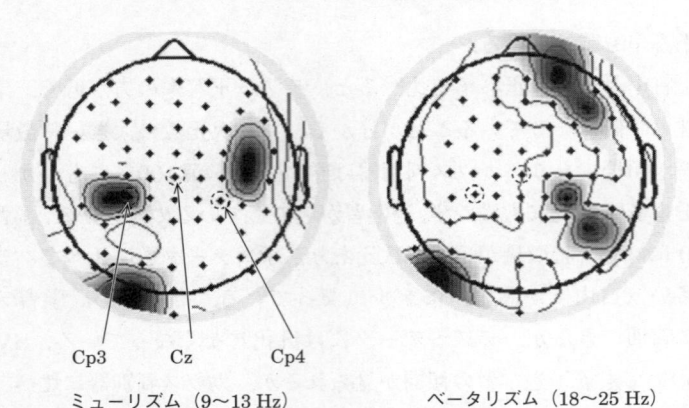

ミューリズム（9〜13 Hz）　　　ベータリズム（18〜25 Hz）

図 4.8　SLR で選択された特徴量（チャネル）を頭皮上にマップした図．ミューリズムで判別に有効なチャネルを見ると，文献上報告されている Cz は選択されておらず，右運動野も Cp4 の前よりのチャネルが選択されている．ミューリズム，ベータリズムでともに観察される左後ろ側のチャネルや，ベータリズムの前側のチャネルはアーチファクト混入の可能性が考えられる

ただし，SVM や SLR のような判別器で多くの変数を用いて判別するとき，結果の神経科学的な妥当性は慎重に検討する必要がある．線形判別関数の重み自体や選ばれた変数などをプロットして，過去の神経科学の知見から不自然でないかを解釈することが重要である．実際図 4.8 は，ミューリズム・ベータリズムの後方に位置するセンサ，ベータリズムの前方に位置するセンサはアーチファクトの混入の可能性が高い．この場合，もう一度データを精査してアーチファクトの可能性を探るべきである．

4.3　前処理

本節では，EEG・MEG・NIRS・fMRI データを解析する際の，標準的な前処理を紹介する．図 4.1 に示したように，EEG・MEG・NIRS データと fMRI データの間で前処理の手法が大きく異なる．前者の三つは，時間サンプルが空間サンプルに比べて大きいため，時系列的処理が主であるのに対して，後者は空間サンプルが時間サンプルに比べて大きいため，画像処理の手法に重点が置かれている．本節では，EEG・MEG・NIRS データの前処理と，fMRI データの前処理，共通の処理に分けて用語の説明を行う．各計測装置の計測原理や前処理の詳細に関しては，以下で挙げる文献を参考のこと．

EEGについては,参考文献 [6] がデータ計測から解析までノウハウを交えて解説してあり実用的で読みやすい.fMRIについては,参考文献 [7] が前処理から統計処理まで網羅的にまとまっている.MEGに関しては,参考文献 [8] が計測原理と解析手法に詳しい.

4.3.1 EEG・MEG・NIRSデータで主に使われる前処理

(a) ディジタルフィルタ ディジタルフィルタを適用する目的は,時系列信号において不要な周波数成分の信号を取り除くことである.特にEEG・MEG・NIRSデータに適用する目的はアーチファクトと思われる周期的成分,計測由来の基線の揺れ,機器雑音による高周波成分等を除去することによって,信号雑音比を高めることである.

ディジタルフィルタは,どの周波数帯域の信号を通すかによって,低域フィルタ,高域フィルタ,帯域フィルタの三つのタイプがあり,それらに加えて,ある帯域だけをカットする帯域遮断フィルタ(またはノッチフィルタ)が存在する.また,フィルタの処理に関わるデータが有限か(実質的に)無限かによって,有限インパルス応答(FIR:Finite Impulse Response)フィルタと無限インパルス応答(IIR:Infinite Impulse Response)フィルタとの二つの種類に分けられる.

フィルタリング処理は,処理したい信号の過去の時点や現在の時点の線形重み付き和を計算することで実装される.$x_1, \cdots, x_t$ を原信号,$y_1, \cdots, y_t$ をフィルタ後の信号とすると,FIRフィルタなら

$$y_t = w_0 x_t + w_1 x_{t-1} + \cdots + w_D x_{t-D}$$

によって計算される.このフィルタをFIRフィルタと呼ぶ理由は,式を見れば分かるように,y_t の計算には有限個の x_t の情報しか含まれていないためである.過去のデータを何個使うかを表す D をフィルタ次数と呼ぶ.

一方,IIRフィルタは

$$y_t = v_1 y_{t-1} + \cdots + v_D y_{t-D} + w_0 x_t + w_1 x_{t-1} + \cdots + w_D x_{t-D}$$

によって計算される.式を見ると,y_t の計算には過去のステップで計算したフィルタ後の信号 y_{t-1} と原信号 x_t が使われている.見た目上は有限フィルタのようであるが,再帰的に計算する部分 y_{t-1} などを全て原信号 x_t で記述すれば,無限の過去の x_t の情報が含まれることが分かる.そのためIIRフィ

ルタと呼ばれる．ここでも D のことをフィルタ次数と呼ぶ．

　フィルタの振幅特性（どの周波数帯の信号をどれくらい減衰させるか）を決めたときに，その仕様を達成するようなフィルタ係数（w_i や v_i）をどう定めるか（フィルタの設計問題）はフィルタの理論の中心問題である[9]．多くの設計手法が提案されているが，ここでは良く使われるフィルタと，それを実装している MATLAB の関数を述べるにとどめる．IIR フィルタならバタワースフィルタ（butter.m）やチェビシェフフィルタ（cheby1.m, cheby2.m），FIR フィルタなら最小二乗法（firls.m）やレメイズ法（firpm.m）が挙げられる．IIR フィルタは FIR フィルタに比べて短い次数で同等の振幅特性を得ることができるため，オンラインのアプリケーションに適している．ただし，IIR フィルタはしばしば発散する不安定なフィルタとなることがあるため，フィルタ係数を得たらそのインパルス応答[10]や振幅特性を必ず確認することが重要である．一方で，FIR フィルタは長い次数を必要とするが，常に線形位相特性（全ての周波数成分で同じように位相が遅れるという意味でひずみがない）[9],[10] を満たすように設計できるため，オフラ

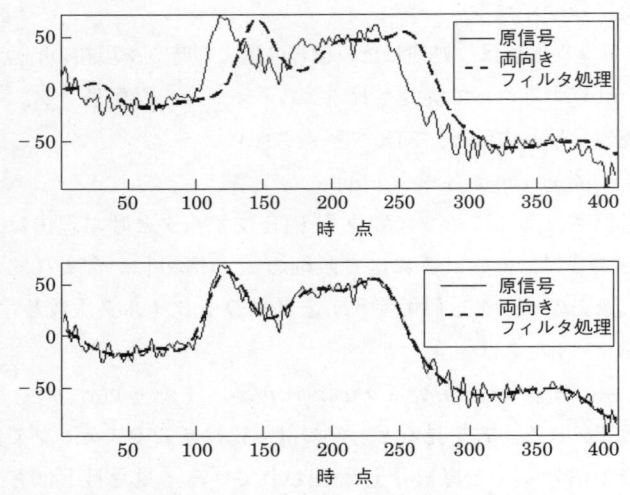

図 4.9　前向きフィルタ（filter.m）と両向きフィルタ処理（filtfilt.m）の違い．
　　　　低域フィルタとして五次のバタワースフィルタを適用した結果．前向きフィルタ処理においては，120 時点付近のピークを見ると分かるように明らかな時間遅れが観察される

イン解析に向いているといえよう．

　フィルタ計算の処理方向は，過去から現在に向かって行う前向き方向と，逆に未来から過去のデータに向かって行う後ろ向き方向の2通りが存在する．前向き処理のみを適用する[*4]と，フィルタ後のデータに位相遅れが生じる．前向き処理後に後ろ向き処理も適用する[*5]と，その位相遅れを補償することができる（図 **4.9**）．オフライン解析では，データのひずみを小さくするためにも両向きにフィルタ処理を行うのが望ましい．一方，リアルタイムアプリケーションでは，未来のデータが存在しないため，前向き処理のみが可能であり，位相遅れが必ず生じる．もし，オフライン解析でもリアルタイムアプリケーションの評価のための解析であれば，前向きフィルタのみ適用するべきである．

　（**b**）**基線補正**　　基線補正（baseline adjustment）は，計測時系列データが強度 0 の近辺で変動するように，ある定数を全時点のデータから引く処理である．各チャネルの時系列データごとに行う．計測開始時点の基線のずれを補正するときは，計測開始付近の値や，時間全体の平均値を使うことが多い．また，課題時の脳活動が安静時に比べてどの程度変化したかを知るという目的では，課題を行う直前の安静時の脳活動を 0 になるように補正する．

　（**c**）**リリファレンシング**　　リリファレンシングは EEG データ特有の処理である．EEG データは，あるリファレンスポイント（参照点）と計測センサの電位差として計測される．計測上のリファレンスポイントを，解析上バーチャルに変換する処理がリリファレンシングである．近年の高密度の EEG 計測においては，ある特定のリファレンスポイントの影響を避けるため全センサの平均値をリファレンスとするコモンアベレージリファレンス（common average reference）が，標準的に用いられる．各時点のデータごとに，各チャネルの計測値から全チャネルの平均値を引く処理を行う．リファレンスの考え方については，参考文献［6］の 3 章が詳しい．

[*4]　MATLAB の関数 filter.m
[*5]　MATLAB の関数 filtfilt.m

4.3.2 fMRIデータで主に使われる前処理[*6]

（a） リアラインメント　実験中，被験者が頭を動かさないように注意をしていても，微小な動きを避けることは難しい．fMRIの空間サンプリングは3mmと高解像度で計測されるため，1.5mm程度の動きでも画素の大きさの約半分が入れ替わるほどの影響が生じる．この頭の動きの補正処理がリアラインメント（realignment）である．動き補正（motion correction）と呼ぶこともある．リアラインメントでは，参照データと補正したいデータがマッチするように剛体変換（アフィン変換の中で平行移動と回転変換のみで構成されるもの）を行う．剛体変換を記述するパラメータは，参照データと剛体変換後のデータの二乗誤差が最小になるように推定する．通常参照データは，計測の一番最初にスキャンしたデータを指定することが多い．

（b） コレジストレーション　コレジストレーションは，同一被験者のfMRIデータ（機能画像とも呼ばれる）と解剖画像（T_1画像，T_2画像）（2.2.3項）を重ね合わせる処理である．更に個人の解剖画像と標準脳画像との重ね合わせ処理（ノーマライゼーション（normalization）と呼ばれる）を行うことによって，機能画像を標準脳画像と重ね合わせることができる．これにより，判別に使うボクセルの位置を標準脳上の座標系で解釈したり，既存のfMRI研究の結果と照らし合わせたりすることができる．

4.3.3 共通の前処理

（a） 試行切出し　多くの実験では，計測生データは数分間の計測を連続で行ったものである．その間，被験者は課題を複数試行繰り返し行う．課題遂行に関連した脳活動を解析するために，課題開始前後の適当に定めた時間区間のデータを切り出す処理が，試行切出しである．課題開始のタイミングの決定には，脳計測装置に刺激提示コンピュータから送信するステータス情報（3.5.2項）や筋電信号などの外部計測信号が用いられる．脳活動パターン判別問題においては，判別器を学習するための一サンプルが一つの試行データから計算される．ちなみに，計測データが連続データ（continuous

---

[*6] 以下の処理を実行するソフトウェアは，ロンドン大学のフリストン（Friston）教授のグループが公開しているMATLABで書かれたfMRIデータ解析のツールボックスであるSPM[11]にて提供されている．

data）と呼ばれるのに対して，切り出されたデータは試行データ（trial data），またはエポックデータ（epoch data）と呼ばれる．

（b） **アーチファクトリジェクション**　アーチファクトとは，計測データに混入する脳活動由来ではない雑音である．アーチファクトが含まれるセンサまたは試行を，解析データから取り除く処理をアーチファクトリジェクション（artifact rejection）と呼ぶ．神経科学として正しい知見を解析結果から得るために重要である．アーチファクトリジェクションは，センサ除去と試行除去からなる．センサ除去は，多くの場合，センサの設置不良や故障など計測装置由来のアーチファクトによる．この場合，ほとんど全ての試行においてデータの挙動がおかしいので，目で見てすぐに判断できる．一方，試行除去は，多くの場合，眼球運動や体の動きなど被験者由来のアーチファクトであり，その計測値へ影響の仕方は多岐にわたる．そのため，要因ごとにリジェクションする指標を考える必要がある．EEG の例を挙げれば，瞬きや眼球運動による前側のセンサにおける大きな活動，体の動きによる大きな基線の揺らぎ，筋緊張による高周波成分の増加などである．EEG のアーチファクトの指標化については，EEGLAB [12] や FASTER [13] など，フリーの MATLAB ソフトウェアが充実しているので参考にすると良い．被験者由来のアーチファクトは要因が不明なことも多いので，脳データとともにビデオや眼電位や筋電位など被験者をモニタリングするデータも同時に計測し，客観的に判断を行うのが望ましい．

（c） **アーチファクト除去**　アーチファクト除去（artifact removal）は，脳活動由来の信号成分をなるべく保持しながら，アーチファクト成分を取り除く処理である．アーチファクトリジェクションが，アーチファクトが混入したデータを捨てる処理であるのに対して，アーチファクト除去は雑音成分を取り除く処理を適用することによって，データを捨てずになるべく活用しようという試みである．基本的な考え方は，「データ＝信号＋雑音」が成り立つと考えて，雑音成分のみを減衰させる処理を行う．汎用的に使われている信号処理の方法は，ノッチフィルタと独立成分分析[27]である．ノッチフィルタは，周期性を示すアーチファクト成分（商用電源雑音，心拍，呼吸）を取り除くのによく使われるシンプルな方法である．独立成分分析は，雑音源

の生成プロセスが脳活動と独立なプロセスで生成されていると思われるアーチファクトに対して使われる．EEG・MEG データの処理として，瞬きや眼球運動，筋電，商用電源雑音，心電図アーチファクト[14]～[16]，NIRS データの処理として頭皮血流アーチファクトに適用されている[17]．

4.4 特徴量計算

特徴量計算は，データをその特徴を見いだしやすい空間に変換（"特徴量空間への変換"）し，選択する（"特徴選択"）処理である．計算された特徴量は，次節で解説する判別問題の入力に用いられる．

4.4.1 特徴量空間への変換

EEG と MEG は，皮質上のニューロン集団が局所的（数 mm 四方のオーダ）に同期することによって生成される電界を，頭皮上の電位や頭外の磁界としてそれぞれ観測したものである．時間サンプリングは，ニューロンの興奮・静止の活動と同程度の ms オーダである．空間サンプリング（センサ間距離）は，cm のオーダであるが，その観測過程（電磁気学の法則）によって，各センサの計測値は空間的に相関している（2.2.2 項）．EEG・MEG データの時系列方向の特徴量としては，刺激に過渡的に応答する事象関連電位[6]や，脳波の由来ともいえる**振動成分**（oscillation）[18]が，脳機能に関与している代表的な二つの成分である．前者はその**波形パターン**が特徴量として用いられ，後者は**振動成分のパワー**（周波数パターン）や時間変化するパワー（時間周波数パターン）が特徴量として用いられる（図 **4.10**）．また，ここでは取り扱わないが，振動成分の位相情報も有力な特徴量の候補である[18]～[20]．一方，空間方向には，各センサのデータをそのまま用いる方法や，各センサのデータをある重みで足し合わせる**空間フィルタ法**がしばしば用いられる．空間フィルタ法は計測値が原理的に相関している EEG・MEG データではその冗長性を取り除く有効な方法となっている．

NIRS・fMRI データは神経活動に伴う二次的な血流応答を反映している．その応答は明確な振動成分は持たずに，刺激系列に血流応答関数と呼ばれる関数を畳み込んだ秒のオーダで滑らかに変化する時系列となる（2.3.4 項）．そのため，時間方向の特徴量計算は波形パターンか，またはある時間区間を

第4章 統計解析技術

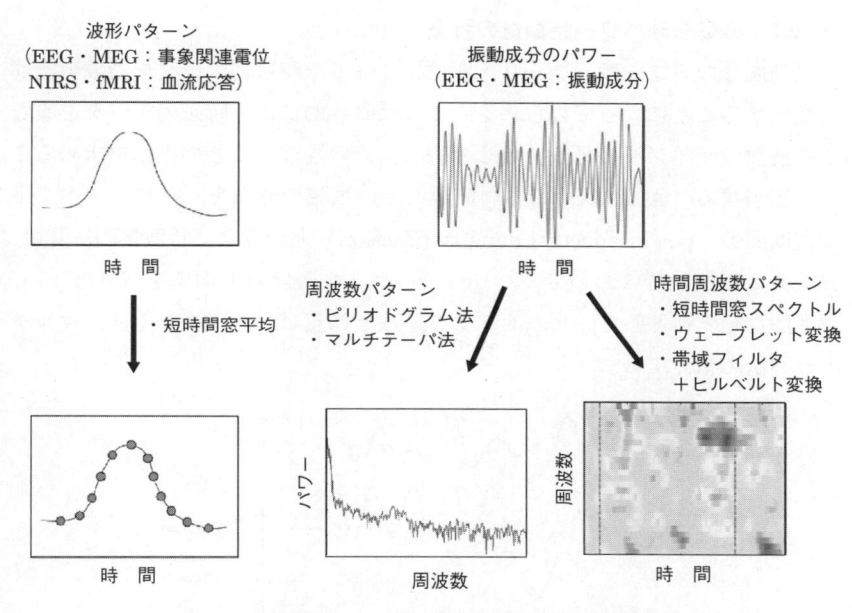

図4.10 脳活動パターン判別で代表的な時系列方向の特徴量

平均化して完全に時間情報を押しつぶしたもの（特にfMRIでは）を用いることが多い．一方，空間方向については，fMRIの各ボクセルの信号は個別に多くの情報を含んでいると考えられるため，生のボクセルの信号をそのまま取り扱うことが多い．NIRSデータに関しても，各チャネルの感度が直下の皮質に限定されるため，各チャネルのデータが用いられることが多い．

(1) 波形パターン特徴量の計算

波形パターンを特徴量とするとき，ピークの値やピークまでの時間や変化量など，波の形に注目した特徴が考えられる．しかし，脳活動データの場合，タスク以外の背景脳活動の影響で，これらの値を安定して計算するのは困難である．そこで，波形パターン特徴量は，データの値を数時点ごとにただ単に取り出す（ダウンサンプリング），またはある短い時間窓を考え，その窓をシフトさせながら，各窓の平均値を並べたものを特徴量にする方法が，しばしば用いられる．窓幅やシフト長はパラメータであり，交差検証法などにより，試行錯誤で決められることが多い．

（2） 振動成分パワー特徴量の計算

振動成分のパワーは，フーリエ変換によって，時系列データを周波数空間に変換することによって得られる．これは直感的には，時系列データを異なる周波数のサイン波の足し合わせで表し，その周波数ごとの振幅を求めることに相当する（図 **4.11**）．この周波数ごとの振幅の分布を，パワースペクトル密度関数（power spectral density function）という[*7]．特徴量の計算は，興味ある周波数帯において，パワースペクトル密度の平均値を取ればよい．標準的な推定法として，ピリオドグラム法と修正ピリオドグラム法，マルチテーパ法を紹介する．

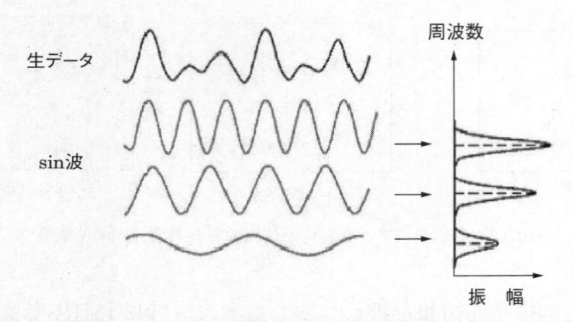

図 **4.11** パワースペクトル密度推定の概念図（参考文献 [20] から改変）

（a） ピリオドグラム法・修正ピリオドグラム法

（修正）ピリオドグラム法は，パワースペクトル密度の最も簡単な推定方法である．サンプリング周波数を F_0，データ数が N であるとすると，周波数 $f_k = kF_0/N$ における時系列データ $x(n)$ の（修正）ピリオドグラム推定値は

$$p_k = |X(f_k)|^2 \tag{4.1}$$

$$X(f_k) = \sum_{n=1}^{N} a(n)x(n)\exp(-i2\pi f_k n) \tag{4.2}$$

で計算される．$a(n)$ は窓関数と呼ばれ，$\sum_{n=1}^{N}|a(n)|^2 = 1$ となるように正規化されているものとする．$a(n) = 1/\sqrt{N}$ $(n = 1, \cdots, N)$ のとき，式 (4.1)

[*7] 厳密な定義や理論的な取扱いに関しては，確率過程の知識が必要である．参考文献 [21], [22] などを参照のこと．

第4章 統計解析技術

の量をピリオドグラム推定量と呼ぶ[*8]．このときの窓関数を方形窓と呼ぶ．それ以外の窓関数（例えばハミング窓や，カイザー窓）を使ったとき，総称して修正ピリオドグラム推定量と呼ぶ[*9]．

修正ピリオドグラム推定量が，真のパワースペクトル $P(f)$ をどの程度再現できるのかを調べるために，次の重要な理論的な関係[23]を考察する．

$$E(p_k) = \int_{-1/2}^{1/2} |A(f_k - f)|^2 P(f_k) df \tag{4.3}$$

ここで，$E(p_k)$ は推定量 p_k の期待値であり，また $A(f)$ は

$$A(f) = \sum_{n=1}^{N} a(n) \exp(-i2\pi f n) \tag{4.4}$$

で与えられる窓関数のフーリエ変換である．式(4.3)は，修正ピリオドグラムの推定量が，真のパワースペクトル $P(f_k)$ を $|A(f)|^2$ によってぼかしたものに平均的に等しいことを表している．$|A(f)|^2$ の性質を見れば，推定量がどれくらい正確に真のパワースペクトルを再現できるかを推し量ることができる．$|A(f)|^2$ が δ 関数であるような理想的な場合，式(4.3)の右辺は周波数 f_k における真のスペクトル $P(f_k)$ に一致する．しかし，推定量は有限個のサンプルから計算されるため，必ずぼかしが存在する．図 **4.12** に，

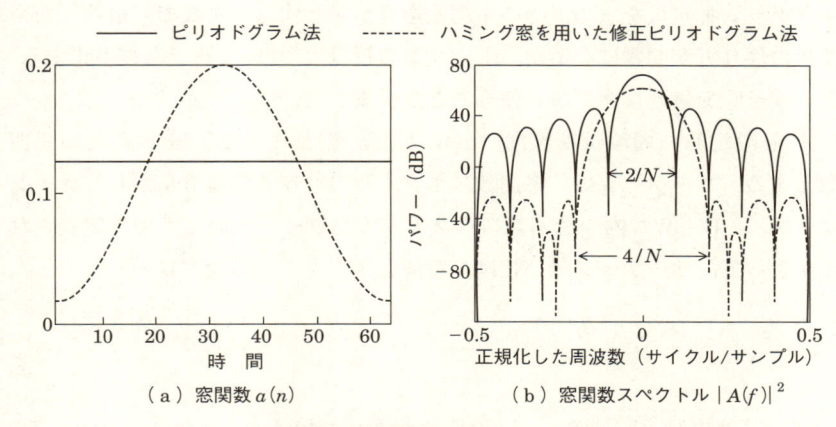

（a）窓関数 $a(n)$

（b）窓関数スペクトル $|A(f)|^2$

図 **4.12** 窓関数とそのスペクトル

[*8] MATLAB では $[P, F]$ = periodogram (x);
[*9] ハミング窓を使うならば，$[P, F]$ = periodogram $(x,$ hamming $(N))$;

方形窓（ピリオドグラム推定量の窓関数）とハミング窓の関数の形，及び，そのスペクトル波形 $|A(f)|^2$ を表示した．$f=0$ のピークから始めの極小値までの山はメインローブと呼ばれ，メインローブより離れた周波数帯にある山々は，サイドローブと呼ばれる．メインローブは，近傍の周波数の信号からのぼかし具合を表し，その幅は実質的な周波数解像度を表すと思ってよい．一方，サイドローブは離れた周波数帯からの影響（**リーケージ**と呼ばれる）を表し，例えば真のスペクトルが離れた周波数でピークを持つようなとき，スペクトルの推定量としては信用できないものになる．

図 4.12（b）から分かるように，方形窓の周波数解像度[*10]は $2/N$（サイクル／サンプル）または $2F_0/N$（Hz）と高く良好な性質を示すが，リーケージが大きくスペクトル推定の観点から好ましくない．ハミング窓の周波数解像度は $4/N$（サイクル／サンプル）または $4F_0/N$（Hz）と低くなるが，リーケージを大幅に減少させており，方形窓よりも好ましい性質を持つといえる．

（b）マルチテーパ法 しかし，修正ピリオドグラムの推定量は大きな分散を持つことが知られている[23]．分散の大きさを改善する方法として，1982 年にトムソン（Thomson）教授によってマルチテーパ法が提案された[24]．マルチテーパ法では，複数の"最適"な窓関数を用いた修正ピリオドグラム推定量を求め，その平均値を推定量とする．ここで"最適"な窓関数の作り方が問題になるが，トムソン教授は，"リーケージを最小化する"という意味で最適な窓関数を使うことを提案した．

W を設定した周波数解像度[*11]，$a(1), a(2), \cdots, a(N)$ を求めたい窓関数とする．リーケージは，窓関数スペクトルのパワーの総計値から，メインローブ $[-W\ \ W]$ 内の窓関数スペクトルのパワーを引いたもので定義される．よって，リーケージ最小化は，窓関数スペクトルの全パワー

$$\int_{-0.5}^{0.5} |A(f)|^2 df = 1$$

[*10] 周波数解像度を定量指標として，half power bandwidth や equivalent bandwidth[23] など洗練した尺度も提案されているが，ここでは単純にメインローブの幅を尺度として大ざっぱに議論する．

[*11] ここでは，ナイキスト周波数 $F_0/2$（Hz）が 0.5 となるように正規化した周波数で議論を行う．W は 0.5 未満の値である．

の制約の下で，メインローブ内のパワー

$$\lambda(N, W) = \int_{-W}^{W} |A(f)|^2 df \quad (4.5)$$

の最大化と等価となる．$A(f)$ は式（4.4）で与えられる窓関数のフーリエ変換である．$\lambda(N, W)$ はパワーの総計値を超えることはないから必ず1未満である．この制約付き最大化問題の解はラグランジュの未定乗数法を用いて，多少の計算を行うと

$$\boldsymbol{Da} = \lambda \boldsymbol{a} \quad (4.6)$$

を満たすことが分かる．ここで，行列 $\boldsymbol{D}$ の (n, m) 成分は

$$D(n, m) = \sin(2\pi W(n-m))/\pi(n-m) \quad (n, m = 1, \cdots, N)$$

である．また，$\boldsymbol{a}$ は $\boldsymbol{a} = [a(1), a(2), \cdots, a(N)]'$ のように窓関数の値を成分に持つベクトルである．固有値 λ は式（4.5）の $\lambda(N, W)$ と一致し，メインローブ内のパワーと解釈できる（全パワーを1としている）．故に，最大固有値に対応する固有ベクトル $\boldsymbol{a}$ は，周波数解像度 W を持つ"リーケージ最小"の窓関数となる．固有値問題（4.6）はスレーピアン博士によって詳細に調べられており，上位 $2NW-1$ 個の固有値は1に近い値を持つことが知られている．したがって，対応する固有ベクトルはリーケージがほとんどない（かつ互いに直交した）窓関数として使うことができる．マルチテーパ法によるパワースペクトルは，この $2NW-1$ 個の窓関数を用いた修正ピリオドグラム推定量の平均値として

$$p_k = \frac{1}{(2NW-1)} \sum_{i=1}^{2NW-1} |X_i(f_k)|^2$$

$$X_i(f_k) = \sum_{n=1}^{N} a_i(n) x(n) \exp(-i 2\pi f_k n) \quad (i=1, \cdots, 2NW-1)$$

で計算される[*12]．$a_i(n)$ は固有値問題（4.6）の i 番目の固有値に対応する固有ベクトルの第 n 成分である．各 $X_i(f_k)$ は独立な修正ピリオドグラム推定量となっているため，その平均値であるマルチテーパ法の推定値の分散は，$1/(2NW-1)$ の大きさにすることができる．またこの手法は，推定分散を

[*12] MATLAB では $[P, F]$ = pmtm (x, NW)； （NW は変数名）

小さくするだけではなく，周波数解像度と分散減小のトレードオフを陽に設定することができる．データ数 N が一定のとき，周波数解像度を高くするために W を小さく設定すると，分散減小ファクタの $2NW-1$ は小さくなる．分散減小ファクタ $2NW-1$ が一定であれば，データ数 N が増えるにつれて，W が小さくなり周波数解像度が向上する．MATLAB 関数 pmtm.m のデフォルトの設定では，$NW=4$ に固定であり，データ数が増加するにつれて周波数解像度が向上する仕様となっている．しかし，EEG や MEG のパワースペクトル密度は，高い周波数解像度を必要とするような鋭いピークを持つというよりもある程度広がっていると考えられるので，必要な周波数解像度を固定して，データ数に応じて推定分散を減らす方が良い．

図 4.13 は，データ長 $N=256$ の白色雑音時系列データのパワースペクトルを，ピリオドグラム法，ハミング窓修正ピリオドグラム法，マルチテーパ法（$NW=4$）によって推定したものである．白色雑音時系列のパワースペクトルは，全周波数帯で定数となるため，図 4.13 の揺らぎは各推定量の推定分散に起因するものである．マルチテーパ法の分散が大幅に小さいことが

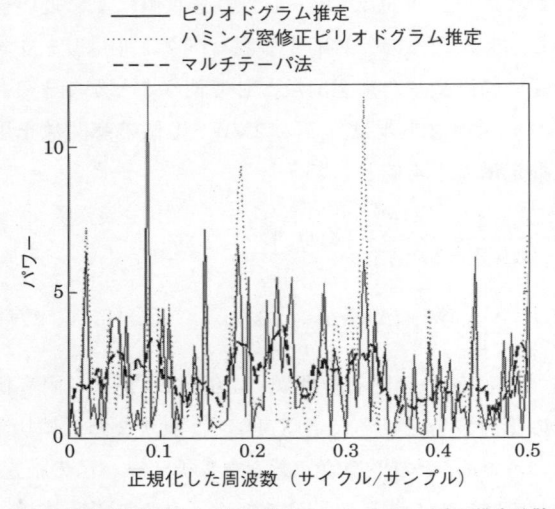

図 4.13 ピリオドグラム法・修正ピリオドグラム法・マルチテーパ法の推定分散の比較．白色雑音時系列データに対して三つの手法でスペクトル推定を行った．白色雑音時系列のパワースペクトルは，全周波数で定数のパワーを持つため，図中の揺らぎは各推定量の推定分散を表す

第 4 章 統計解析技術

分かる.このときの,マルチテーパ法の周波数解像度は,$W = 4/N$ で与えられることから,1/64(サイクル/サンプル)(256 Hz サンプリングであれば 4 Hz に相当)と計算される.

(3) 時間変化する振動成分パワー特徴量の計算法

4.4.1 (2) 項ではある時間区間において定常な振動成分のパワーを計算する方法を紹介した.時々刻々変化する脳活動に対しては,その時間変化を特徴量とするのが重要である.ここでは,時間変化する振動成分のパワーを計算するための方法を三つ紹介する.

(a) 短時間窓パワースペクトル密度推定値を計算する方法 データを短い時間窓に区切って,各セグメントでピリオドグラムやマルチテーパ法によって,パワースペクトル密度を推定する方法である.結果,時間・周波数空間上の強度マップと表される,時変スペクトルを得る.時変スペクトルの興味ある周波数帯におけるパワーの平均値を取ることによって,パワーの時系列波形を得ることができるので,それを特徴量として用いる.時間窓の幅とシフト幅がパラメータである.4.4.1 (2) 項から分かるように,時間窓幅を小さくする(N を小さくする)と,周波数解像度が悪くなる(F_0/N が大きくなる)ので,それらの兼合いをしっかり考えて決めることが重要である.

(b) ウェーブレット変換を用いる方法 ウェーブレット変換は,ウェーブレットと呼ばれる時間的に局在した関数を基本単位として,それを伸縮したものと時間シフトしたものの足し合わせで時系列データを表すことによって,時間的にも周波数的にも局在したパワーを求める方法である(図 **4.14**)[25], [26].短時間窓パワースペクトル密度推定法は,高い周波数成分も低い周波数成分も同じ時間窓の幅で計算されるのに対して,ウェーブレット変換は,高い周波数は狭い時間窓幅,低い周波数に対しては広い時間窓幅を用いるように,適応的に窓幅が調整される(参考文献 [26],図 1,図 2).一般に,高い周波数成分の時間変化を正確に見いだすには狭い時間窓が必要であり,低い周波数成分の時間変化を正確に見いだすには広い時間窓が必要であるから,このことはウェーブレット変換が持つ大きな長所といえる.

(c) 瞬時振幅を計算する方法 この方法では,あらかじめ定めた周波数帯の振動成分に限ってそのパワーの時間変化を計算する.まず,帯域フィ

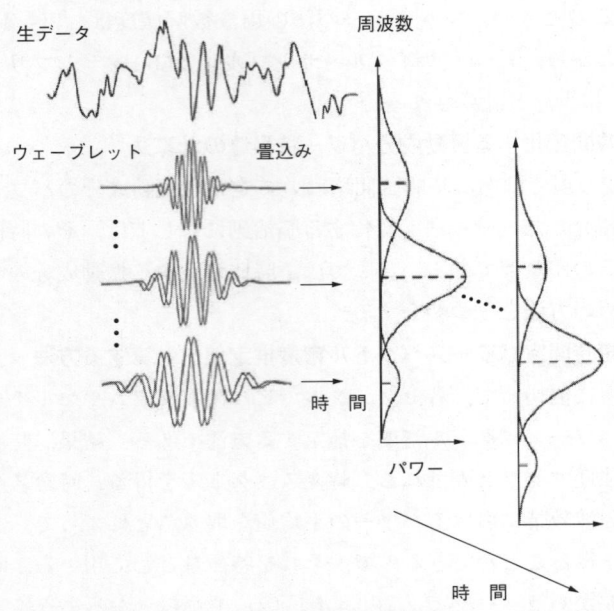

図 4.14 ウェーブレット変換の概念図（参考文献 [20] から改変）

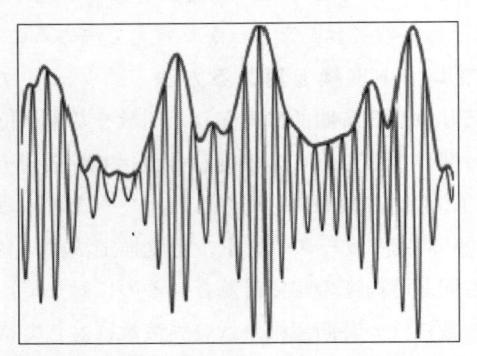

図 4.15 帯域通過したデータに対して，ヒルベルト変換により瞬時振幅（太線）を計算した例

ルタを適用して，興味ある周波数帯の振動成分の時系列データを計算する．そして，帯域通過したデータの包絡線（瞬時振幅）を，ヒルベルト変換[27]を用いて計算する（図 4.15）．瞬時振幅の時系列を波形パターンとして，4.4.1 (1) 項の要領で特徴量を計算する．

（4） 空間フィルタ法

空間フィルタ法は，$x_t(D*1)$ を各センサのデータを列方向に並べたベクトルとすると，ある重み係数 $W(D*L)$ の転置行列を掛けて

$$y_t = W' x_t$$

のように，x_t を $y_t(L*1)$ に変換する方法である．その目的は，次元圧縮・アーチファクト除去・判別に適した空間の同定・電流源推定[28],[29]など多岐にわたるが，脳活動パターン判別における主な効用は，計測データの空間的な相関構造を利用して，計測チャネルから少数の次元が抽出できることである．本節では，代表的な四つの手法を紹介する．

（a） 主成分分析（PCA：Principle Component Analysis）

データ $x_1, \cdots, x_T$ はしばしば，D 次元空間上にある方向には大きく分布しており，別のある方向には小さく分布している．広がりの小さい方向を省略しても，データに含まれる情報量の損失が少ないと考えられる．PCA は，広がりの大きい順に直交する軸を定め，広がりの小さい軸を省略することによって，少ない数の軸でデータを説明する方法である．主に次元圧縮の方法として用いられる．

PCA の計算はシンプルである．$S(D*D)$ を $x_1, \cdots, x_T$ から計算される共分散行列として（かつフルランクであるとして），線形代数のスペクトル分解の定理より

$$S = VEV' = \sum_{i=1}^{D} e_i v_i v_i'$$

が得られる[*13]．ここで，V は S の固有ベクトル v_i を横に並べた行列，E は v_i に対応する固有値 e_i を対角成分に持つ対角行列である．$v_i(D*1)$ は $V(D*D)$ の i 番目の列ベクトルである．インデックス i は e_i の降順に並べたものとする．この式は，v_i の方向に e_i の広がりを持った分布を足し合わせると，元のデータの分布の広がりが説明できることを示している（図 **4.16**）．e_i の大きい空間は広がりの大きい空間である．その空間に対応する方向ベクトルを並べることによって，空間フィルタ

$$W = \begin{bmatrix} v_1 & v_2 & \cdots & v_L \end{bmatrix}$$

[*13] MATLAB では，$[V, E] = \text{eig}(S)$；
ただし，出力の V と E は固有値の降順に並んでいるわけではないので注意が必要．

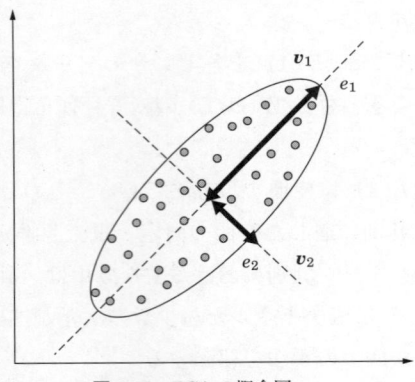

図 4.16 PCA の概念図

を得る．L を幾つにするかはパラメータである．よく使われる方法には，累積寄与率

$$C_l = \left(\sum_{k=1}^{l} e_k\right) \bigg/ \left(\sum_{k=1}^{D} e_k\right)$$

がある割合（例えば 90 %）を超えたときの次元数 l を用いる方法がある．PCA は，ラベルにかかわらずデータを圧縮するため，ラベルを判別しやすい空間を見つけているわけではない．しかし，次元を縮約することにより，判別時のパラメータを減らすことができるため，判別時の過学習を避ける点において効果的な手法である．

（b） **独立成分分析**（**ICA**：Independent Component Analysis）　ICA は今得られている信号 $x_t(D*1)$ が

$$x_t = Ay_t$$

のように，ある独立の信号源が線形に足し合わさったものであると考えて，独立な信号源 $y_t(D*1)$ を推定する方法である．つまり

$$y_t = W'x_t$$

を y_t が統計的に独立になるように，重み行列 $W(D*D)$ を定める方法である．W の推定には，最適化する規準によって様々なアルゴリズムが提案されている[30]．W のどの列ベクトルをフィルタとして使うかは，解析者が決める必要がある．この方法も PCA と同じようにラベル間の情報を考慮した空間

フィルタを作成するわけではない．主にアーチファクト成分の除去法として最も応用されている手法である（4.3.3 項）．

（c） フィッシャーの線形判別（FLDA：Fisher's Linear Discriminant Analysis） FLDA は PCA や ICA と異なり，クラスのラベル情報を積極的に用いて，最も判別しやすい一次元の射影方向を定める方法である．判別手法として使われることもあるが，ここでは空間フィルタ法として紹介する．直感的にいえば，重みベクトル $w(D*1)$ があって，データをその重みによって $y_t = w'x_t$ のように射影したときに，"二つのクラスの分布の重なりが最も小さくなる" ように w を定める方法である．フィッシャーは，"異なるクラスのサンプル間の距離（クラス間変動）を大きくしながら，同じクラス内のサンプルの距離（クラス内変動）を小さくすれば，二つの分布の重なりが小さくなる" という直感に基づいて，クラス間変動とクラス内変動の比を最大化する方法を提案した（図 **4.17**）．

各クラスの平均値，共分散行列を $\bar{x}_0$, $\bar{x}_1$, S_0, S_1 とすると，元の空間でのクラス間変動 S_b，クラス内変動 S_c は，それぞれ次式のように表せる[*14]．

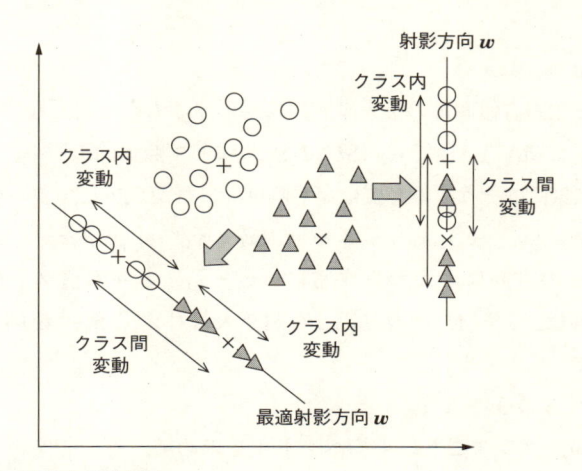

図 **4.17** FLDA の概念図．
　　　　　異なるクラスのサンプル間の距離（クラス間変動）を大きくしながら，同じクラス内のサンプルの距離（クラス内変動）を小さくするような射影軸 w を求める

[*14] クラス内変動 $S_c = S_0 + S_1$ の式は，クラス 1 とクラス 2 のサンプル数が同数のときに成り立つ．一般には，サンプル数の比で重み付き和を取る．

$$S_b = (\overline{x}_0 - \overline{x}_1)(\overline{x}_0 - \overline{x}_1)'$$
$$S_c = S_0 + S_1$$

w で射影した（重み付き和を取った）空間におけるクラス間変動，クラス内変動はそれぞれ $w'S_bw$, $w'S_cw$ と計算できるから，フィッシャーのアイデアによれば，この比を最大にするような w を求めればよい．これは次の最適化問題として表せる．

$$\underset{w}{\arg\max}\left(\frac{w'S_bw}{w'S_cw}\right)$$

ここで，w には定数倍の不定性があるので，そのうち $w'S_cw = 1$ を満たすものに解を限定すると，上記最大化問題は以下の制約付き最大化問題に置き換えることができる（s.t. は such that の略で"以下の条件を満たすような"という意味）．

$$\underset{w}{\arg\max}(w'S_bw) \quad \text{s.t.} \ w'S_cw = 1$$

この制約付き最大化問題は，ラグランジュの未定乗数法を用いれば解くことができて

$$S_bw = \lambda S_cw \tag{4.7}$$

を満たす一般化固有値問題の最大固有値に対応するものが解となる．この一般化固有値問題は MATLAB で eig(Sb, Sc) によって数値的に簡単に解くことができるが，実際にはそうする必要はなく解析的に解が求まる．この解の左辺が

$$S_bw = (\overline{x}_0 - \overline{x}_1)(\overline{x}_0 - \overline{x}_1)'w = \{(\overline{x}_0 - \overline{x}_1)'w\}(\overline{x}_0 - \overline{x}_1)$$

と書けて，w の方向にかかわらず常に $(\overline{x}_0 - \overline{x}_1)$ 方向のベクトルであることに注意すれば，式（4.7）の左辺と右辺を入れ替えて S_c^{-1} を両辺に掛けることによって

$$w \propto S_c^{-1}(\overline{x}_0 - \overline{x}_1)$$

を得る．結局，クラスごとに平均ベクトルを求めて，その差を計算し，クラス内変動の逆行列を掛ければ，FLDA の射影ベクトルを求めることができる．FLDA はラベル情報を用いて重みベクトルを計算するので，判別問題に適用するときは，計算にテストデータを含めないように気を付ける．

（d）共通空間パターン法（CSP：Common Spatial Pattern） CSP

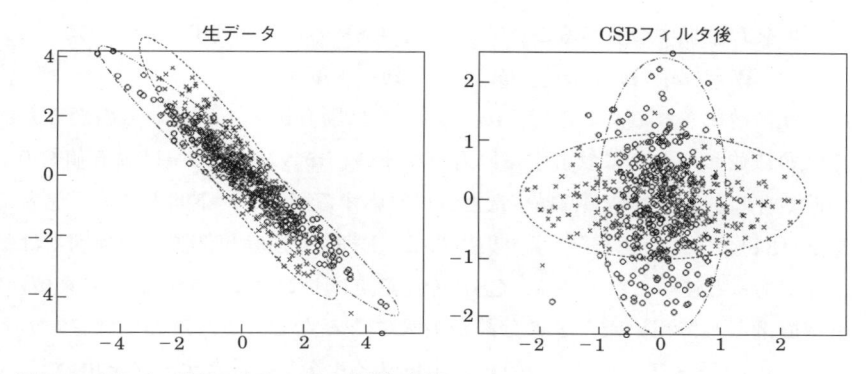

図 4.18 CSP を二次元の人工データに適用した例.
〇と×のクラスのサンプルのばらつきが重なっているデータ（左図）から,〇の広がりが小さく×の広がりが大きい軸（x 軸）と,逆のパターンを示す軸（y 軸）を求めることができる（右図）

は EEG データの振動成分パワー特徴量に対して提案された方法である[31]. CSP も FLDA と同じくクラスのラベル情報を用いる手法であるが，FLDA は二つのクラスの平均値の違い（クラス間変動）が大きくなるような射影方向 w を求めていたのに対して，CSP は一つのクラスでは分散が大きく他方のクラスでは分散が小さくなるような射影方向を求める方法である（図 4.18）. 各クラスの共分散行列を S_0, S_1 とすると，CSP は次の最大化問題

$$\underset{w}{\arg\max}(w'S_0 w) \quad \text{s.t.} \quad w'S_c w = 1$$

を解くことによって得られる．ここで，$S_c = S_0 + S_1$ である．制約条件により二つのクラスの分散の和が一定であるので，クラス 0 の分散を最大化する w はクラス 1 の分散を最小化する．この最大化問題も，ラグランジュの未定乗数法を用いれば

$$S_0 w = \lambda S_c w$$

の一般化固有値問題に帰着できる．制約条件のため，固有値 λ は 0 〜 1 の範囲の値を取る．最大固有値（最も 1 に近い）に対応する固有ベクトル w が，最もクラス 0 の分散を大きくかつクラス 1 の分散を小さくする方向であり，逆に最小固有値（最も 0 に近い）に対応する固有ベクトル w が，最もクラス 0 の分散が小さくかつクラス 1 の分散が大きくなる方向である．結局，1 に近い固有値に対応する固有ベクトルと，0 に近い固有値に対応する固有ベ

クトルを $L/2$ 個ずつ並べることによって，CSP の重み行列 $W(D*L)$ は

$$W = [w_1 \quad w_{-1} \quad w_2 \quad w_{-2} \quad \cdots \quad w_{L/2} \quad w_{-L/2}]$$

のように構成される．ここで，$w_1, w_2, \cdots$ は固有値を1に近いものから大きい順に並べたときに対応する固有ベクトル，$w_{-1}, w_{-2}, \cdots$ は固有値を0に近いものから小さい順に並べたときに対応する固有ベクトルとする．参考文献[31]には，正負三つずつ集めれば，EEG の運動想像課題の判別では十分であると述べられている．CSP の注意点はサンプルの分散値（二乗値）を特徴量として用いたときに分離が最大になる点である．運動想像課題の判別でも，CSP フィルタの計算には帯域フィルタを掛けたデータを用いて，特徴量の計算には CSP フィルタ適用後の帯域フィルタを掛けたデータの二乗値（パワー）を用いている（詳しくは参考文献[31]を参照のこと）．

4.4.2 特徴選択

特徴量の計算は，チャネル（空間）全体や複数の時間窓，全ての周波数帯について一様に行うが，計算した全ての特徴量のごく一部のみが判別に重要であることが多い．この特徴量を選別する処理を特徴選択（または変数選択）という．特徴選択を行うことの利点として以下の三つが挙げられる．一つ目は判別器のパラメータを減らすことによる過学習の回避（詳細は4.5節），二つ目は計算時間・メモリなどの計算コストの低減，三つ目は結果の可解釈性の向上である．

特徴選択に際しては，まず神経科学の知識を使うことができるかを考える．もし，過去の文献で同様の実験の観察事例が報告されていれば，それを参考にする．fMRI デコーディングでは，機能局在の知見に基づいて，機能部位同定実験（functional localizer）による変数（ボクセル）選択がよく用いられる．もし，その分野の知識や別実験データから得られる情報がなければ，統計的な方法によって変数を選択する．その主な方法として，各変量を独立に扱う変数ランク法と変数間の相関も含めて変数集合を選択する部分変数集合選択法がある[32]．なお，本項で現れる"変数"という単語は"特徴量"と同じ意味である．

（a） 機能部位同定実験による変数選択　機能部位同定実験は，異なる脳機能が異なる脳領野で処理されている（視覚刺激なら視覚野，運動制御な

ら運動野など)という機能局在の知見に従って，実験的に興味ある脳領野を定義する方法である．この方法は，被験者ごとに刺激を与えて対応する領野を同定するため，個人差を考慮して公平かつ客観的に領野を定義できる有効な方法である[33]．初期視覚野を同定するためのレチノトピー実験や，顔刺激に反応する領野を同定するための実験などが有名である．

例えば，視覚刺激に対する脳活動パターン判別問題を考えよう．判別に関わるボクセルは，過去の知見から脳全体のボクセルに広がっているのではなく，視覚野のボクセルに固まっていると考えられる．そこで視覚野を客観的に定義するために，視覚刺激とレストを繰り返す実験を行う．そして，視覚刺激に対して有意に反応するボクセル集合を統計解析によって同定する．統計解析は，単純に視覚刺激時とレスト時の違いが大きいボクセルを2標本T検定によって同定しても良いが，fMRIのデータ解析では標準となっているSPMの一般線形モデルを用いるのが一般的である．

機能部位同定実験による変数選択法に必要な処理をまとめると，以下のとおりである．

① 同定したい領野を特定できる課題を用いた実験を行う．
② 一般線形モデルによって課題時とレスト時の間で脳活動に差のあるボクセル集合を同定する．

ステップ2の統計処理ではしきい値処理を行う必要があり，しきい値がパラメータとして残る．このしきい値によって，選択される変数の数(ボクセル数)が大きく変わり，パターン判別の結果に影響を与えるため，慎重に選ぶ必要がある．客観的に決めるのであれば，パターン判別時に交差検証法を使って高い精度を達成する値に定めるのが良い．

(b) 変数ランク法　この方法は，各変数にランクを付けて，ランクの大きい方から何個かをパターン判別に用いる変数集合として選択する方法である．脳活動パターン判別問題に限らずどの判別問題にも適用できる一般的な方法であるが，ランクの付け方は，基本的には問題依存である．例えば大きい強度をもつ変数が重要な問題では，各変数についてサンプルの二乗和を計算するという方法が考えられる．判別問題でよく使われるランクの付け方は，T値を用いる方法である．この方法は，二つのラベル間における統計的

な差の度合いでランク付けを行うので，判別に寄与する変数を選択する直接的な方法となっている．T値ランク法に必要な処理は以下のとおりである．

1. 各変量について，次式のようにT値を計算する．

$$\mathrm{rank}(i) = \frac{\bar{x}_1(i) - \bar{x}_2(i)}{\sqrt{\sigma^2(i)}}$$

ここで，$\mathrm{rank}(i)$は第i変数のランクの値を表し，$\bar{x}_1(i)$，$\bar{x}_2(i)$はラベル1，ラベル2のデータの平均，$\sigma^2(i)$は分散（ラベル1，ラベル2で等分散が仮定できるとき）である．

2. $\mathrm{rank}(i)$を大きい順にソートして，高い方から変数を選択する．

この方法でも，ステップ2において，何個の変数を選択するかはパラメータである．交差検証法で定めるのが良い．

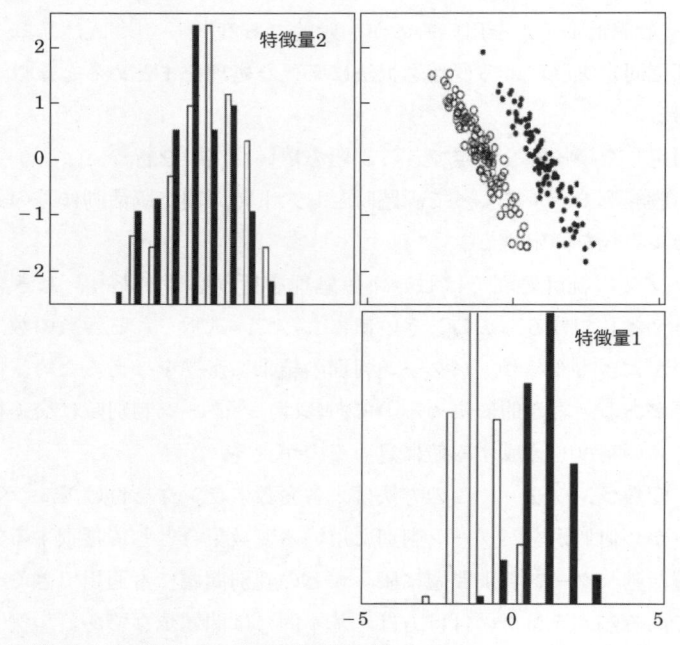

図 4.19　T値ランク法で見落としてしまう特徴量の例．
特徴量1は二つのラベルの分布が離れておりT値ランク法で検出される．一方，特徴量2は二つのクラス間で分布がほとんど重なっているためT値ランク法で検出されない．しかし，この二つの変量を同時に見ると，特徴量1と特徴量2の相関のために，二つのクラスをより明確に分離する境界を引くことができる（参考文献 [32] から改変）．

T 値ランク法は，判別に有効な変数を直接的な尺度によって選ぶため，欠点のない方法のように見える．しかし，T 値の計算は変量ごとの計算であるため，変量間の相関などは全く考慮されない．実際に，図 **4.19** のように T 値の値が大きくない変量でも別の変量との相関があるために，判別に有効なケースが存在する．この欠点を補うための方法が，次で説明する部分変数集合選択法である．

（c）部分変数集合選択法　　最も一般的な形で述べれば，"全変数集合から部分集合を選択し，適当な判別器を適用し，その正答率でランク付けする方法"である．ここで適用する判別器は何でも良い．実用上，この方法を適用するときに問題になるのは，どのように部分変数集合を探索するかである．全ての部分集合を探索するのは組合せ爆発が起こるので計算量的に不可能である．一つの現実的な方法として，あるサイズの部分集合から始めて，一つ変数を増やした部分集合を全て考えて，その中で最適なものを選んでいくやり方である．この方法は前向き選択法（forward selection）と呼ばれる．処理は以下のとおりである．

1. （初期化）変数サイズ 1 の部分集合を全て考えて，それぞれに判別器を適用し正答率を計算する．
2. ステップ 1 で一番高い正答率を持つ変数を選択する．
3. 今選択されている変数集合に，そこに含まれない変数を一つ増やした集合を全て考え，それぞれに判別器を適用して正答率を計算する．
4. ステップ 3 で一番高い正答率を持つ変数集合を選択する．
5. 以下 3, 4 を繰り返し，適当な変数サイズで打ち切り，表れた部分集合で最高正答率のものを選択する．

例えば，全変数集合 {1, 2, 3, 4} であれば，最初に変数サイズ 1 のデータセット {1}{2}{3}{4} を四つ考えてそれぞれに判別器を適用して最高正答率のものを選ぶ．それが {1} であったとすれば，次にサイズ 2 の部分集合として，{1, 2}, {1, 3}, {1, 4} を考えて判別正答率が最高のものを選ぶ．サイズ 3, 4 の部分集合にも逐次同様の操作を行い，サイズ 1 からサイズ 4 の中で最高正答率の部分集合を選択する．逆に，変数集合が大きい方から一つずつ小さな部分集合を考えていく，後ろ向き削除法（backward elimination）と呼

ばれる方法もよく使われる．これらの方法の欠点として，変数サイズを更新したときには最適であるが，全体を通して最適ではない変数集合を選択する可能性が挙げられる．しかし，探索する集合が少なく現実的な計算時間で探索可能であるなど実用上のメリットは大きく，しばしば適用される．

（d）　スパース制約による方法　　この方法のアイデアは，判別器のパラメータを学習する際に，パラメータが疎なベクトル（多数の成分は 0 となる）になるような制約を課すことである[34],[35],[41]．これにより，判別器を学習すると同時に，変数選択の機構を組み込むことができる．ただし，線形関数で記述される境界を仮定したときのみ，パラメータと変数が 1 対 1 に対応するので，変数選択の機構に対応する．詳しくは 4.5.2 項「スパースロジスティック回帰（SLR）」で説明する．

4.5　判別手法

パターン判別問題とは，特徴量ベクトルとそれが属するラベル情報が与えられているときに，特徴量ベクトル空間を各ラベルが存在する領域に分離する問題である．より正確にいうと，分離境界面を見つける問題である．図 **4.20** は二次元の特徴量空間に 2 種類のラベル（丸と三角）が付けられた特徴ベクトルが与えられたときに，平面の分離境界（破線）を学習した例である．

本節では，四つの判別手法，ロジスティック回帰モデル（LR：Logistic Regression），スパースロジスティック回帰モデル（SLR：Sparse Logistic

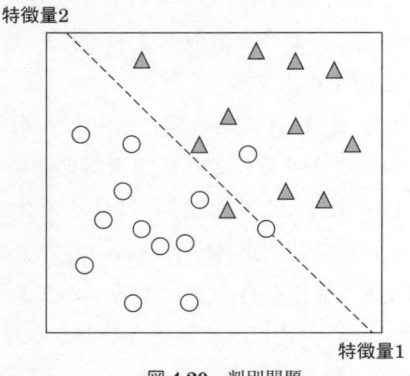

図 **4.20**　判別問題

Regression），サポートベクトルマシン（SVM：Support Vector Machine），ガウス判別器について解説する．脳活動パターン判別問題では，判別器のパラメータ数と学習サンプル数（実験の試行数に相当することに注意）の関係に常に気を配る必要がある．パラメータ数が学習サンプルに比べて多くなると，過学習[36]と呼ばれる現象が起こり，テストデータに対する判別性能が上がらない．一部の判別器（LR やガウス判別器）ではパラメータを学習するためにサンプルの自由度が足りないため，計算すらできないことがある（4.5.1 項と 4.5.4 項で詳しく説明する）．一方，過学習に強いといわれる判別器（SVM や SLR）は，学習サンプルの持つ情報量の不足を，パラメータに対してある事前条件を課すことによって，解決している（4.5.2 項と 4.5.3 項）．これらの点に注意して読むと，判別器の持つ特性が理解しやすいだろう．

本節で現れる数式を理解するには，ある程度の統計の知識を必要とする．参考文献 [36] の 2 章の内容を読んでから本節を読むと理解しやすいだろう．また，紙面の都合上，過学習の概念や多クラス判別の問題，非線形判別境界，ニューラルネットワークなどその他の判別手法など，多くの重要なトピックをカバーしていない．世界的に教科書として読まれている参考文献[36]~[38]を参考にするとよい．また，ブレイン・マシンインタフェースの分野で使われたことのある判別手法についてはレビュー論文[39]も挙げておくので興味ある読者は参照されたい．

以下 4.5.1 項～4.5.3 項では，判別境界のモデルとして

$$f(\boldsymbol{x}; \boldsymbol{w}) = w_1 x_1 + \cdots + w_D x_D + w_0 \ (= \boldsymbol{w}' \boldsymbol{x})$$

の形で表される線形境界（超平面）を仮定する（ただし，$\boldsymbol{w} = [w_1, \cdots, w_D, w_0]$，$\boldsymbol{x} = [x_1, \cdots, x_D, 1]$）．特徴量ベクトルとクラスラベルのペアからなる学習サンプル $\{\boldsymbol{x}_n, t_n\}_{n=1,\cdots,N}$ を用いて，パラメータ $\boldsymbol{w}$ を学習する問題を考える．ラベルが未知のテストサンプル $\boldsymbol{x}$ に対する判別は，学習したパラメータを用いて，$f(\boldsymbol{x}) > 0$ のときクラス 1 のラベルを，$f(\boldsymbol{x}) < 0$ のときクラス 0 のラベルを割り当てるものとする．

4.5.1 ロジスティック回帰（LR）

LR モデルは，クラスラベルそのものではなく，クラスラベルが 1（または 0）に所属する確率を出力する判別モデルである．回帰と名前が付くので紛らわ

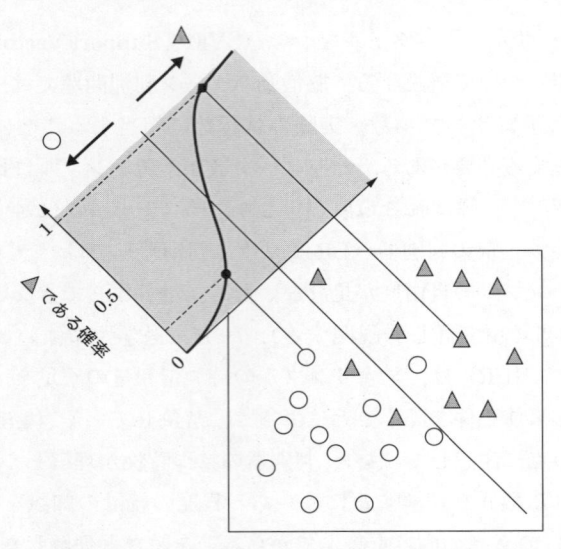

図 4.21 ロジスティック回帰モデルの概念図

しいが，連続変数に対する回帰問題ではなく，カテゴリカル変数に対する判別問題に使われる手法である．

LR は，各サンプルに対して境界面からの距離に応じて"クラス 1 に属する確率"を，次のロジスティック関数に従って割り当てる．

$$p = \frac{1}{1+\exp(-f(\boldsymbol{x};\boldsymbol{w}))} \equiv P(t=1|\boldsymbol{x})$$

p の値は，境界面 $f(\boldsymbol{x};\boldsymbol{w})=0$ にあるとき 0.5 であり，境界面から $+\infty$ の方向に離れれば 1，$-\infty$ の方向に離れれば 0 である（図 4.21）．クラス 0 に属する確率は，1 からクラス 1 への所属確率を引けば得られる．

$\boldsymbol{x}_n$ がクラス 1 に属するとき $t_n=1$，クラス 0 に属するとき $t_n=0$ とラベル変数を定義すると，LR モデルは以下の確率モデルで与えられる．

$$P(t_1, \cdots, t_N | x_1, \cdots, x_N; w) = \prod_{n=1}^{N} p_n^{t_n}(1-p_n)^{1-t_n} \tag{4.8}$$

ただし

$$p_n = P(t_n=1|\boldsymbol{x}_n;\boldsymbol{w}) = \frac{1}{1+\exp(-f(\boldsymbol{x}_n;\boldsymbol{w}))} \tag{4.9}$$

である.式 (4.8) は統計の分野で**ゆう度関数**と呼ばれる.式 (4.8) の右辺の積に表れる各項は,$t_n = 1$ ならば p_n, $t_n = 0$ ならば $1 - p_n$ となる.よって,ゆう度関数は,クラスラベルに応じて p_n か $1 - p_n$ を全ての学習サンプルについて掛け合わせたものになり,$t_n = 1$ を持つサンプルには大きい p_n,$t_n = 0$ を持つサンプルには小さい p_n(大きい $1 - p_n$)が割り当てられていれば,全体として大きな値となる.ゆう度関数を最大にするような $\boldsymbol{w}$ が,学習サンプルのクラスラベル情報を最も良く説明するパラメータであると考えられる(**最ゆう法**).したがって,$\boldsymbol{w}$ の学習は,式 (4.8) または式 (4.8) の両辺の対数を取った対数ゆう度関数

$$l(\boldsymbol{w}) = \sum_{n=1}^{N} \left[t_n \ln p_n + (1 - t_n) \ln (1 - p_n) \right]$$

を最大化すればよい.この最大化はニュートン法によって行うことができる(導出は参考文献 [36]).結果,以下のアルゴリズムが得られる.

① 適当な初期値 $\boldsymbol{w}$ を定める.

② 所属確率の計算:$p_n = \dfrac{1}{1 + \exp(-f(\boldsymbol{x}_n; \boldsymbol{w}))}$ $(n = 1, \cdots, N)$

③ 勾配の計算:$\boldsymbol{g} = \sum_{n=1}^{N} (t_n - p_n) \boldsymbol{x}_n$ $(D+1) * 1$

④ ヘッセ行列の計算:$\boldsymbol{H} = -\sum_{n=1}^{N} p_n (1 - p_n) \boldsymbol{x}_n \boldsymbol{x}_n'$ $(D+1) * (D+1)$

⑤ $\boldsymbol{w} \leftarrow \boldsymbol{w} - \boldsymbol{H}^{-1} \boldsymbol{g}$

⑥ 収束するまで,②〜⑤を繰り返す.

対数ゆう度関数 $l(\boldsymbol{w})$ は,パラメータに関して凸関数であることが分かるので,適当な初期値から始めれば,必ず大域的な最大解を得ることができる.

ここで注意しなければならないのは,パラメータ数 $D + 1$ が,学習データのサンプル数 N より大きいとき,このアルゴリズムは動作しないことである.ステップ⑤において,ヘッセ行列 $\boldsymbol{H}$ の逆行列計算が必要であるが,$D + 1 > N$ であるとき,ステップ④から分かるようにこの行列のランクはたかだか N であり,逆行列を持たないためである.このことは,パラメータ数が多すぎて,各パラメータを推定するのに十分な学習サンプルがないことを意

味する．この問題を解決する方法は主に2通り考えられる．一つは，最ゆう法のように"学習サンプルへの当てはまり"という基準だけを考えるのではなく，他の基準を加味する方法である．次で説明するSLRやSVMはこの方法に属する．もう一つの方法は，判別の前に空間フィルタ法（4.4.1（4）項）や変数選択法（4.4.2項）を用いて，パラメータ数が少ないモデルを考えることである．

4.5.2 スパースロジスティック回帰（SLR）

SLR[*15]はLRモデルをベイズモデルに拡張し，その事前分布としてスパース事前分布である自動関連決定事前分布（ARD：Automatic Relevance Determination Priors）を用いたものである[34]．スパースとは，日本語で"疎な"，"まばらな"という意味であり，スパース事前分布を導入することは，パラメータベクトルが疎ベクトル（少数の要素で値を持ち，それ以外の要素で0となる）となるような制約を課すことに相当する．つまり，SLRは"学習サンプルへの当てはまり"と"疎なパラメータ表現"という二つの基準のバランスを取ることによって，過学習を避ける方法である．それに加えて，疎なパラメータ表現を得ることによって，パラメータの学習と同時に変数選択も行われる（図4.22）．

SLRの確率モデルは，LRモデル式（4.8），（4.9）に以下のARD事前分布（4.10），（4.11）を追加したものである．

$$P(w_d|\alpha_d) = N(0, \alpha_d^{-1}) \quad (d = 0, 1, \cdots, D) \tag{4.10}$$

$$P_0(\alpha_d) = \alpha_d^{-1} \quad (d = 0, 1, \cdots, D) \tag{4.11}$$

α_dは関連度パラメータ[*16]と呼ばれる補助パラメータであり，対応する重みw_dの重要度を決定する．$N(0, \alpha_d^{-1})$は平均0，分散α_d^{-1}の正規分布を表す．

パラメータの学習はベイズの定理

$$P(\boldsymbol{w}, \boldsymbol{\alpha}|\boldsymbol{t}, \boldsymbol{x}) = \frac{P(\boldsymbol{t}|\boldsymbol{x}, \boldsymbol{w}, \boldsymbol{\alpha})P(\boldsymbol{w}|\boldsymbol{\alpha})P(\boldsymbol{\alpha})}{P(\boldsymbol{t}|\boldsymbol{x})}$$

[*15] スパース事前分布として，ラプラス事前分布も有名であり，それを用いたLRもSLRと呼ばれる[42]．

[*16] α_dが大きければ，対応するw_dが重要ではないと判断される．そのため，α_dは非関連度パラメータと呼ぶ方が分かりやすい．

第4章 統計解析技術

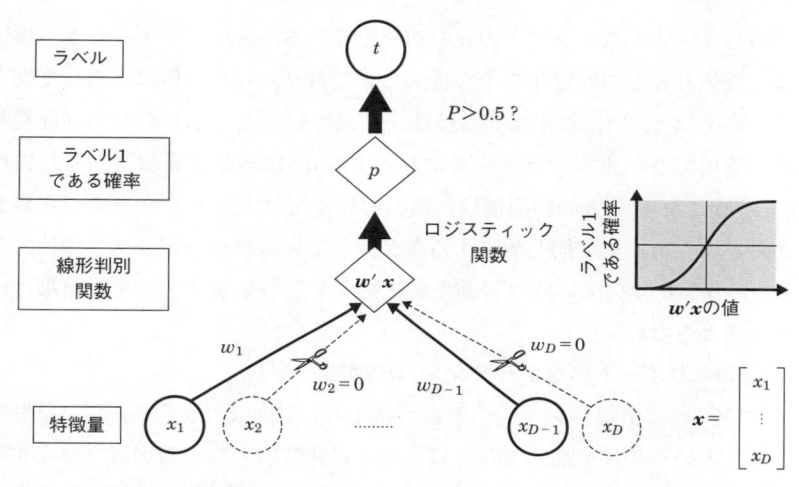

図4.22 SLRの概念図.
SLRによる学習の結果，wの疎なパラメータ表現を得る．重みが0と推定された変数は判別から削除される

より，事後確率を計算し，その期待値を求めることによって行う（$\alpha = [\alpha_1, \cdots, \alpha_D, \alpha_0]$と定義）．実際は，この事後確率は解析的に計算できないので，近似手法である変分ベイズ法を用いて計算される．近似の仕方によって数種類のアルゴリズムが得られるが，基本的なアルゴリズムの流れは以下のようになる．

① αの初期化
② 重みパラメータwの計算（LRのアルゴリズム①〜⑥を行う．ただし，③，④の計算は少し異なる）
③ 関連度パラメータαの更新
④ 関連度パラメータαのしきい値処理による変数の削除
⑤ 収束するまで，②〜④を繰り返す．

このアルゴリズムは，重みパラメータwと関連度パラメータαを交互に更新する繰り返し計算になる．そして，関連度パラメータαの値によって，重要でない次元が削除される．この手法のアルゴリズムの詳細や導出については，MATLABコードとともに，資料が著者ホームページ[40]にて公開されているので参考にされたい．アルゴリズム上のパラメータは，ステップ

④のしきい値とステップ①の α の初期値である．ステップ④のしきい値処理は，数値計算上の安定化を主な目的としており，しきい値はある程度大きい値（例えば 10^8）に設定しておけば，結果はほとんど変わらない（理論的には，重要でない重みパラメータに対応する α_d は無限に発散し，それに伴い w_d が0になる）．α の初期値は，最初の段階ではどのパラメータが重要か分からないため，全て同じ値にする．公開しているツールボックスでは，全て1という値を用いている．経験上ある範囲でこの値を変えても，結果はほとんど変わらない．

4.5.3 サポートベクトルマシン（SVM）

SVMは，"学習サンプルへの当てはまり"に加えて，"マージンを最大にする"という条件を加えることによって汎化性能の高い判別器を構成する方法である．脳活動データだけでなく，文書分類や自然言語処理など，学習データ数が少なく特徴量の次元が高い問題においても，高い汎化性能を持つことが経験上知られている．

マージンは，境界面と境界に最も近い学習サンプルの距離で定義される（図4.23（1a））．SVMでは，学習サンプルを正確に判別する境界の中で，マージンが最大になるよう判別境界を求める（図4.23（1b））．

まずは，図4.23（1b）のように線形分離可能なケースを考える．このケースでは，全ての学習サンプルは正しく判別可能である．故に"学習サンプルへの当てはまり"は必ず満たされるものとして，"マージンの最大化"のみ

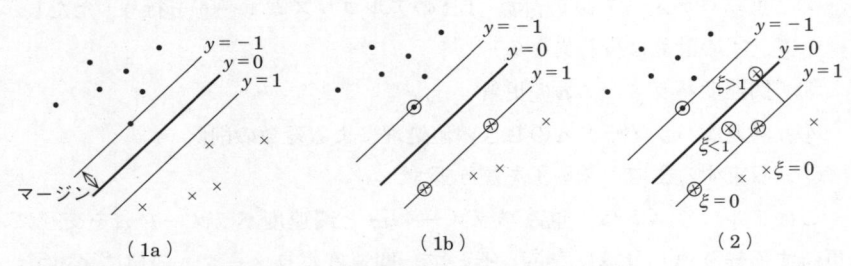

図4.23 サポートベクトルマシンの概念図（参考文献[37]から改変）．
(1a), (1b) 線形分離可能な場合，(2) 線形分離不能な場合．マージンは境界面とそれに最も近いサンプルとの距離で定義される (1a)．SVMは学習サンプルを分離する境界面の中で，マージンを最大化する境界面を求める方法である (1b)．線形分離不能なケースでは，エラーを許容するパラメータ ξ を導入する (2)．

を考えればよい．マージンの定義から，マージンの端の平面を通るサンプルが最低各クラス一つは存在する．このマージンの端の平面を $w'x = \pm 1$ と表せるように w をスケーリングしたとする．このとき，学習サンプルは

$$x_n \text{ がクラス1に所属するならば} \quad w'x_n \geq 1 \tag{4.12}$$

$$x_n \text{ がクラス0に所属するならば} \quad w'x_n \leq -1 \tag{4.13}$$

を満たす．ここでラベル変数として，クラス1に属するならば $t_n = 1$，クラス0に属するならば $t_n = -1$ と定義すれば，式（4.12），（4.13）はまとめて

$$t_n w'x_n \geq 1 \tag{4.14}$$

と表すことができる．マージンの値は，図4.23より二つの平面 $w'x = 1$ と $w'x = 0$ の距離の2倍であるから，$2/\|w\|^2$ と計算できる．ゆえに，学習データを完全に判別しつつマージンを最大化する境界面は，その逆数の最小化問題

$$\min_{w} \frac{1}{2}\|w\|^2 \quad \text{s.t.} \quad t_n w'x_n \geq 1 \quad (n=1, \cdots, N) \tag{4.15}$$

の解として得ることができる．

図4.23（2）のように，線形分離不能なケースでは，各サンプルに判別エラーを許容するパラメータ $\xi_n \geq 0$ を追加して，式（4.14）の条件を

$$t_n w'x_n \geq 1 - \xi_n \tag{4.16}$$

のように緩める．図4.23から分かるように，$\xi_n > 1$ であるようなサンプルは，判別境界の逆側に位置し誤判別される．$0 < \xi_n \leq 1$ であるようなサンプルは，正しく判別されるもののマージンの中にあり多少の雑音で誤判別される恐れがある．ゆえに，$\sum_{n=1}^{N} \xi_n$ はなるべく小さい値にする方が良い．このことから，学習データの誤判別を少なくしつつマージンを最大化する境界面は，目的関数

$$\min_{w, \xi_n} \frac{1}{2}\|w\|^2 + C \sum_{n=1}^{N} \xi_n \quad \text{s.t.} \quad t_n w'x_n \geq 1 - \xi_n \text{ and } \xi_n \geq 0$$
$$(n=1, \cdots, N) \tag{4.17}$$

の解として得ることができる．第2項は誤判別に対する罰則項であり，C は誤判別の割合とマージンのトレードオフを決めるパラメータである．式（4.15），（4.17）は，ラグランジュの未定乗数法を用いると，制約付きの二次計画問題に帰着させることができる．そのため，解は常に大域的な最適解

となる．結果，得られる判別境界面は，サポートベクトルと呼ばれるマージン付近に位置する少数のサンプルのみに依存する形で記述される（詳細は参考文献 [36]，[43]）．SVM で調整しなければならない重要なパラメータとして，トレードオフパラメータ C がある．テスト性能は C に依存するので交差検証法などで最適化するのが望ましい．SVM を実装したフリーのライブラリとして LibSVM[44] や SVMlight[45] が提供されている．C++ のソースコードと，MATLAB や Python などの複数の言語へのインタフェースが用意されている．

4.5.4 ガウス判別器

ガウス判別器は
① 各クラスの特徴量の確率分布を推定する．
② ベイズの定理によって，判別ルールを構築する．

という 2 ステップの処理によって，判別ルールを構築する方法である．SVM や SLR のように判別境界を直接モデリングする方法を判別アプローチと呼ぶのに対して，この 2 段階の方法は，ステップ①において特徴量を生成する確率分布をモデリングするので，生成モデルアプローチと呼ばれる[36]．ガウス判別器では，各クラスの特徴量の確率分布として多変量正規分布（ガウス分布）を仮定する．多変量正規分布のパラメータが推定されれば，以下に示すように，ベイズの定理より，事後確率が等しい点を判別境界として定めることができる．

クラス 0，クラス 1 の特徴量の確率分布を それぞれ $P(\boldsymbol{x}|t=0), P(\boldsymbol{x}|t=1)$ と置くと，ベイズの定理より次のように書ける．

$$P(t=0|\boldsymbol{x}) = P(\boldsymbol{x}|t=0)P(t=0)/P(\boldsymbol{x}) \tag{4.18}$$

$$P(t=1|\boldsymbol{x}) = P(\boldsymbol{x}|t=1)P(t=1)/P(\boldsymbol{x}) \tag{4.19}$$

ここで，$P(t=0)$，$P(t=1)$ は，事前に分かっているクラス 0 のサンプルとクラス 1 のサンプルの割合であり，実験上多くの場合，同じサンプル数になるようにバランスを取るので，共に 0.5 に設定する．やむを得ず，クラス 1 をクラス 0 の 4 倍多く試行を重ねたというときは，0.2，0.8 となる．事後確率 (4.18)，(4.19) は，ある特徴量 $\boldsymbol{x}$ が与えられたときに，$\boldsymbol{x}$ をクラス 0 またはクラス 1 と判断する確率を表す．したがって，$P(t=0|\boldsymbol{x}) > P(t=1|\boldsymbol{x})$

ならば，クラス0，逆であれば，クラス1を割り当てればよい．判別境界は，$P(t=0|\boldsymbol{x}) = P(t=1|\boldsymbol{x})$ を満たす点となる．事前確率が同じ値 ($P(t=0) = P(t=1) = 0.5$) になるように実験をしたときを想定すれば，式 (4.18), (4.19) より判別境界は

$$P(\boldsymbol{x}|t=0) = P(\boldsymbol{x}|t=1) \tag{4.20}$$

を満たす $\boldsymbol{x}$ の集合となる．

以下，$P(\boldsymbol{x}|t=0)$，$P(\boldsymbol{x}|t=1)$ が，多変量正規分布のときに具体的に境界の式を導出する．クラス0，クラス1の確率分布は多変量正規分布なので

$$\ln P(\boldsymbol{x}|t=0) = -\frac{D}{2}*\ln(2\pi) - \frac{1}{2}*\ln|\boldsymbol{S}_0| - \frac{1}{2}(\boldsymbol{x}-\boldsymbol{\mu}_0)'\boldsymbol{S}_0^{-1}(\boldsymbol{x}-\boldsymbol{\mu}_0) \tag{4.21}$$

$$\ln P(\boldsymbol{x}|t=1) = -\frac{D}{2}*\ln(2\pi) - \frac{1}{2}*\ln|\boldsymbol{S}_1| - \frac{1}{2}(\boldsymbol{x}-\boldsymbol{\mu}_1)'\boldsymbol{S}_1^{-1}(\boldsymbol{x}-\boldsymbol{\mu}_1) \tag{4.22}$$

と書ける．判別境界は，式 (4.20) の両辺の自然対数を取って式 (4.21), (4.22) を代入して，計算を行うと

$$\boldsymbol{x}'\boldsymbol{W}_2\boldsymbol{x} + \boldsymbol{w}_1'\boldsymbol{x} + w_0 = 0 \tag{4.23}$$

となる．ここで

$$\left. \begin{array}{l} \boldsymbol{W}_2 = \boldsymbol{S}_0^{-1} - \boldsymbol{S}_1^{-1} \\ \boldsymbol{w}_1 = -2(\boldsymbol{S}_0^{-1}\boldsymbol{\mu}_0 - \boldsymbol{S}_1^{-1}\boldsymbol{\mu}_1) \\ w_0 = \boldsymbol{\mu}_0'\boldsymbol{S}_0^{-1}\boldsymbol{\mu}_0 - \boldsymbol{\mu}_1'\boldsymbol{S}_1^{-1}\boldsymbol{\mu}_1 + \ln|\boldsymbol{S}_0| - \ln|\boldsymbol{S}_1| \end{array} \right\} \tag{4.24}$$

である．クラスラベル未知のデータ $\boldsymbol{x}$ に対しては，式 (4.23) の左辺の値を計算して，0より大きければクラス1を，小さければクラス0を割り当てる．

共分散に置く仮定によって，式 (4.23) で表される境界面は変化する．共分散のモデルとして $\boldsymbol{S}_0 = \boldsymbol{S}_1 = \boldsymbol{S}_c$ を仮定したとき[*17]，$\boldsymbol{\mu}_0, \boldsymbol{\mu}_1, \boldsymbol{S}_c$ は

$$\boldsymbol{\mu}_0 = \frac{1}{M}\sum_{\{i:t_i=0\}}\boldsymbol{x}_i, \quad \boldsymbol{\mu}_1 = \frac{1}{M}\sum_{\{i:t_i=1\}}\boldsymbol{x}_i$$

$$\boldsymbol{S}_c = \frac{1}{2}\left(\frac{1}{M}\sum_{\{i:y_i=0\}}(\boldsymbol{x}_i-\boldsymbol{\mu}_0)(\boldsymbol{x}_i-\boldsymbol{\mu}_0)' + \frac{1}{M}\sum_{\{i:y_i=1\}}(\boldsymbol{x}_i-\boldsymbol{\mu}_1)(\boldsymbol{x}_i-\boldsymbol{\mu}_1)'\right)$$

[*17] MATLABでは，[ytest] = classify(xtest, x, y, 'linear')；

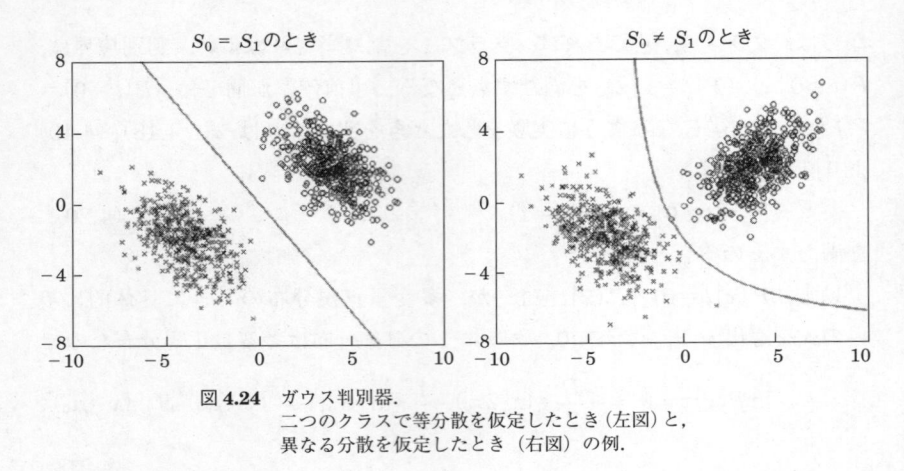

図 4.24 ガウス判別器.
二つのクラスで等分散を仮定したとき（左図）と，
異なる分散を仮定したとき（右図）の例.

のように計算できる．このとき，二次の項は消えて，$w_1'x + w_0 = 0$ となり線形境界となる（**図 4.24**）．興味深いことに，上式で計算した平均，共分散を式 (4.23) に代入すると，判別境界の式が，フィッシャーの線形判別 (4.4.1 (4) 項参照[*18]) で求まる式と全く同じ形になる．そのため，この式で計算される境界をまとめて，線形判別分析 (Linear Discriminant Analysis) と呼ぶ．

共分散のモデルとして $S_0 \neq S_1$ を仮定したとき[*19]，μ_0, S_0, μ_1, S_1 は，多変量正規分布の平均と共分散行列であるから

$$\mu_0 = \frac{1}{M} \sum_{\{i: t_i = 0\}} x_i, \quad S_0 = \frac{1}{M} \sum_{\{i: t_i = 0\}} (x_i - \mu_0)(x_i - \mu_0)'$$

$$\mu_1 = \frac{1}{M} \sum_{\{i: t_i = 1\}} x_i, \quad S_1 = \frac{1}{M} \sum_{\{i: t_i = 1\}} (x_i - \mu_1)(x_i - \mu_1)'$$

によって，学習データから計算できる（最ゆう推定量）．ここで，和はそれぞれクラス 0 (1) に属する学習データに対して計算し，M は，クラス 0 (1) に属する学習データの数である．これらを式 (4.23)，(4.24) に代入すると，式 (4.23) は x の二次形式になるから，二次関数の境界面を表す（図 4.24）．

[*18] 4.4.2 項では，FLDA のバイアス項 w_0 の導出までは行っていないが，計算を行えば，全く同じ値になる．

[*19] MATLAB では，[ytest] = classify (xtest, x, y, 'quadratic');

ここでも，ロジスティック回帰モデルと同じように，次元 D がサンプル数より大きいときには，計算上の問題が起こることに注意しよう．$S_0 = S_1 = S_c$ を仮定したとき，D が S_c の計算に用いられるサンプル数 $2M$ より大きいと，共分散行列 S_c のランクは D 未満になるため，逆行列を計算することができない．そのため，S_c の逆行列演算を含む w_1 は計算することができない．$S_0 \neq S_1$ のときは，もっと厳しく D が M より大きいと計算できない．MATLAB の classify.m ではエラーを返して不正終了される．特徴量の次元 D を空間フィルタ法や変数選択法により減らすことによって，この問題は解決できる．ただし，4.2 節の例題からも分かるように，$D < 2M$ にしても，D が $2M$ に近い値であれば深刻な過学習が起こり得る．

4.6 著者の経験から

著者の経験から，脳活動パターン判別問題の処理において注意したい点をまとめた．

（1）ディジタルフィルタ処理は連続データに行う．

ディジタルフィルタは必ず試行データに区切る前の連続データに適用する必要がある．それはフィルタ処理により，時系列データの最初と最後の部

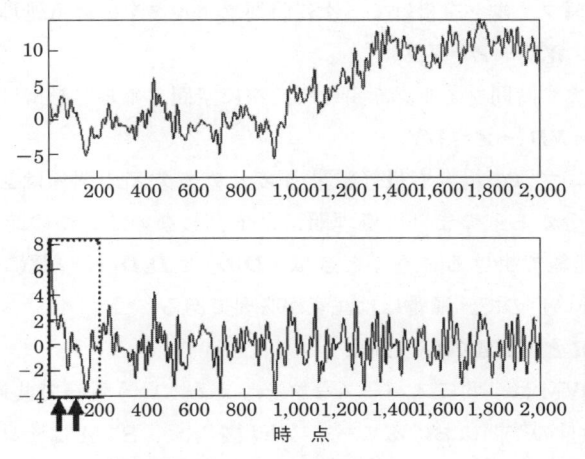

図 4.25 高域フィルタのエッジ効果の例．
下図矢印で指した時間窓において，フィルタの過渡的な影響が見られる

分に大きなアーチファクト（エッジ効果）を引き起こす可能性があるからである．図 4.25 下図のデータは上図のデータに高域フィルタ（カットオフ 0.01，五次のバタワースフィルタ）を適用した例である．矢印で指し示されているように，始めの 200 時点はフィルタの過渡的な影響を受けている．これは，時刻 0 より前のデータは時刻 0 付近のデータを用いて補間されるため，時刻 0 付近のデータの変動が大きいとその影響を受けるためである．

（2）**時間フィルタと空間フィルタの順番はどちらでもよい．複数の時間フィルタを使うときは一般に順番依存性があるので注意すること．**

前処理時の悩みの一つとして，時間フィルタや空間フィルタ処理などの順番をどのように行うと最適であるかという問題がある．実は，以下の簡単な式から分かるように，空間フィルタと時間フィルタの順番はそれらが線形演算である限り順番をどちらにしても結果は同じである．ただし，時間フィルタも空間フィルタもデータ適応形ではないフィルタであることが要件である．

X を各行に一つのチャネルの時系列データを収めた行列 $(N*T)$ として，$W(N*N)$ を空間フィルタ，$D(T*T)$ を時間フィルタを表す行列とすると，データ X に空間フィルタを適用することは，左から W を掛けることに相当して，時間フィルタを掛けることは右から D を掛けることに相当する．よって，まず空間フィルタを掛けて，次に時間フィルタを掛ける処理は

$$Y = WX \rightarrow Z = YD$$

と表され，まず時間フィルタを掛けて，次に空間フィルタを掛ける処理は

$$Y = XD \rightarrow Z = WY$$

と表され，いずれの場合も最終結果の Z とデータ X の関係は $Z = WXD$ であることが分かる．つまり，処理順には依存しない．二つの時間フィルタ D_1, D_2 を連続で掛けるようなときは，$D_1 D_2$ と $D_2 D_1$ は一般に等しくない（可換ではない）ので，順番には注意が必要である．

（3）**SLR と SVM の使い分け**

SLR と SVM は，共にスパースな解を与えるという意味で共通であるが，SLR は特徴量の空間におけるスパース表現を与え，SVM はサンプル空間におけるスパース表現を与える．そのため，SLR と SVM どちらが優れているかは問題の性質に大きく依存する．一般に，SLR は無駄な次元が多いと

きに SVM に比べて性能が増す．しかしながら，SLR のスパース化はかなり強力に効くため，小さい差しか持たない次元がたくさんあるようなケースでは深刻なアンダフィットを起こす．このようなケースでは SVM が有効である．

図 4.26 に上述した事実を定量的に述べたグラフを示す．図は特徴量の有効次元数と各有効次元の信号雑音比をパラメータとして変化させながら，二つクラスのシミュレーションデータを生成し，SLR のテスト正答率から SVM のテスト正答率を引いた値（上図）と SLR によって選択された特徴空間の次元（下図）をプロットしたものである．具体的には，1,000 次元の特徴量を考え，そのうち D 次元において平均値の差が μ であり（有効次元），残りの $1,000-D$ 次元は平均値が同じ（雑音次元）である正規分布（共分散行列は単位行列）から，訓練データ 500 個とテストデータ 100 個を生成した．D を操作することによって，問題のスパースの度合をコントロールし，μ を操作することによって，各次元の信号雑音比をコントロールした．上図を見て分かるように，全次元に比べた有効次元の比率が 5～10% 以下のとき，

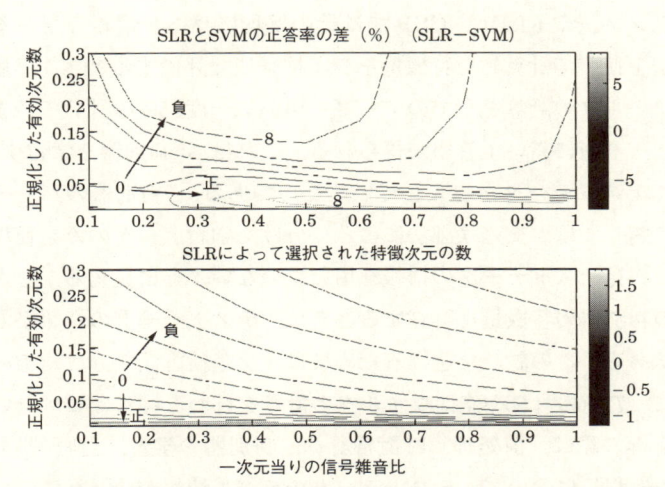

図 4.26 SLR と SVM の問題の性質による正答率の差（上）と SLR の選ばれる特徴量の数（下）（詳細は本文）．
横軸は生成したシミュレーションデータの 1 有効次元当りの信号雑音比，縦軸は正規化した有効次元数

信号雑音比に関係なく SLR は SVM に比べて正答率が高い．特に信号雑音比が 0.3 以上のときに正答率は大きく勝る．それ以外のときは，SVM の方が高い傾向にある．SLR の成績が下がる原因を調べるために，選択された特徴量数と真の有効次元数の比を計算し対数をとった値をプロットしたのが下図である．値が 0 であれば，選択された特徴量の数と真値が一致することを意味し，負であれば，選択された特徴量が少なくアンダフィットが起こっていることを意味する．上図と見比べると分かるように，SVM に比べて正答率の低いところでは，アンダフィットが起こっているのが分かる．

以上のことから，妥当な特徴選択手法によって特徴量の次元を減らせるとき SVM を適用すると良い．例えば，fMRI では機能部位同定実験を用いることによって，特徴量次元を小さくすることができるため，SVM の方が有効であることが多い．一方で，あまり有効な特徴選択法がないとき，SLR を試してみると良い．特徴量の次元が高い判別問題にも過学習によるテスト判別率の低下を抑えられ，スパースな解表現から重要な特徴量についての知見が得られることから，探索的に判別問題を解くことができる．

（4）ラベル情報を使う変数選択法や空間フィルタ法には注意する．

T 値ランク法や FLDA，CSP 法はその処理にラベル情報を用いる．これらの手法を使って計算した特徴量を交差検証法で評価するとき，T 値の計算や空間フィルタの計算を全てのデータを用いて一度だけの計算で済ませようとすると，不当に高い正答率が得られる．これは，"判別器を学習する過程"においてテストデータが混入しているためである．"判別器のパラメータの学習"に関しては，交差検証法によって分けた学習データのみを使用しているため，一見テストデータの情報を用いていないように見える．しかし，その前段の判別器の特徴量を計算するときに，テストデータの情報が混入しているのである．この誤りを避けるためには，交差検証法で分けたデータセットごとに，T 値の計算や空間フィルタの計算を行わなければいけない．オフライン解析の際は，前処理，特徴量計算，判別器の学習，"判別器を学習する全ての過程"において，テストデータのラベル情報が使われていないかをチェックすることが重要である．

参考文献

[1] J. R. Wolpaw, N. Birbaumer, D. J. McFarland, G. Pfurtscheller, and T. M. Vaughan, "Brain-computer interfaces for communication and control," Clin. Neurophysiol., vol.113, pp.767-791, 2002.
[2] 神谷之康,"脳情報復号化とマインド・リーディング,"信学技報, NC2005-45, pp.51-56, 2005.
[3] G. Pfurtscheller and C. Neuper, "Motor imagery activates primary sensorimotor area in humans," Neurosci. Lett., vol.239, pp.65-68, 1997.
[4] D. J. McFarland, L. A. Miner, T. M. Vaughan, and J. R. Wolpaw, "Mu and beta rhythm topographies during motor imagery and actual movements," Brain Topogr., vol.12, pp.177-186, 2000.
[5] K. J. Miller, G. Schalk, E. E. Fetz, M. den Nijs, J. G. Ojemann, and R. P. Rao, "Cortical activity during motor execution, motor imagery, and imagery-based online feedback," Proc. Natl. Acad. Sci. USA, vol.107, pp.4430-4435, 2010.
[6] S. J. Luck, An Introduction to the Event-Related Potential Technique (Cognitive Neuroscience), The MIT Press, London, 2005.
[7] R. S. J. Frackowiak, K. J. Friston, C. D. Frith, R. J. Dolan, C. J. Price, S. Zeki, J. T. Ashburner, and W. D. Penny, Human Brain Function, 2 ed., Academic Press, San Diego, 2004.
[8] M.Hamalainen, R.Hari, R.J.IImoniemi, J.Knuutula, and O.V. Lounasmaa, "Magnetoencephalography - theory, instrumentation, and applications to noninvasive studies of the working human brain," Rev. Mod. Phys., vol.65, pp.413-449, 1993.
[9] L. R. Rabiner and B. Gold, Theory and Applications of Digital Signal Processing, PrenticeHall, New Jersey, 1975.
[10] 辻井重男, 久保田一, わかりやすいディジタル信号処理, オーム社, 1993.
[11] SPM, http://www.fil.ion.ucl.ac.uk/spm/
[12] EEGLAB, http://sccn.ucsd.edu/eeglab/
[13] FASTER, http://www.mee.tcd.ie/~neuraleng/Research/Faster
[14] A. Delorme and S. Makeig, "EEGLAB : An open source toolbox for analysis of single-trial EEG dynamics including independent component analysis," J. Neurosci. Methods, vol. 134, pp. 9-21, 2004.
[15] T. P. Jung, S. Makeig, C. Humphries, T. W. Lee, M. J. McKeown, V. Iragui, and T. J. Sejnowski, "Removing electroencephalographic artifacts by blind source separation," Psychophysiol., vol. 37, pp. 163-78, 2000.
[16] J. Escudero, R. Hornero, D. Abasolo, A. Fernandez, and M. Lopez-Coronado, "Artifact removal in magnetoencephalogram background activity with independent component analysis," IEEE Trans. Biomed. Eng., vol. 54, pp. 1965-1973, 2007.
[17] S. Kohno, I. Miyai, A. Seiyama, I. Oda, A. Ishikawa, S. Tsuneishi, T. Amita, and K. Shimizu, "Removal of the skin blood flow artifact in functional near-infrared spectroscopic imaging data through independent component analysis," J. Biomed. Opt., vol. 12, p. 62111, 2007.
[18] G. Buzsaki, Rhythms of the Brain, Oxford University Press, New York, 2006.

[19] R. Q. Quiroga, "Bivariable and Multivariable Analysis of EEG Signals," Quantitative EEG Analysis Methods and Clinical Applications, edited by S. Tong, N. V. Thakor, pp. 109-119, Artech House, 2009.
[20] M. Le Va Quyen and A. Bragi, "Analysis of dynamic brain oscillations : Methodological advances," Trends Neurosci., vol. 30, pp. 365-373, 2007.
[21] M. K. Steven, Modern Spectral Estimation Theory and Application, Prentice Hall, New Jersey, 1988.
[22] S. L. Marple. Digital Spectral Analysis with Applications, Prentice Hall, New Jersey, 1987.
[23] D. Percival and A. Walden, Spectral Analysis For Physical Applications, Cambridge University Press, 1993.
[24] D. Thomson, "Spectrum estimation and harmonic analysis," Proc. IEEE, vol. 70, pp. 1055-1096, 1982.
[25] チャールズ・K. チュウイ 著, 桜井 明, 新井 勉 訳, ウェーブレット入門 (数理科学セミナー), 東京電機大学出版局, 1993.
[26] A. Graps, "An introduction to wavelets," IEEE Comput. Sci. Eng., vol. 2, pp. 50-61, 1995.
[27] L. コーエン 著, 吉川 昭, 佐藤 俊輔 訳, 時間 - 周波数解析, 朝倉書店, 1998.
[28] B. Sylvain, J. C. Mosher, and R. M. Leahy, "Electromagnetic brain mapping," IEEE Signal Processing Mag., pp. 14-30, 2001.
[29] M. A. Sato, T. Yoshioka, S. Kajihara, K. Toyama, N. Goda, K. Doya, and M. Kawato, "Hierarchical Bayesian estimation for MEG inverse problem," NeuroImage, vol. 23, pp. 806-26, 2004.
[30] アーポ・ヒバリネン, ユハ・カルーネン, エルッキ・オヤ 著, 根本幾, 川勝真 訳, 〈詳解〉独立成分分析, 東京電機大学出版局, 2005.
[31] B. Blankertz, R. Tomioka, S. Lemm, M. Kawanabe, and K. R. Muller, "Optimizing spatial filters for robust EEG single-trial analysis," IEEE Signal Process. Mag., vol. 41, pp. 581-607, 2008.
[32] I. Guyon and A. Elisseeff, "An introduction to variable and feature selection," J. Mach. Learn. Res., vol. 3, pp. 1157-1182, 2003.
[33] R. Saxe, M. Brett, and N. Kanwisher, "Divide and conquer: A defense of functional localizers," NeuroImage, vol. 30, pp. 1088-96, 2006.
[34] D. J. C. MacKay, "Probable networks and plausible predictions - A review of practical Bayesian methods for supervised neural networks," Network : Computation in Neural Systems, vol. 6, pp. 469-505, 1995.
[35] R. Tibshirani, "Regression shrinkage and selection via the lasso," J. Royal. Statist. Soc. B., vol. 58, pp. 267-288, 1996.
[36] C. M. ビショップ 著, 元田浩, 栗田多喜夫, 樋口知之, 松本裕治, 村田昇 訳, パターン認識と機械学習 上—ベイズ理論による統計的予測, シュプリンガー・ジャパン, 2007.
[37] C. M. ビショップ 著, 元田浩, 栗田多喜夫, 樋口知之, 松本裕治, 村田昇 訳, パターン認識と機械学習 下—ベイズ理論による統計的予測, シュプリンガー・ジャパン, 2008.
[38] R. O. Duda, P. E. Hart, and D. G. Stork, Pattern Classification, 2nd ed., Wiley-Interscience, New York, 2000.
[39] F. Lotte, M. Congedo, A. Lecuyer, F. Lamarche, and B. Arnaldi, "A review of classification algorithms for EEG-based brain-computer interfaces," J. Neural Eng., vol. 4, pp. R1-R13, 2007.
[40] SLR Toolbox, http://www.cns.atr.jp/~oyamashi/SLR_WEB.html

[41] O. Yamashita, M. Sato, T. Yoshioka, F. Tong, and Y. Kamitani, "Sparse estimation automatically selects voxels relevant for the decoding of fMRI activity patterns," NeuroImage, vol. 42, pp. 1414-1429, 2008.
[42] B. Krishnapuram, L. Carin, M. A. T. Figueiredo, and A. J. Hartemink, "Sparse multinomial logistic regression fast algorithms and generalization bounds," IEEE Trans. Pattern Anal. and Mach. Intell., vol. 27, pp. 957-968, 2005.
[43] V. Vapnik, The Nature of Statistical Learning Theory, 2nd ed., Springer, New York, 1999.
[44] LIBSVM, http://www.csie.ntu.edu.tw/~cjlin/libsvm/
[45] SVM light, http://www.cs.cornell.edu/People/tj/svm_light/

第 5 章

意思決定の脳内機構と認知型 BMI への応用

5.1 はじめに

「脳トレ」がきっかけとなった近年の脳科学ブームは，ここに来て新たな展開を迎えている．これまでは，誰か知らない人が行った実験を基に「脳が活性化した」といわれたゲームを行っても，実際に自分の脳が活性化しているかどうかの実感はなかった．ところが，「自分の脳活動で動く」とされる玩具「脳波トイ」が街で売られる時代になっている[1]．脳研究者でさえ，ほんの10年ほど前に，脳と機械を直結する「ブレイン・マシンインタフェース（BMI: Brain-Machine Interface）」という技術があることを知ったばかりである[2]〜[4]．また，この最先端分野で研究を開始しようとする者もようやく増え始めたばかりである．このような状況の中で，誰もが，BMI 技術の実用化にはこれから更に5年，10年は掛かると予想していた．それが，民間企業が参入したことで開発競争は一挙に加速し，ゲームのみならず様々な産業応用が期待されるようになった．その反面，研究開発者は，「応用寄りの基礎研究のテーマ」という位置付けを踏み越え，「誰の役に立つのか」，「どのようにして製品化するのか」という道筋までしっかり考えなければならなくなった．

本章では，意思決定の脳内機構に興味を持ち，モデル動物を対象にした実験的研究を行ってきた著者が，どのような発想で意思決定を読み取る認知型 BMI 技術（図 5.1）の開発を進めようとしているのか，その研究背景や具体

第5章 意思決定の脳内機構と認知型BMIへの応用

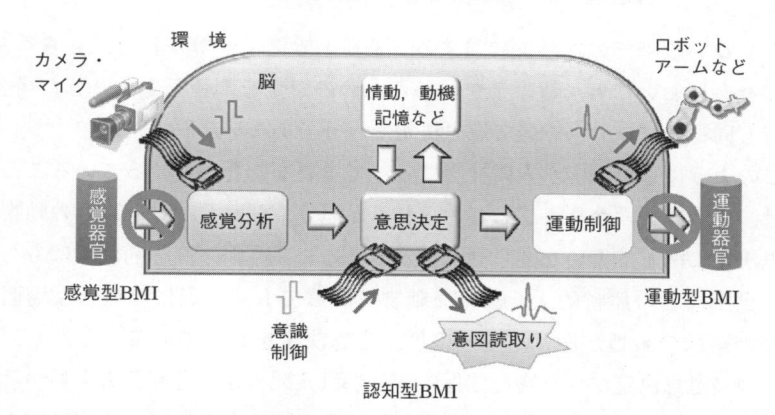

図5.1 意思決定を読み取る認知型BMIの概念図
(©AIST)[*1]

的な開発内容を理解して頂けると幸いである．

5.2 意思決定の脳内機構

5.2.1 意思決定のパワーと意義

著者は，10年以上，意思決定に関する脳研究に携わってきたが，「脳と社会との通信手段」との関連で考えたとき，改めて意思決定が社会に大きな影響を与え得る最高次の脳機能の一つであることを実感する．例えば，インドの独立を指揮したガンディーも「非暴力・不服従」という強い意思を貫いたことが歴史を変えた要因であったと考えられる．また，オバマ大統領のノーベル平和賞受賞は，「核廃絶に向かって努力する」と主張したことが評価された．

日本では古くから「不言実行」が美徳とされてきたが，それは単に「恥の文化」と表現される日本社会の中で，「有言不実行」の場合に恥をかきたくない気持ちの裏返しとも考えられる．むしろ，恥をかくことを恐れずに「有言」，つまり意思決定を表出することの方が勇敢な行為といえる．また，「瓢箪から駒」のように，とりあえず冗談半分で言い出したことが最終的に実現することもあり得る．科学研究費の場合にも，実行できるかどうかまだ

[*1] 本章に掲載する図面は全て独立行政法人産業技術総合研究所（AIST：Advanced Industrial Science and Technology）で作成した．

分からない段階でのプランに対する「期待」として予算が付く．もちろん，一般社会においても，新事業を始めるための資金を調達しようとした場合，銀行も同様のプロセスを経て意思決定を行うであろう．

このように意思決定が人間社会にとって重要な影響力を持っていること自体は，読者は普段から実感しておられると思う．しかし，ヒト以外の動物の意思決定に関して思いを巡らせたことはあるだろうか．高等哺乳類はもちろん，昆虫などの比較的「低次」な動物であっても，実際には様々な場面で行動の選択の余地があり，その都度，意思決定を行っている．しかも，一つ一つの意思決定が「食物を確保できるか飢え死ぬか」，「配偶者を見つけてDNA＝子孫を残せるか絶えてしまうか」，「天敵に遭遇しても逃げ延びられるか食べられてしまうか」，などといった非常に重要な結果の違いに反映されることが多い分，ヒトよりも深刻である．もちろん直接生死にかかわらずとも群れを形成する動物種では，生まれ持った体格のみならず意思決定能力の高さが適切な社会行動につながる．それが群れ内での順位を高め，その結果としての栄養状態の良さや残せる子孫の数などにも直接・間接的に影響を与えることになる．

このように，意思決定はヒトだけが有する特殊な能力ではなく，ヒトが「動物」であったときからの長い進化の歴史の中で育まれてきた機能である．となると，他の生物学的特性と同様に，意思決定という脳機能の存在には適応的意義があるはずである．それを明確にするために，いわゆる「高次な意思決定」が介在しないような「本能行動」だけの状態との対比を考えてみよう．まず典型的な本能行動は，外界からの特定の感覚刺激に対して特定の運動によって反応し，その刺激と運動の組合せは生得的に固定されている．一方，意思決定が介在する行動では必ずしもそのような特定の反応パターンが見られるわけではない．客観的に見ると同じ刺激に対しても別の運動が生じたり，同じ運動であっても別の刺激に対して引き起こされたりする．しかし，全くランダムに行動しているわけではなく，特定のルールに従っていると想定される．また，そのルールは後天的に獲得されたものであり，個体によって異なるルールが適用される場合もある．つまり，意思決定は感覚や運動などと密接な関係を持ちつつも，それらとは独立したコンポーネントだと考えられる．

第5章 意思決定の脳内機構と認知型 BMI への応用

　意思決定機能の独立性は，感覚情報が入ってきてから運動が行われるまでに遅延が発生することからも推測できる．我々は意思決定の手掛かりとなる情報が外部から入ってきても，必ずしもすぐに決断するわけではない．手掛かりが曖昧だったり，選択肢間で予想されるリスクや利得が異なったりすると，手掛かりの情報が得られてから意思決定までの反応潜時に遅延が生じることがある．ところでこのような遅延が生じる原因として，手掛かり刺激の属性といった外的な要因によって仕方なく引き起こされる場合だけでなく，個体側＝内的な要因によっても遅延が生じる場合がある．我々は何かの意思決定を行った後もすぐにそれを言葉や行動によって外部に表明しないことも多い．野球でセーフティバントを決めるためには，「今の投球に対してバントをする」と決めた後も，すぐにバントの準備をせず，強打のスイングをする振りや，見逃す構えをしながら，ぎりぎりのところでバントをしなければ守備陣が駆け寄ってきてしまう．政治の世界でも政党の党首選出の際，党員たちはたとえ心の中では誰に投票するか決めていても，駆け引き上，それをぎりぎりまで表明しない人も多いようだ．このように，意思決定の内容を表出するタイミングは，随意に制御できるという特性がある．

　最後に意思決定に影響を与える種々の周辺要因に関しても想定しておく必要がある．運動や感覚との対比で考えると，意思決定は認知的なプロセスと呼べる．上述したように，意思決定を行う際，まず必ずといってよいほどその個人や所属集団特有の何らかのルールを参照する．そのルールが数日以上は一定だとすれば，長期記憶の影響を受けているということになる．ただし，長期記憶の参照といっても単に認知的プロセスに留まらず，ルールをどの程度守りたいかという情緒的側面などによってもルールの拘束力が異なってくる．また，遅延要因として紹介した，選択肢に付随するリスクや利得の差に関する情報は，個体内で感情的な反応も引き起こし，時によって正常な判断を鈍らせることさえある．これに加えて比較的長時間に及ぶ感情的要因として，後の課題成功率に影響を与えるモチベーションレベルや，過去の課題成功率の評価，例えば，自己評価や他者からの評価などに基づく満足度も分析の対象として重要である．更に，個人差も多いが，多かれ少なかれ動物全般に観察される新奇性追求傾向も，意思決定行動の理解を複雑にしている．本

来，保守的な方がその個体にとっては安全・堅実な場合も多いのだが，環境の激変などが生じた場合には新奇性を追求する個体の一部が生き残る場合もあり，多くの動物種には他者とは違う選択をしたり，前に自分が行ったのとは違う選択をしたりする能力が潜在的に備わっている．

以上，本項では意思決定の重要性と，意思決定に影響を与える様々な要因に関してヒトの生物学的な側面も踏まえつつ論じてきた．実は，これらの要因は，次項で紹介する幾つかの研究と密接な関係を持っている．

5.2.2 動物を対象とした意思決定の脳内機構に関する研究経緯

意思決定に関して行動実験だけでなく，脳の働きを調べる生理学的実験を行うことで，意思決定をより深く理解すると同時に，意思決定機能が低下した人々や運動機能の低下によって意思決定を表出できない人々の治療や生活の質（QOL）向上に役立つ道筋が得られると考えられる．本項では意思決定の脳科学的基盤に関して論じる．

上述したように，意思決定はヒトだけでなく動物においても，社会生活や生存にとって重要な脳機能である．逆にいえば，あまりにも複雑すぎ，かつアプローチできる実験手法も限られているヒトを実験対象にしなくても，モデル動物を対象として意思決定の脳内機構を調べることができるということになる．実際，サルやラットなどのモデル動物を用いた生理学分野の研究者は感覚や運動，更には記憶に関して一通りの知見が得られた頃，意思決定の脳内機構に関しても研究を開始した[5],[6]．かれこれ20年ほど前のことである．

それでは，動物を用いた意思決定の脳研究とはどんなものであろうか．いくら意思決定が個体の生活や生存において重要な結果につながることがあるとはいえ，そんな重要な意思決定を一日に何度も繰り返して行わせることはできない．そこで，意思決定を行う状況を単純化するために，ジュースなどの報酬を少しずつ与えて，「脳トレ」のような学習課題を動物に教え，一日に何試行も課題を繰り返すときの脳の働きを調べる，というスタイルになった．その意味では，覚醒状態の動物を対象として，感覚や運動，記憶，認知など他の脳機能を主たるテーマとしたときの実験スタイルと同様である．

まず神経科学のおさらいである．脳の情報処理単位である神経細胞＝

第5章　意思決定の脳内機構と認知型 BMI への応用

ニューロンは，「スパイク」と呼ばれるパルス状の電位変化を示し，そのパルス発生頻度の変化によって情報を表現する．脳の中では様々な現象が起こっているが，ニューロンの活動状態と外界若しくは生体内の変化との対応を知ることが，脳を理解する上での最初の一歩である．つまり，ニューロン活動レベルで意思決定と関わっている証拠を得ようとするならば，特定の意思決定内容に選択性の強い脳活動パターンを見つけることが目標となる．ここで，「…が目標となる」と書いたが，最初からそのような考えが明確にあったわけではなく，本当にそのようなニューロン活動が見つかるかどうかも自信があったわけではない．

　著者が大学院生として過ごした京都大学霊長類研究所の久保田競教授（現名誉教授）の研究室（神経生理学）では，当時，「心の黒板」と例えられるワーキングメモリに関するサル前頭連合野の研究が盛んであった．しかし，それまでの国内外の関連研究の多くは，単一情報を静的に保持する機構に関するもので，暗算のように複数の情報を関連付けて何かの答えを導くというような複雑な脳内過程まではあまり調べられてはいなかった．そこで，著者は暗算のモデル課題として複数の視覚刺激の組合せによって眼を向ける方向を決める課題を考案した（図 5.2）．この課題の利点は「どちらに眼を向けるか」という行動の決定に関連した神経活動を，その他の視覚や運動そのものに関係した神経活動から分離できる点にあった．ただし，そんな複雑な課題をサルが学ぶかどうかは不安であった．実際，不安は的中し，なかなか訓練が進まなかったときには動物モデルを用いた高次脳機能研究の難しさを実感した．幸い半年ほどかけて何とか訓練に成功し，いざ前頭連合野から記録を始めてみると，何と予想どおりの活動が見つかったのである．つまり，あるニューロンは「右に眼を向けよう」と考えた場合に特に活動し，別のニューロンはそれが「左に眼を向けよう」と考えた場合に特に活動する，というように行動を決定する瞬間，決定する内容の違いに応じて活動を変化させるニューロンが多数発見されたのである（図 5.3）．著者は早速，その成果を神経生理学分野の専門誌 Journal of Neurophysiology に発表すると同時に，学位論文としてまとめた[7]．

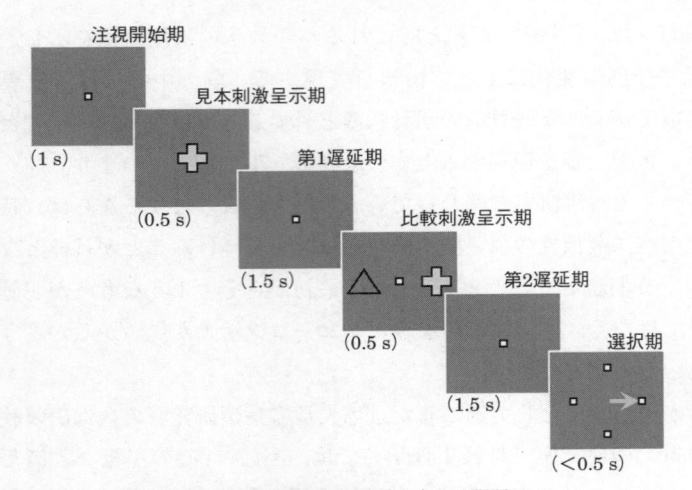

図 **5.2** 眼球運動版遅延見本合わせ課題
（©AIST）

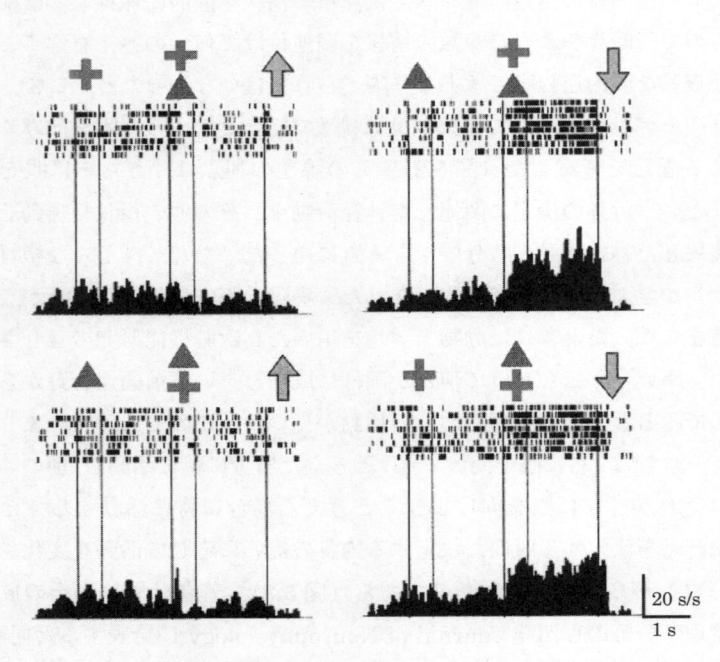

図 **5.3** 下方向への眼球運動の意思決定と関連した前頭連合野のニューロン活動
（©AIST）

5.2.3 動きの判断に関わるサル MT 野の働き

　この研究の成功を礎として，その後，視覚探索によって多数の選択肢から一つの目標を選ぶ課題[8]や眼球運動の能動的抑制を要求する課題[9]などを用いた意思決定関連ニューロンの探索を行った．本書ではその詳細は割愛するが，これら一連の研究の位置付けをするとすれば「運動選択（motor choice）」に関する意思決定の脳内機構といえる．

　実は，意思決定の脳内機構に関しては「感覚的判断（perceptual judgment）」に関する素晴らしい研究が既に米国で行われていた．ニューサム博士（現スタンフォード大学教授）らによるランダムドットモーション刺激を用いたMT 野[*2]のニューロン活動に関する研究である[10]．MT 野のニューロンは，視野に動く物体があるとき，特定の方向への動きに対して選択的に活動を強める性質があることが分かっていたが，その活動が単に外界の何らかの物理量を表しているのか，あるいは動きに関する主観的な知覚を表しているのかまでは分かっていなかった．そこでニューサム博士らは，パソコン画面上に表示した多数の光点を一定間隔でランダムな方向に動くモーション刺激，すなわち光点群全体としてはどの方向にも動いていない刺激をベースにして，そのうちのある割合の光点を特定方向に動かす刺激を用いた課題を考案した．この課題において同方向に動く光点の割合を操作すると，各割合でその正解の方向に対してどの程度，正しく答えられたかを調べることができる．つまり，ヒト同様，サルでも「どちらに動いて見えたか」という主観的な判断の強さを推測できる．ニューサム博士らは MT 野のニューロン活動記録実験において，単純なモーション刺激を用いて各ニューロンにおける「好みの方向」，すなわち，最もニューロン活動が高まる方向を決定した後，ランダムドットモーション課題で光点を動かす選択肢の一つを「好みの方向」にセットした．すると予想どおり，モーション刺激の曖昧さの操作に依存して正解の方向がそのニューロンの「好みの方向」であるとサルが判断すればするほど,そのときのニューロン活動が高くなることが確かめられた．更に,「好みの方向」が類似した隣接するニューロン群に微小電気刺激を行ってそれら

[*2] 視覚野にある部位の名称：V5/MT 野 (middle temporal)

のニューロンを強制的に活動させると，課題遂行時のサルの判断もそれらのニューロン群の「好みの方向」にシフトすることが確かめられた[11]．このように，ニューサム博士らは，行動と脳活動における詳細な相関関係が分かるニューロン活動の記録実験と，脳活動と行動との因果関係が分かる微小電気刺激の効果を調べる実験を組み合わせた巧みな課題を導入することで，特定の脳機能，すなわち，脳内意思決定の仕組みを明らかにできたといえる．

5.2.4 前頭連合野ニューロンの単一試行活動の解析による脳情報の解読

さて，著者は，その後，米国国立衛生研究所のゴールドバーグ博士[*3]の下で，前頭連合野での意思決定や関連要因の研究を続けた．最初のプロジェクトでは，「自己順序付け課題」という，前頭葉機能の低下を検出するテスト[12]をサル用に改変したものを導入したのだが，これがまたサルには難しすぎた．サルは毎日，成績の浮き沈みを繰り返すばかりでなかなか学習が成立したと宣言できる平均正答率90%以上を維持してくれない．しかし，全くできないのならいざ知らず，できるときとできないときがあるので訓練を諦めることもできなかった．著者はどうしてこのような成績の変動があるのか不思議に思いつつも，中途半端な状態にもかかわらず思い切って記録実験を開始してみた．そしてふと思いついて，試行と試行の間の特に何もしていない期間のニューロン活動をモニタし続けた．一般に，この期間の活動は単なるベースラインであり，試行ごとにわずかに活動レベルが違うのは誤差と考えられていた．しかし，著者がその「誤差」変動の曲線を成績の変動曲線と比べたところ，驚くべきことにそっくりだった．この結果は，前頭連合野が個々の具体的な行動だけでなく，作業効率として反映される「やる気」や「集中力」といったグローバルな機能の調節にも関わっていることを示していた[13]．意思決定に関係するニューロンが観察できるのと同じ脳領域がそのようなグローバルな働きに関係したニューロンがあることは，双方の機能が密接に関連し合っているからなのかもしれない．

この研究がScience誌に掲載されたことによって，著者は，脳内の情報を単一試行単位で読み取る解析法の重要性に気付いた．脳の中には常に様々な

[*3] 眼球運動や注意の脳内機構に関する研究の権威，現 コロンビア大学教授，北米神経科学会会長（2009-2010）．

情報が渦巻いており，それが刻一刻と変化していく．そのなかにはもちろん，情動などのグローバルな心的変動も含まれているが，意思決定のような1試行ごとに導かれるような具体的な認知的情報も解読できるのではないかと考えたのである．ただし，意思決定の脳内機構に関する当時の研究は，実験条件間で数十試行の活動の平均値の比較を行ったり，そのニューロン活動データと行動データを合わせて意思決定のモデル式を考えたりすることが主流であったため，その考えが通用するものか自信は持てなかった．

実際，意思決定を単一試行単位で解読できたからといって何の役に立つのだろうか．その疑問に答えを与えてくれたのが，BMI研究の隆盛である．米国の2～3の研究室で競い合って行われていたサル運動関連領域のニューロン活動によるロボットアームの制御では，単一試行のオフライン解析どころかリアルタイムでニューロン活動の解析，脳情報の解読，外部機器制御が必要不可欠であった．一般に基礎的な神経生理学研究を行っている研究室では，市販のソフトウェア，あるいは研究室単位で開発したプログラムによって行動課題の制御はリアルタイムで行うものの，ニューロン活動の解析に関してはスパイク発火頻度のヒストグラムなどをパソコン画面で見るくらいで，詳細なデータ解析はオフラインで行うのが慣習であった．BMI的制御は現に行われていたので不可能とまでは思わなかったが，実際，どのようにしてそれが実現したのかは皆目見当がつかない．ただ，高度な技術と莫大なコストが掛かることだけは確かだった．

5.2.5　上丘ニューロンの単一試行活動解析による意思決定予測とマインドアイの制御

ニューロン活動の単一試行解析方法について，漠然と開発意欲はあったものの，どこから手を着けてよいか考えあぐねていた頃，ノースウェスタン大学のスィーグレーヴス博士の下で，リサーチアソシエイトの職を得ることになった．そこでは，博士のメインテーマと並行して，ステップバイステップで単一試行解析の技術を磨くことにした．選んだ課題は眼球運動によるGo/No-go課題である．この課題は周辺視野に呈示した視覚刺激の色の違いによって，その図形に眼を動かすか，動かさないかを決めるものである．刺激が出たら，それが何であってもそこを見ればよい単純な課題と異なり，緑

色の場合はそこに眼を動かし，赤色の場合は画面真ん中に眼を留めておくというルールに従って正しい意思決定を行い，決められた回答時間においてそれを実際の運動の選択によって答える．回答時間は「遅延なし」の場合は刺激呈示直後からの 800 ms 間，「遅延あり」の場合は刺激呈示の 1 s 後から 800 ms 間と設定した（図 5.4）．

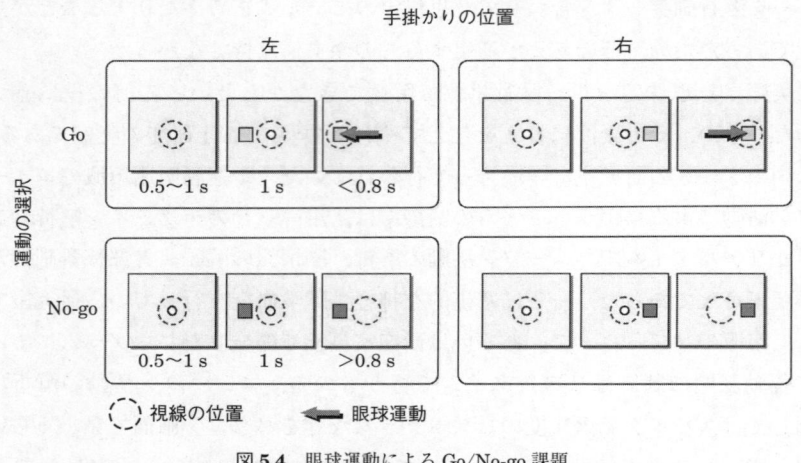

図 5.4 眼球運動による Go/No-go 課題
（©AIST）

今回の課題は単純であったこともあり，サルは比較的短期間で課題を学習した．問題は解析である．上述したように，従来形の研究では意思決定の違いによってニューロン活動に違いがあるかどうかを調べるためには，条件ごと（Go/No-go）に多数の試行の活動の平均値を算出し，比較する場合が一般的であった（図 5.5）．この状態で，記録された単一試行活動を単に眺めていてもその活動の後に行われる行動が Go/No-go のどちらかであるかは必ずしも明確でない（図 5.6）．

そこで，本研究では，上丘[*4]活動を観察し，仮想意思決定関数（VDF：Virtual Decision Function）と名付けた独自の関数を導くことができれば，単一試行における意思決定の予測が可能である，という仮説を立てた．この仮説を

[*4] 中脳（脳幹）に位置する．注意と眼球運動に関わっているとされている．

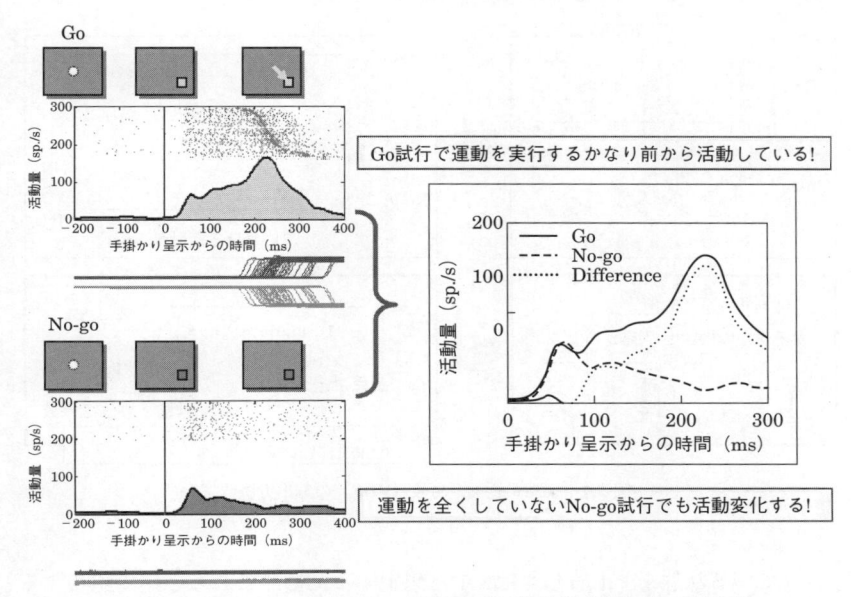

第 5 章　意思決定の脳内機構と認知型 BMI への応用　　**145**

図 5.5　上丘ニューロン（1 個）の活動に対する条件間平均値比較（従来法）
（©AIST）

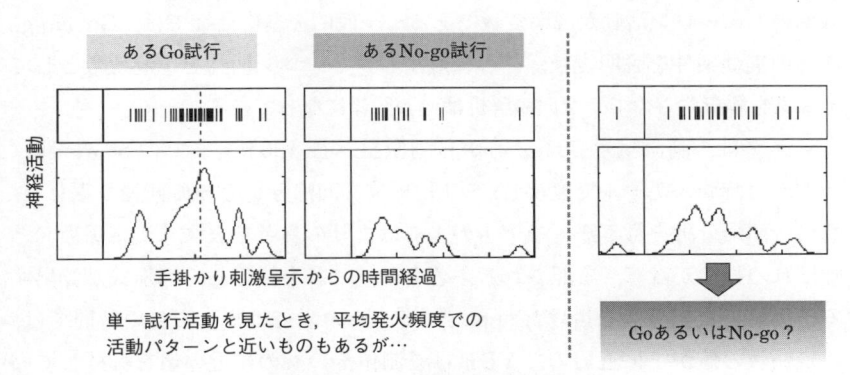

図 5.6　単一活動による行動予測の概念
（©AIST）

検証するため，視覚的手掛かり刺激の呈示にミリ秒ごとにタイムロックされた上丘ニューロンの活動を説明変数に，サルが最終的に選択した行動を 2 値化した値（Go = 1, No-go = −1）を予測変数にして回帰分析を行った（**図 5.7**）．なお，予測式として当初は線形回帰を検討したが，予測変数として意思決定が完全に

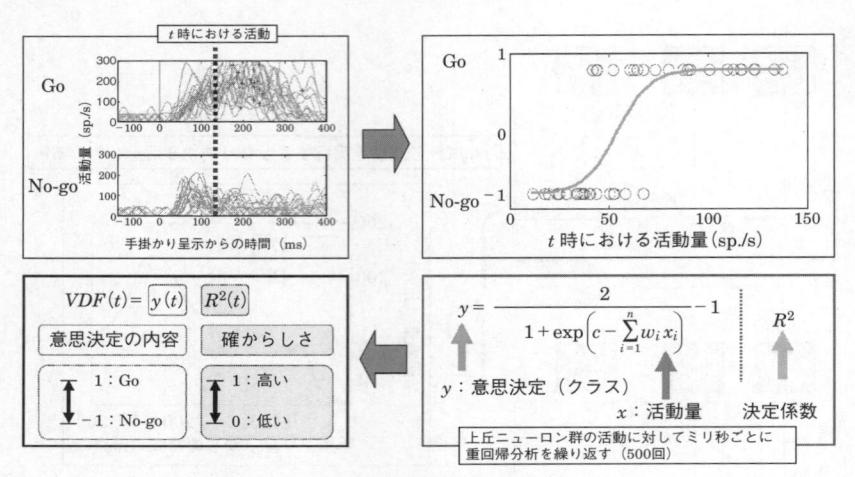

図 5.7 仮想意思決定関数（VDF）の算出方法
（©AIST）

なされている状態を+1若しくは-1と想定するため，これらの値で飽和するロジスティック曲線を用いることにした．また，ここでは，1個，若しくは複数個のニューロン活動が説明変数である．一般的な基礎研究では，Go/No-goなどの実験条件を説明変数，それに対するニューロン活動を予測変数としてデータを解析するので，今回の解析は逆の関係になっている．

データは，刺激呈示 99 ms 前から刺激呈示後 400 ms までの 50 ms 間にそろえた時間スケールで変換し，ミリ秒単位で回帰分析を 500 回繰り返した．なお，回帰分析を行う際，モデルの当てはまりの良さを表す「決定係数」と呼ばれる指標が計算，参照される．著者は，これを活用し，回帰式が算出する予測値と決定係数を掛け合わせた．モデルの当てはまりの良い時間では，決定係数の値が 1 に近いので VDF は予測値そのものに近い値を維持している．一方，刺激呈示前，つまり理論的に予測できない時間では，モデル式が何らかの予測値は出力できても当てはまりが悪いので，決定係数は小さくほとんど 0 となる．この結果，VDF もほとんど 0 近くになる．このような性質を持つモデル群に，1 試行分の新規データを入力することにより，各試行における時間的変化を定量化，視覚化できる $VDF(t)$ 関数を導くことに成功した（図 5.8）．なお，この研究ではデータをモデル訓練用とテスト用の 2

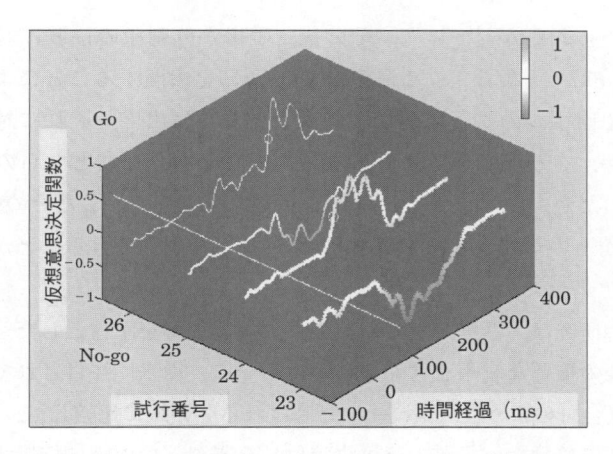

第 5 章　意思決定の脳内機構と認知型 BMI への応用

図 **5.8**　VDF による意思決定の脳内過程の視覚化と単一試行予測
（©AIST）

群に分けるほどのサンプル数がなかったために，「リーブワンアウト」と呼ばれる交差検証法を用いて，予測する試行を除いた他の試行からモデルを作るという作業を試行数分繰り返した．

この $VDF(t)$ の長所は，時間とともに意思決定がどのように連続的に進行するか視覚化できることである．値が 0 付近であれば意思決定がまだなされていない状態であり，+1 に近づけば「Go」の意思決定を，-1 に近づけば「No-go」の意思決定に近づく．一方，$VDF(t)$ の短所は，$VDF(t)$ そのものにはカテゴリカルな予測機能がないことである．それを補完するために，Go と No-go のそれぞれの最終結果と強く相関するしきい値を設定した．しきい値の設定はシミュレーションによって決めた．プラス側に Go のしきい値候補を，マイナス側に No-go のしきい値候補を，それらの値が同じになるペア（例えば 0.6 と -0.6）の値を体系的に変えていき，全体の正答率が最も高くなるようなしきい値を見つけた．

各試行で $VDF(t)$ を導き，それによる脳内意思の予測と実際のサルの選択を比較したところ，わずか数個（2～5 個）のニューロン活動から，約 90％ の精度で脳内意思決定が予測できることが示された．当初は特定の視野位置における手掛かり刺激の意味に対応した運動選択を予測する $VDF(t)$

だけが用いられたが[14]〜[16]，その後，手掛かり刺激の位置に対しても独立した $VDF(t)$ を算出し，2種類の $VDF(t)$ を参照することによって，脳活動から1回ずつの試行において刺激がどちらに出て，それに対して眼を動かすのか，を予測できるようになった．しかも，左右どちらの視野に視覚刺激が出たか，に関しては，刺激呈示後約 60 ms で，またその刺激が Go か No-go かという判定も約 150 ms という速さで判別できることが明らかとなった[17]．

これらの研究は，リアルタイムでの外部機器制御を主体としたものではないが，三つの重要な成果を含んでいる．第一に，従来，注目されていた大脳皮質前頭連合野のような「最高次」と呼ばれる脳領域に比較して，活動変化，時間経過共に負けない品質の意思決定信号を脳深部の中脳に位置する上丘で発見し，たった数個の上丘ニューロンでも認知型 BMI に役立つことを示したこと．第二に，外界からは観察が不可能な「しない」という選択肢も含め，脳内での内的な意思決定過程の時間的変化を単一試行活動から推定，視覚化したこと．第三に，刺激呈示から約 0.15 s という速さで最終的な意思決定の内容を予測することが可能であることを示したこと，である．これらの結果が意味することは，比較的少数のカテゴリーとして表現可能な脳内意思決定であれば，数百という電極を用いたような生体負荷の大きい大形インプラントを用いなくても，数個のニューロンの活動を記録できる小形のインプラントから解読に必要な十分な情報を入手することができるということである．

この結果に基づき，著者らは，解読した脳内意思に基づいて外部機器を制御するシステムの開発に着手した．その手始めとなったのが「マインド・アイ」プロジェクトである[4]．このプロジェクトでは，上述した上丘ニューロンの活動の単一試行解析によって，可動カメラを動かすデモシステムの開発を目的とした．具体的には，サルが眼を左右どちらに動かそうか，あるいは動かすまいか，を頭の中で考えている遅延期間の脳活動を擬似リアルタイムデータとして用いて，カメラを素早く正しい方向に動かすシステムとした（図 5.9）．カメラの画像は，ヘッドマウントディスプレイに呈示することができるので，このシステムは，遠隔地にあるカメラの向きを，念じただけで動かすことができるという福祉機器のモデルとなった．

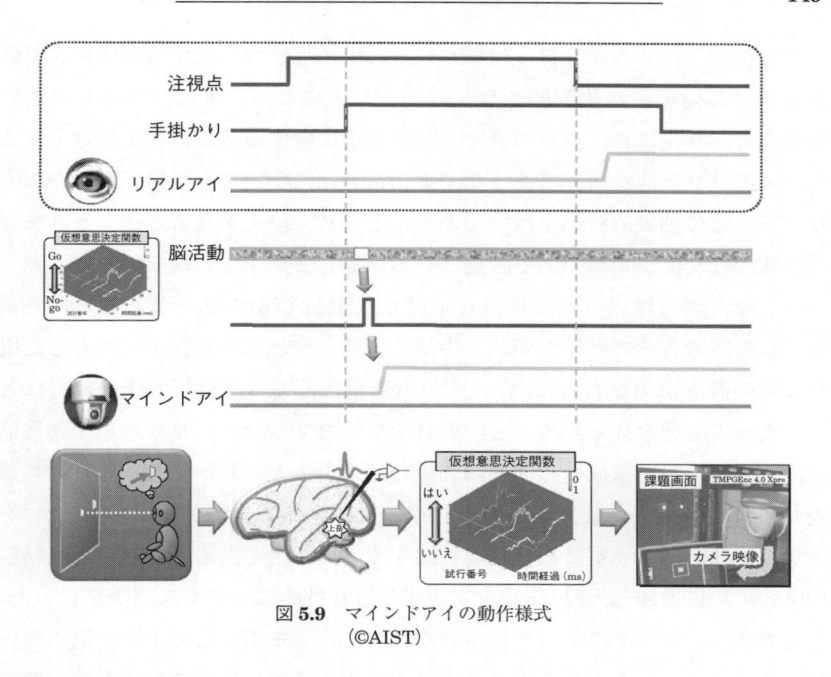

図 5.9 マインドアイの動作様式
(©AIST)

5.3 認知型 BMI 技術の応用

5.3.1 重度運動機能障害者[*5]の意思伝達支援に向けて

さて，20世紀後半から飛躍的に発展してきた脳科学は，「○○の脳機能を解明」などのニュースが頻繁に流れるほど，脳や人間をより深く理解するための学問として十分すぎるほど役立ってきたと考えられる．逆にいえば，これまで，脳科学は必ずしも医療や産業などへの直接的応用が期待される研究分野ではなかった．そのような中，近年，企業の社会的責任（CSR：Corporate Social Responsibility）的概念が大学や公的研究機関にも求められるようになり，基礎研究分野においても応用への展開，つまり社会貢献への具体的道筋を示すことが強く望まれるようになってきている．BMI 技術が登場したことによって，脳科学も社会に直接，貢献できる可能性が高まってきた．しかし，たとえ BMI 技術の研究や開発に携わっていたとしても，研究成果物をどのようにして実用化し，いつ頃どうやって売り出すのか，そ

[*5] 近年，障がい者と表記する動きもある．

もそも誰がユーザとなり得るのかといった市場規模の調査や適正価格まで検討している研究者は比較的少数と言わざるを得ない．実際，上述した著者の研究も，サルにおける意思決定の脳内機構に関する基礎研究を発端とするシーズドリブン的な研究であった．更に言えば，シーズドリブンやニーズドリブンなどの抽象的概念を用いていること自体，研究開発者とエンドユーザの実質的な交流が希薄である証拠といわれてしまうかもしれない．

そこで，著者はいったん振出しに戻り，BMI技術のユーザ候補となる重度運動機能障害者の種類や病状，生活の様子，意思伝達支援を目的とした既存技術の調査事業を行った[18]．その調査報告書では，意思伝達の障害に苦しむ人々の実態を知るため，公的資料を用いた文献研究，及び意思伝達機能に障害を持つ患者家族への面談調査等の結果をまとめた．また，それらの調査結果から考案した意思伝達障害レベルに関する独自の分類（ACICA）を提案した（図5.10）．更に福祉機器に関する大展示会である「国際福祉機器展」（2008年）に参加し，意思伝達を支援する既存技術についても調査を行った．そこでは，絵カードによって描かれたメッセージを指差しによって選ぶ技術や，キータイプした文章を人工音声で表出する装置，視線の向きを画像解析

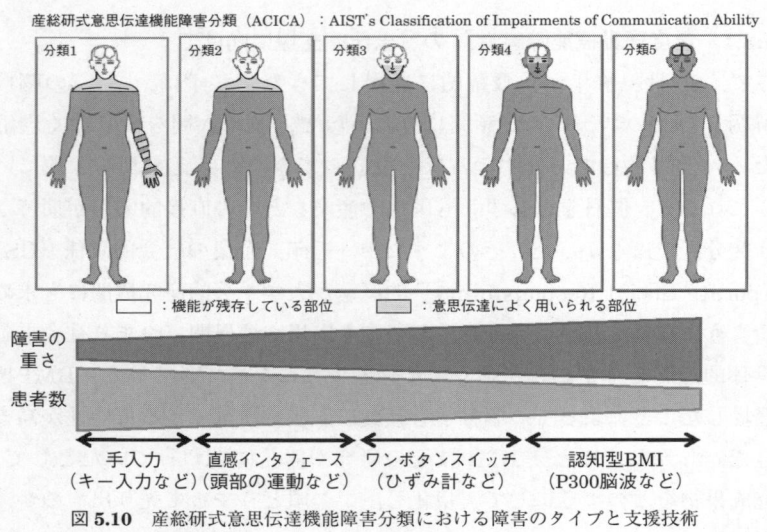

図5.10 産総研式意思伝達機能障害分類における障害のタイプと支援技術
（©AIST）

によって分析し，パソコンを操作する視線入力装置などが多数展示されており，その幾つかは実際に体験することもできた．

そのような中でも興味をひかれたのは，大手電機メーカが開発した筋萎縮性側索硬化症（ALS）患者向けに開発した「心語り」である[19]．この装置は近赤外分光法（NIRS）を用いて脳血流量を測定することによって，Yes/Noの意思決定を解読することを可能としている．例えば，Yesであればユーザは暗算をするなどして前頭葉を強く活動させる．Noであれば特に何も考えたりしないので前頭葉は強く活動することはない．この装置は，ヘッドバンドの前頭部付近に取り付けたセンサを通して前頭葉の活動レベルを間接的に測定する．調査当時は，測定に1分弱ほど必要であったが心拍などの「生体揺らぎ雑音」を除去することで現在はもっと短時間で判断ができるという．「心語り」の素晴らしいもう一つの点は，厚生労働省から「補装具」としての認可を受けており，国の補助を受けて低価格で購入できる点である．判定が二者択一に限定されていたり，計測に時間が掛かるなどの問題があるが，比較的新しいNIRS技術をいち早くBMI目的で導入していることは，実用的福祉機器として，評価されるべきものだと思われる．また，兵庫県の会社からは脳波や眼電によって入力する汎用スイッチ「マクトス」という製品も販売されており，ALS患者らに広く利用されている[20]．以上は国内の状況であるが，海外では，脳波による入力方法が更に普及しているのが現状である．そこで，次項では脳波を用いた意思伝達技術に関して紹介する．

5.3.2　P300脳波に着目した文字つづりシステム

我々の脳の中で行われているニューロンを情報単位とした信号伝達は，マイクロボルト単位の微弱なものであるが，ニューロン集団が一斉に活動すれば，その電位変化が脳を覆う硬膜や頭蓋骨を超えて頭皮上で観察することが可能となる．そのような電位変化を脳波と呼ぶ．脳波には様々な種類がある．良く聞くアルファ波などは，リズミカルなサイン波のような波で，「自発脳波」若しくは「基礎律動」と呼ばれる．一方，光や音などの感覚刺激の出現のような特定の事象とタイムロックして観察される脳波は「誘発脳波」と呼ばれることもあるが，単に感覚情報の受容プロセスだけでなく認知的プロセスを反映した成分があり，そのような文脈では「事象関連電位」と呼ばれる．

特に興味深いのは，1960年代に発見された，手掛かり刺激が呈示されてから300 ms後に，頭頂部を中心にして観察されるプラスの大きな電位「P300」である[21]．P300は外界で何か注意を引くような変化が生じたとき，つまり「おやっ」と思ったりしたときなどに強く出ることが知られている．例えば，パソコン画面に「リンゴ」，「ミカン」，「バナナ」など数種類の果物を示した図形が順次，一瞬だけランダムに呈示される実験を行ったとする．実験協力者には，このうち一つ（ターゲット）を適当に選び，その図形が呈示される度に頭の中でその回数を数えてもらうようにお願いしておく．それ以外の選択肢（ノンターゲット）が出ても回数は数えない．回数を数えるという作業は，ターゲットに対する注意を高めるために行われる．例えば，ターゲットがリンゴだとすると，リンゴが呈示されたときのP300が他の果物のときよりも強くなるのである．この知見を利用すれば，実験協力者が何を選んだか言葉で伝えてもらわなくても，P300が最も強く出た果物がどれかを推測できる．

この論理を利用してアルファベットを一文字ずつ入力する技術「P300スペラー」が考案された[22]．このシステムでは，パソコン画面上にアルファベットや数字が合わせて36種類の選択肢が縦横6×6配置の文字盤に呈示されている（図5.11）．上述したP300実験では，画面を切り換えて選択肢を呈示したが，どのような選択肢があるかを常に確認できるように画面上に

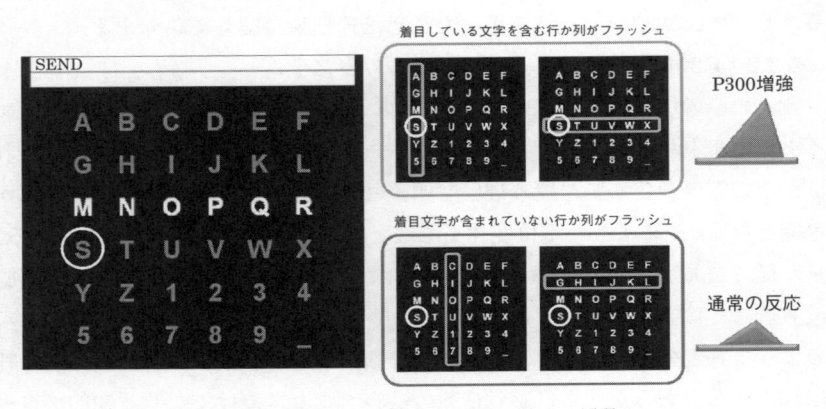

図5.11　P300による文字つづりシステムの原理
（©AIST）

全て並べた場合には，選択肢を一つずつフラッシュするという方法で対応できる．ただし，選択肢が36種類もあると一通りフラッシュが終わるまでかなりの時間が掛かる上，SN比の悪い脳波では各選択に対してある程度の回数，フラッシュを繰り返さないとはっきりしたデータが得られない．そこで先行研究では，文字単位でフラッシュさせるのではなく縦6列若しくは横6行のうちどれかの列か行に含まれる文字をグループにしてフラッシュさせる手法が導入された．そうすれば，選択肢の数は12種類ですみ，6列のうち1列，6行のうち1行，それぞれP300が最大となるグループを特定できれば，その組合せで答えが推測できる．例えば「SEND」という単語をつづる場合，実験協力者はまず「S」に着目しておく．画面がフラッシュしだすと，Sが含まれるグループがフラッシュしたとき，それが縦であろうと横であろうとお構いなしに頭の中でSがフラッシュした回数を数える．もし，実験者が縦横12種類をそれぞれ10回ずつフラッシュするように設定していたとすれば，Sは縦グループとして10回，横グループとして10回，計20回フラッシュすることになる．

　以上がP300スペラーの原理である．では，このシステムでどれくらい正確にどれくらい速く文字をつづれるのであろうか．その後の一連の研究から，おおよそ15秒に1文字（1分間当り約4文字）を約95％の正答率で推測できることが分かってきた[23]．この伝達効率に対してどのような評価をするかは人それぞれだろう．健常者がキーボードでタイプすることを考えれば1文字当り1秒以下であるが，そういう動作を全くできない重度の運動障害者が文字をつづることができるのであれば，たとえそのスピードが遅くても画期的なことであるといえる．実際，P300によるBCIに着目する研究者が増えている．その土壌作りに大いに貢献しているのが，「BCI 2000」というシステム及びそのコミュニティである．このコミュニティの中心人物である米国NY州ワズワースセンターのウォルポー博士らは，P300スペラーなどのBCI実験用プログラムを無償（非営利/教育目的に限定）で公開している[24]．このプログラムは世界各国500以上の研究室で実験に使われている．また，BCI 2000コミュニティが主催する脳情報解読コンテストも興味深いイベントである[25]．なお，P300スペラーに関しては第3回分のコンテストのデータが公開されている[26]．

BCI 2000 が対応するハードウェアは幾つか存在するが，なかでもオーストリアにある g.Tec 社は P300 スペラーなどのサンプルプログラムを含むシステムを販売していることで有名である[27]．システムの概要としては「gUSB アンプ」と呼ばれる 1 台につき 16 チャネルまで脳波が記録できる生体アンプと，脳波キャップ，MATLAB/Simulink[*6] による制御ソフトなどである．生体アンプは家庭用電源で動作し，電極が取り付けられた脳波キャップからの信号に対し，増幅やハードウェア的フィルタリング，ディジタル化を行う．その後，USB 接続されたパソコンにデータが送られる．パソコン側では Simulink モデルをベースにして動作するプログラムが，リアルタイムでデータを取り込み，文字盤のフラッシュなどの課題制御や P300 脳波の識別及びその結果の表示，データのセーブなどを行う．なお，脳波キャップから脳波計まで有線で信号が送られるが，その際，電磁的及び物理的雑音がケーブルに乗ることによって SN 比が悪くなる性質があるため，脳波計メーカ各社は脳波キャップに取り付けられている電極と一体化した小形のバッファアンプを配置して雑音対策をするのが流行となっている．そのような電極はアクティブ電極と呼ばれており，g.Tec 社からもオプション製品として販売されている．

このように g.Tec 社は，BCI2000 システムと連携したり，最新の計測技術を取り入れたりするだけでなく，国際学会で広報を兼ねた研究成果の発表を行い，確実にユーザ数を増やしている．日本国内でも P300 スペラーに関しては国立リハビリテーション研究センターの神作憲司博士らの研究グループ[28]などが，また運動イメージの解読に関しては慶應義塾大学理工学部の牛場潤一博士ら[29]が g.Tec 社のシステムを活用した研究開発を行っている．もちろん BCI2000 を直接使っていなくても，その技術を参考にしつつ，独自開発の技術で乗り越えようとするような研究チームも国内外にも多数存在する．

5.3.3 脳波による意思伝達装置「ニューロコミュニケータ」とそのコア技術

このような世界情勢の中，著者らの研究グループも脳波による意思伝達装置の開発に着手した．動物を対象とした次世代医療・福祉技術としての侵襲

---

*6 MATLAB/Simulink は，The MathWorks, Inc. の登録商標です．

第5章　意思決定の脳内機構と認知型 BMI への応用

的 BMI 技術の開発を諦めたわけではないが，まだまだ脳内電極で記録できる多彩な神経活動の解析と，インプラント装置の手術と維持に関する安全性の確保のためには長期的な視野に立った研究が必要である．一方，意思伝達の支援が必要な患者は，BMI 技術の実用化を今か今かと待っている状態である．それを考えると，たとえ装置性能の上限が低いと想定されるものの，実用化に近い非侵襲的 BMI 技術でどこまでできるのかにチャレンジしてみたくなったのである．ただし，全ての非侵襲的 BMI が実用的というわけではなく，fMRI や MEG といった大形の装置は，臨床や研究目的で有用であっても個人で購入できるようなものではない．その反面，近年の半導体技術の進歩により，脳波計であればこれまで市販されていた高価な製品の機能を絞り込み，再設計することで最終的に低価格の装置を作ることができると思われた．大体の方針が決まったところで，著者の所属する研究機関の競争的政策資金に研究計画が採択され，「ニューロコミュニケータ」の開発プロジェクトを立ち上げた．上述した重度運動障害者の調査事業もこのプロジェクト開始直後に採択されたもので，開発の参考になった．更に，開発を開始した1年後に厚生労働省障害者自立支援機器等研究開発プロジェクトに採択され，一挙に開発が加速された．このように様々な支援を受けることで 2010 年 3 月にプレス発表を行うことが可能となった（図 **5.12**）[30]．

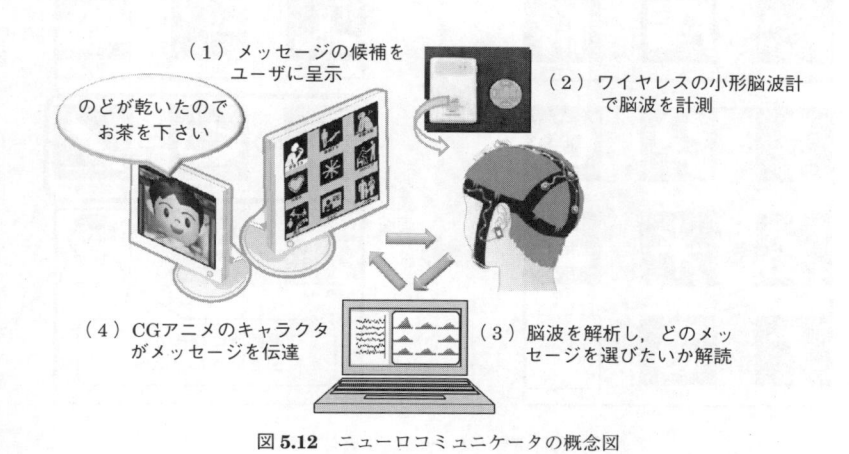

図 **5.12**　ニューロコミュニケータの概念図
（©AIST）

この装置のユーザは，電極と脳波計の付いた水泳帽のようなキャップをかぶり，メッセージ選択用のパソコン画面に向かう．パソコン画面には，様々なメッセージを象徴する8種類のピクトグラム（絵カード）が選択肢として表示されている．このときの脳波を独自開発の脳波計測システムで観察する．ヘッドキャップには頭頂部を中心にして8か所に電極が付けられており，そこで計測した脳波が短いケーブルで，携帯電話の半分ほどのサイズの小形脳波計に集められ，ここからコンピュータに無線で送信される．ユーザが8種類のメッセージのうちの一つを他者に伝えたいと思っているとしよう．脳内では8種類のうちどれを選ぶかによって異なる情報処理がなされているのだが，上述したように頭皮上で記録する脳波を調べてもそのような細かな処理の違いは区別ができない．そこで，8種類のピクトグラムを順次，擬似ランダムにフラッシュさせ，P300を誘発させる．これによって，ユーザが

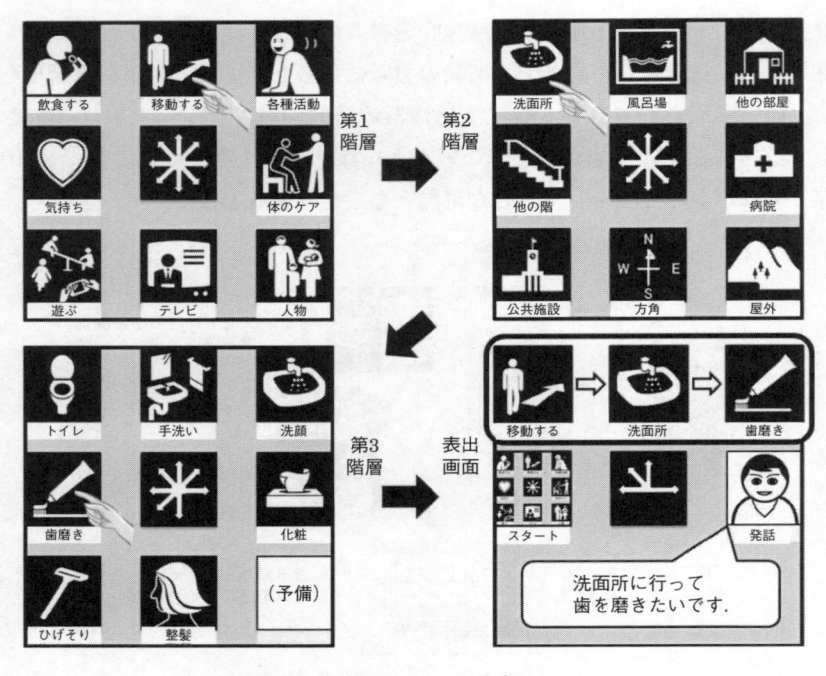

図 5.13　階層的メッセージ生成システム
（©AIST）

第5章 意思決定の脳内機構と認知型BMIへの応用

選びたいと思っているピクトグラムを特定することができ，その絵によって示されるメッセージをパソコン上のCGアニメーションのキャラクタ（アバター）が人工音声で読み上げる．以下，このニューロコミュニケータに搭載されている三つのコア技術を解説する．

一つ目のコア技術は，「階層的メッセージ生成システム」である（図 **5.13**）．これは伝達したいメッセージ内容を効率良く作り上げるシステムである．ニューロコミュニケータでは1回の選択で8種類のピクトグラムを選択できる．しかし，日常的なメッセージをカバーするにはこれだけでは不十分である．だからといって，多数のピクトグラムを並べてもどこに何があるのか分からなくなってしまう．そこで採用されたのが，最初に大きなカテゴリーから一つを選び，次に選ばれたカテゴリーの中から更にメッセージの候補を絞り込んで，最後にもう一度，選択した段階で一つの完成したメッセージを作る方法である．この方法は単に，カテゴリー構造の中からメッセージを選ぶというだけではなく，英語の授業で出てくるようなSVOCなどの構文のように，メッセージの要素（断片）を組み合わせて一つの文章を作るという機能も含まれている．例えば，ユーザが今の姿勢が苦しくて右下に寝返りを打つ方向に介護者に体を回転させてもらいたいと思っているとしよう．まず，移動や食事，体のケアなどを含む最初の大きなカテゴリーのピクトグラムの中から，「体のケア」を選ぶ．次に，痛い，かゆい，姿勢，服を脱ぐなどピクトグラムの中から「姿勢」を選ぶ．そして最後に寝る，起きる，寝返り（右下），寝返り（左下）などのピクトグラムから，「寝返り（右下）」を選択すると「右下に寝返りを打ちたいです」という平仮名にして16文字からなるメッセージが簡単操作で作られる．現在の設定では八者択一の入力を3回繰り返すことで合計512種類の多様で複雑なメッセージを生成することが可能である．それをアバターが「しゃべって伝える」ことで自ら話せない人でも，臨場感あふれたコミュニケーションが可能となる．アバターも幾つかの中から好きなものを選んで使える仕様のため，ユーザ個人だけの装置という感じで親しみやすさも増し，他者との会話も弾むのではないかと考えた．

ところで，ニューロコミュニケータの場合，ターゲットを言い当てるチャンスレベルは常に512分の1である．もし，同じメッセージを五十音順の

日本語文字盤で正しく入力しようとすると（文字数を単純に50種類として）50の16乗分の1という天文学的な数字になってしまう．たった2文字でも50×50＝97,500である．確かに文章を自由自在に作れるのは魅力的であるが，チャンスレベルの低さから考えても今後も正答率を100%近くまで上げるのは困難であろう．たとえ100%の正答率があったとしても，1文字10sとして16文字入力するためには160s，入力ごとの間の時間も入れれば3分以上掛かってしまう．それを考えると，そこでユーザにとって使用頻度の多そうなメッセージをあらかじめ選んでおくプリセット方式の良さが少しは分かって頂けるはずである．本技術における今後の課題は，多くの人に共通で使ってもらえるメッセージデータベースの作成と，それを基に個人個人の病状や嗜好に合わせた変更が加えられるようなカスタマイズ機能の導入である．

　二つ目のコア技術は「小形無線脳波計」である（図**5.14**）．これまでの脳波計は大形で家庭用電源が必要だったが，外出先でも使えるようにするためには，小形でモバイル特性の高いことが重要である．また，ケーブルが長いと首に絡まる危険性がある他，何かに引っかかって機械を壊してしまう可能性もある．更に，雑音が入りやすいために脳波計の性能に問題が出ることもある．そこで，写真のように小さい無線方式の脳波計を試作した．この脳波計を，水泳帽を加工して作った脳波キャップに固定する．金属電極は国際

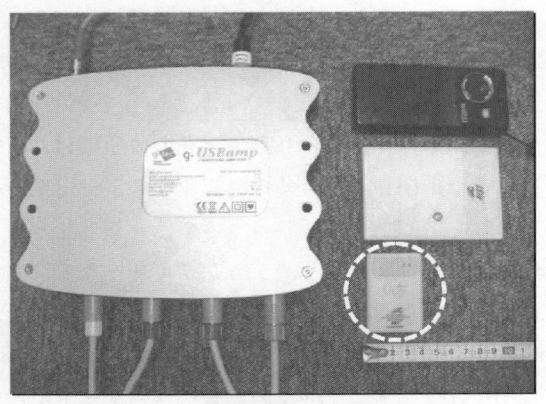

図**5.14**　小形無線脳波計
(©AIST)

10-20法に準拠して，頭頂部周辺に8か所設置した．「おやっ」と思ったときに出現するP300脳波に変化が検出されやすい位置である．これらの電極で記録された信号は，短いケーブルでつながったすぐそばの脳波計内のアンプで増幅するため，雑音も乗りにくい．脳波計自体がアクティブ電極のような機能を果たすのである．なお，金属電極はフジツボのような形状をしていて，上部の穴から塩化カリウム（KCl）を主成分とする，ある程度，粘性のあるジェルを流し込むことで，導電性を上げ，脳波を効率良く記録できるようにする．近年，ジェルを使わないドライセンサなるものが登場し，簡便性を売りにしているが，著者の印象としてはジェルを使うほどの精度までには達していないと思われる．しかも，そこに余分なコストを掛けてしまうと将来，製品化したときの価格が上昇してしまうので現在は導入をためらっている状態である．むしろ，今後の課題としては，脳波計を駆動している現在の交換式ボタン形電池の代わりに充電方式を導入することであると考えている．

　三つ目のコア技術は「高速・高精度の脳内意思解読アルゴリズム」である．P300は他の脳波の種類に比べても比較的安定して観察できる「優良な」シグナルではあるが，振幅などの出やすさやよく出る電極位置，出るタイミングなどには多かれ少なかれ個人差がある．そのため，「P300が最も強く出た選択肢を決める」といってもどのチャネルでどの期間の値を参考にすればベストかを主観的に判断するのは難しい．そこで，先行研究においても既に行われてきたことであるが，本番の実験の前にあらかじめ各個人に合わせたP300の出現パターンを調べておき，「ターゲットに対する反応」と「ノンターゲットに対する反応」の2クラスの「鋳型」を用意しておく．そうすれば新規の脳波データが得られたとき，どちらの鋳型によりマッチするかを客観的に判断できる．この作業に利用できる既存の統計手法として「サポートベクトルマシン（SVM）」と「線形判別分析（LDA）」が知られている．著者はこの中で，LDAを採用した．

　LDAの詳しい説明は統計の教科書に譲るとして，P300スペラーやニューロコミュニケータにおいて，LDAをどのように用いて識別しているかを以下に示す（図**5.15**）．誤解の多いのは選択肢の数（36種類あるいは512種類）の脳波のパターンを覚え込ませ，そのうち新規データがどのパターンである

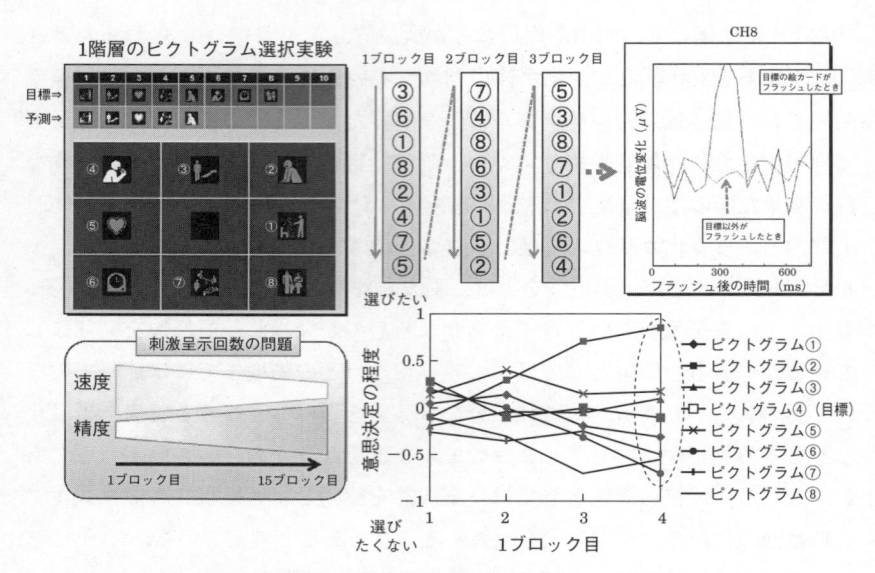

図5.15 フラッシュ誘発式P300依存ピクトグラム選択手法
（©AIST）

かを判別するという解釈である．そのような識別を脳内電極から得たデータでなく，頭皮上の脳波データで行うことは不可能とまではいわないが極めて困難である．実際には各選択肢に対して2値判別を行えるようにLDAモデルの係数を決定する．こうして係数が決まった判別式に新規データを入力すると，判別結果の指標となる判別得点が出力される．あらかじめ新規データに対してターゲットと類似の反応と判断されれば正の値，ノンターゲットと類似の反応と判断されれば負の値になるように設定しておけば判別得点を見てどちらのクラスに近いのかを類推することができる．この値を全選択肢に対して1回ずつのフラッシュを行うたび（1ブロックごと）に全選択肢のそれぞれに対して1個ずつの判別得点を計算する．この作業をブロックごとに行って得られた判別得点を，累積加算していく．すると，あらかじめ設定された全ブロックが終わる頃には全選択肢のうちの一つの判別得点が他よりも相対的に高い値になっている．このような最高の判別得点を得た選択肢こそユーザが選ぼうとしていたターゲットであるという論理である．

重度の運動機能障害のために他者への意思伝達が全くできない方が，少し

第 5 章　意思決定の脳内機構と認知型 BMI への応用　　　**161**

でもできるようになるという意味ではこれで十分とも考えられるが，P300を活用する意思伝達システムの開発者の間では「より正確に，より速く」という観点から，著者らの技術の優位性を示す必要がある．既にお気付きの方も多いと思うが，この二つの目標はトレードオフの関係になっていて，簡単には両立できない．この課題を克服するため，著者らは上述したサル上丘ニューロンの単一試行活動による行動予測の論理を導入した．ニューロン活動データと異なり，脳波データからはユーザが意思決定した瞬間，恐らくピクトグラムが並べられたメニュー画面を見た直後の意思決定の瞬間を ms 単位で調べても有用な情報は得られない．その代わり，フラッシュ刺激を繰り返している際，1 ブロックごとをニューロン活動の ms に見立てて，意思決

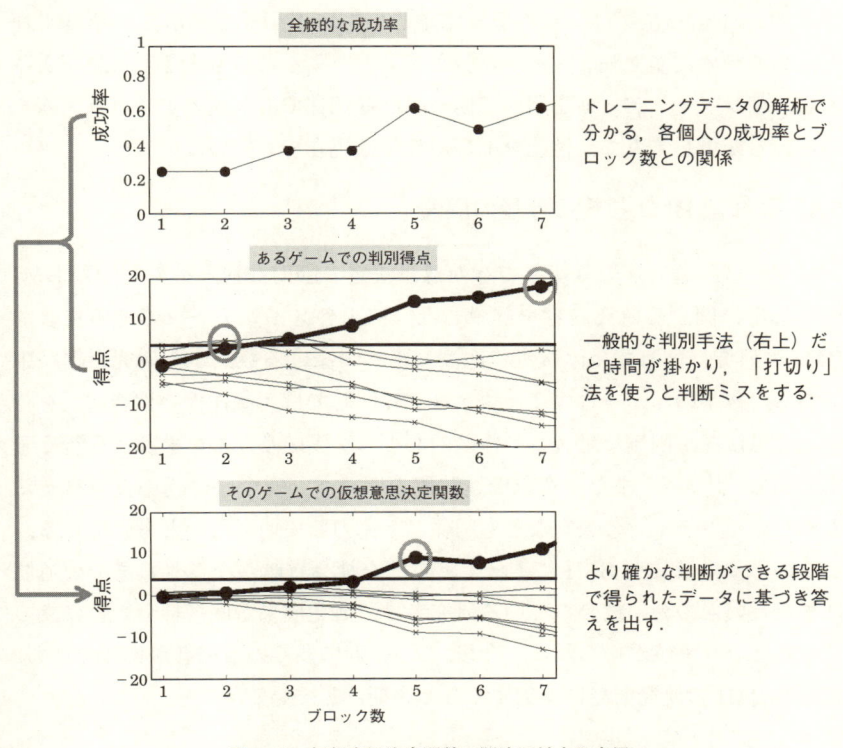

図 **5.16**　仮想意思決定関数の脳波に対する応用
　　　　　（©AIST）

定の進行の程度を評価できないかを検討した．ただし，後の方のブロックでモデルの当てはまりが良くなるというような理論的根拠がないため，ブロックごとのデータを独立に解析するのではなく，むしろ従来技術のように判別分析の結果を累積したときの経時的データと，当該ブロックまでに蓄積された結果を基に予測した成功率を掛け合わせることで $VDF(t)$ を算出することにした（図 5.16）．こうすれば，最初の方のブロックにおける偶然のばらつきに惑わされることなく，確からしい時間に確からしい答えが出たときに高い VDF 値を確認することができる．また，しきい値もサル実験同様，正答率を最大にするような値をシミュレーションによって決定することができる．現在の技術レベルでは，脳波記録のコンディションさえ良ければ1階層（8分の1）の選択を早くて2ブロックほど（約2秒）で行うことができ，標準的にも3～5ブロックの辺りで正しい答えが出せる．解読の精度や速度は脳波計の性能や脳波キャップ装着のノウハウなどにも大きく影響を受けるが，オフラインデータを用いて同一の記録条件でも解読のアルゴリズムをいろいろ変更してみて，性能を上げる作業は現在でも続いている．

5.4 認知型 BMI 技術の今後の展開

本章では，著者が取り組んできた意思決定の脳内機構とその認知型 BMI への応用に関する研究内容を解説した．前半のメインテーマである侵襲的 BMI の研究に関しては，次世代医療技術へつなげる観点から研究を継続中である．後半のニューロコミュニケータに関しては，試作機の性能向上を行い，意思伝達が困難な患者への体系的なモニタ実験及びモニタ評価を行う予定である[31], [32]．また，意思伝達装置の開発が，安全かつ効率良く行えるようなガイドラインの策定なども関係者と協力していきたいと考えている．

このように認知型 BMI によって実質的な社会貢献がなされるまでの道筋はまだ長いものの，携わっている研究者は，研究成果が直接社会の役に立っているという実感が得られる．今後，この分野に多くの研究者が興味を持ち，認知型 BMI の研究開発に参加することを期待している．

参 考 文 献

[1] ニューロスカイ，http://www.neurosky.jp/
[2] M. A. Lebedev and M. A. Nicolelis, "Brain-machine interfaces: Past, present and future," Trends Neurosci., vol. 29, no. 9, pp. 536-546, 2006.
[3] 川人光男，脳の情報を読み解く BMI が開く未来，朝日選書，2010.
[4] 長谷川良平，"ブレイン・マシン・インタフェースの 現状と将来，" 信学誌，vol. 91, no. 12, pp. 1066-1075, 2008.
http://www.ieice.org/jpn/books/kaishikiji/2008/200812.pdf
[5] M. I. Leon and M. N. Shadlen, "Exploring the neurophysiology of decisions," Neuron., vol. 21, no. 4, pp. 669-672, Review, 1998.
[6] J. D. Schall, "Neural basis of deciding, choosing and acting," Nat. Rev. Neurosci., vol. 2, no. 1, pp. 33-42, 2001.
[7] R. Hasegawa, T. Sawaguchi, and K. Kubota, "Monkey prefrontal neuronal activity coding the forthcoming saccade in an oculomotor delayed matching-to-sample task," J. Neurophysiol., vol. 79, pp. 322-333, 1998.
[8] R. P. Hasegawa, M. Matsumoto, and A. Mikami, "Search target selection in monkey prefrontal cortex," J. Neurophysiol., vol. 84, pp. 1692-1696, 2000.
[9] R. P. Hasegawa, B. W. Peterson, and M. E. Goldberg, "Prefrontal neurons coding suppression of specific saccades," Neuron., vol. 43, pp. 415-425, 2004.
[10] W. T. Newsome, K. H. Britten, and J. A. Movshon, "Neuronal correlates of a perceptual decision," Nature, vol. 341, no. 6237, pp. 52-54, July 1989.
[11] C. D. Salzman, K. H. Britten, and W. T. Newsome, "Cortical microstimulation influences perceptual judgements of motion direction," Nature, vol. 346, no. 6280, pp. 174-177, 1990.
[12] M. Petrides, B. Alivisatos, A. C. Evans, and E. Meyer, "Dissociation of human mid-dorsolateral from posterior dorsolateral frontal cortex in memory processing," Proc. Natl. Acad. Sci. USA, vol. 90, no. 3, pp. 873-877, 1993.
[13] R. P. Hasegawa, A. M. Blitz, N. L. Geller, and M. E. Goldberg, "Neurons in monkey prefrontal cortex that track past or predict future performance," Sci., vol. 290, pp. 1786-1789, 2000.
[14] R. P. Hasegawa, Y. T. Hasegawa, and M. A. Segraves, "Single trial-based prediction of a go/no-go decision in monkey superior colliculus," Neural Netw., vol. 19, pp. 1223-1232, 2006.
[15] R. P. Hasegawa, Y. T. Hasegawa, and M. A. Segraves, "Prediction of a go/no-go decision from single-trial activity of multiple neurons in monkey superior colliculus," Lecture Notes in Computer Science (LNCS), vol. 4985, pp. 997-1006, 2008 (presented in ICONIP 2007).
[16] R. P. Hasegawa, Y. T. Hasegawa, and M. A. Segraves, "Neural prediction of multidimensional decisions in monkey superior colliculus," IEICE Trans. Commun., vol. E91-B, no. 7, pp. 2118-2124, 2008.
[17] R. P. Hasegawa, Y. T. Hasegawa, and M. A. Segraves, "Neural mind reading of multi-dimensional decisions by monkey mid-brain activity," Neural Netw., vol. 22, pp. 1247-1256, 2009.

[18] 長谷川良平，平成20年度エコイノベーション推進事業「脳内意思解読技術に関する技術シーズの確認」（独立行政法人新エネルギー・産業技術総合開発機構），2009.
[19] 心語り，http://www.hitachi.co.jp/universaldesign/products/personal/kokorogatari/index.html
[20] マクトス，http://technosjapan.jp/communicate/mctos.html
[21] S. Sutton, M. Braren, J. Zubin, and E. R. John, "Evoked-potential correlates of stimulus uncertainty," Sci., vol. 150, pp. 1187-1188, 1965.
[22] L. A. Farwell and E. Donchin, "Talking off the top of your head: Toward a mental prosthesis utilizing event related brain potentials," Electroencephal. and Clin. Neurophysiol., vol. 70, pp. 510-523, 1988.
[23] E. Donchin, K. M. Spencer, and R. Wijesinghe, "The mental prosthesis: Assessing the speed of a P300-based brain-computer interface," IEEE Trans. Rehabil. Eng., vol. 8, pp. 174-179, 2000.
[24] BCI 2000, http://www.bci2000.org/
[25] BCI 2000 Competition, http://www.bbci.de/competition/
[26] BCI 2000 Competition, http://www.bbci.de/competition/iii/
[27] g.Tech社，http://www.gtec.at/
[28] K. Takano, T. Komatsu, N. Hata, Y. Nakajima, and K. Kansaku, "Visual stimuli for the P300 brain-computer interface: A comparison of white/gray and green/blue flicker matrices," Clin. Neurophysiol., vol. 120, no. 8, pp. 1562-1566, 2009.
[29] 牛場潤一，"Brain-machine interfaceの現在，未来"，BRAIN and NERVE（特集 ニューロリハビリテーションの最前線），vol. 62, no. 2, pp. 101-111, Feb. 2010.
[30] 独立行政法人産業技術総合研究所ニュースリリース，http://www.aist.go.jp/aist_j/press_release/pr2010/pr20100329/pr20100329.html
[31] 長谷川良平，深谷親，南哲人，"ひと と ひと をつなぐ512種類のメッセージを伝えるため に～脳研究の成果を活かしたアプローチ～，"日本ALS協会会報，vol. 80, pp. 32-35, 2010.
[32] 長谷川良平，"脳波計測による意思伝達装置「ニューロコミュニケーター」開発の取り組み，"ノーマライゼーション，2010年6月号，pp. 22-25, 2010.

第6章

運動出力型ブレイン・マシンインタフェース技術

6.1 概　要

本章では，運動出力型のブレイン・マシンインタフェース（以下，BMI：Brain-Machine Interface）研究を紹介する．運動出力型 BMI は，例えば，"頭の中で右に動けと命じるとロボットも右に動く"というように，体を使うことなく脳からダイレクトに操作者の運動意図を対象に伝える BMI である．これは一般的に最もイメージしやすいタイプの BMI であろう（図 6.1）．運動出力型 BMI は，自ら喚起する運動意図や運動実行時の脳活動を用いるので，内因的 BMI（endogenous BMI）と呼ばれる．それに対して，提示した刺激に対する認知反応や感覚反応に伴う脳活動を用いる P300 型 BMI（5.3

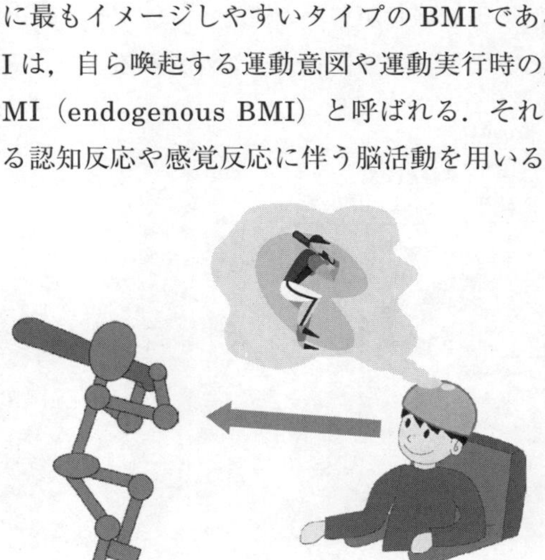

図 6.1　運動出力型 BMI

節)や定常状態視覚誘発電位型 BMI [1] は，外因的 BMI (exogenous BMI) と呼ばれる[2].

運動出力型 BMI の動作原理は，運動意図や運動計画，運動実行などの運動機能に関わる脳活動から情報を読み出すことに基づく．長年の電気生理実験や解剖学，近年の脳イメージング研究により，運動機能は中心溝前側に位置する一次運動野や，更にその前に位置する運動前野や補足運動野に位置する神経活動と関係があることが知られている(図 **6.2**)[3]．特に一次運動野は，計画された運動動作を脳幹や脊髄を通して手や足などの効果器に出力する領野であり，その神経活動によって筋活動の強さや組合せ方のコントロールを行っている．また，"ペンフィールドのホムンクルス"[4] で知られる，中心溝に沿った一次運動野内の部分領野とコントロールする効果器(手や足など)の間の対応関係(図 **6.3**)，及び運動の対側支配(右体部位の運動は左半球，左体部位は右半球の運動野がコントロール)が知られている．更に，近年の脳波研究では，実際に運動を起こさなくても運動イメージによって，一次運動野付近のセンサの脳波が変化し，しかもその変化するセンサ位置が"ペンフィールドのホムンクルス"に従うことが報告されている[6],[7]．このことを利用すると，例えば被験者が右手の運動イメージをしたときと左手の運動イメージをしたときで脳波の空間パターンが異なるので，その差異を検出

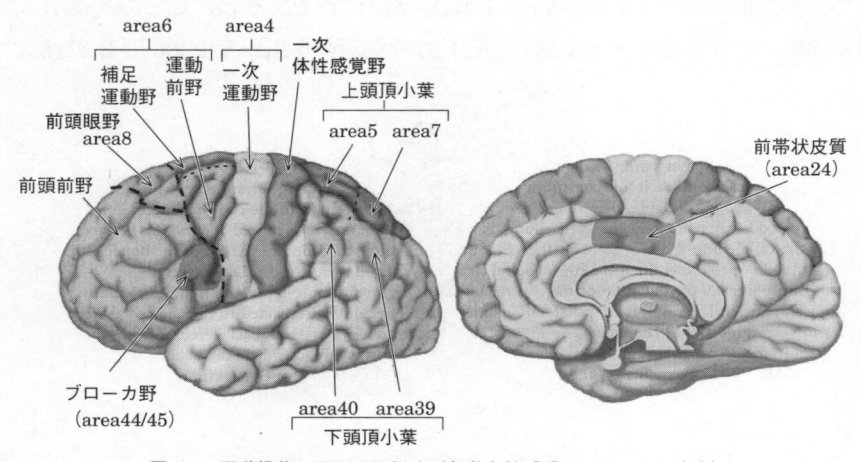

図 **6.2** 運動機能に関わる脳領域 (参考文献 [3], p.263 から改変)

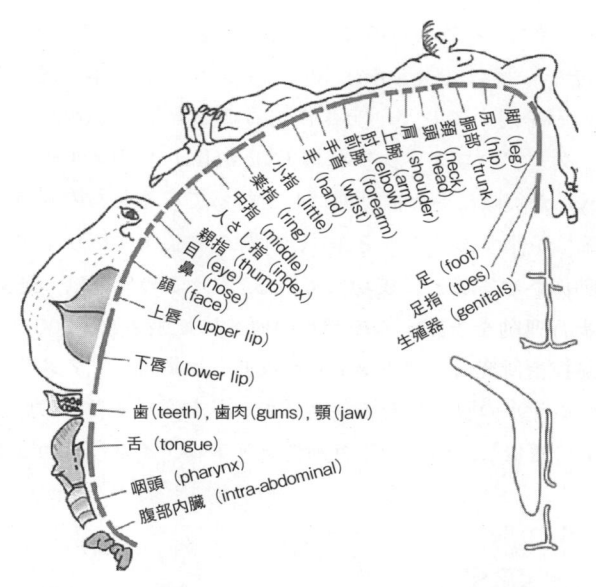

図 6.3 ペンフィールドのホムンクルス（参考文献 [5] から引用）

することによって操作指令に変換する情報として用いることができる．近年盛んに行われている脳波の BMI は，このように身体部位の運動イメージをキーとして，それに対応する脳活動の変化を検出することによって，対象に操作指令が送られる仕組みになっている[*1]．

運動出力型 BMI は，中枢神経から手や足などの筋肉への神経連絡が途絶えたために四肢麻痺の状態にある患者に対して，新たなコミュニケーション手段を提供することを期待されて研究・開発が進められてきた（図 6.4）．歴史的にはまず侵襲脳計測手法である刺入電極を用いた動物実験によってBMI の可能性が模索された．1980 年，シュミット博士（Schmidt）は，運動野のニューロンの発火頻度を自在に操作できるように訓練（オペラント条件付け）したサルを用いて，ニューロン活動から読み出せる情報量と，実際に手でハンドルを操作したときの情報量を比較した．結果は，ニューロン活動から読み出せる情報量は手で操作したときに比べてやや劣る程度であり，

---

*1 ただし，高空間解像度の fMRI を用いた研究によれば，運動イメージによって正確に一次運動野が活動するかは，研究間で一致した結果が得られていない[8]．

患者が外部デバイスを操作するのに十分な情報量を転送できると報告した[9]．1999年にはチャーピン（Chapin）博士らが，ラットに体を使わずに運動野の神経活動のみを用いてレバーを操作することを学習させた[10]．2000年には米デューク大学のニコレリス博士（Nicolelis）らのグループが，ヨザル（owl monkey）が実際に腕の曲げ伸ばしを行っているときの脳活動からその腕軌道を正確に予測するモデルを作り，同様の軌道をロボットアームにリアルタイムに動作させることに成功している[11]．この研究は，運動野の脳活動から足の歩行運動を予測するモデルの研究に拡張され，2008年には国際電気通信基礎技術研究所（以下ATRと略す）と共同で，アメリカで歩行動作を行っているサルの脳活動をインターネットを通して日本にいるアンドロイドロボットに送信し，同様の歩行動作をリアルタイムに行わせることに成功した[12]．

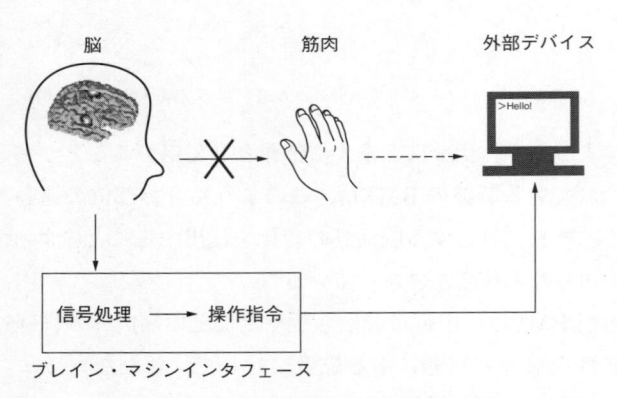

図6.4 ブレイン・マシンインタフェースの四肢麻痺患者への応用．途絶えた脳から筋肉への神経連絡の代わりに，脳信号を用いて直接外部デバイスを操作する

　動物実験でBMIの実現可能性が示されるのに続いて，刺入電極を用いたBMIのヒトへの臨床応用も開始された．ブラウン大学のドナヒュー（Donoghue）博士らとサイバーキネティックス社は，2003年，剣山形電極を使った"ブレインゲイト"と呼ばれるインタフェースを臨床応用するプロジェクト開始の報道発表を行い，2006年に両下肢に運動麻痺を持つ患者がコンピュータカーソルを動かすことに成功した事例をNature誌にて発表し

た[13]. この臨床実験は成功したように見えたが，脳に電極を挿す計測方法は，脳細胞にダメージを与え，安定した長期間の計測が難しいという問題点を浮き彫りにした．近年，刺入電極を用いたBMIの問題点を解決することを期待されて，脳表面に電極を置くだけの皮質脳波（ECoG）を用いた低侵襲性のBMI研究が進められている[14]〜[17]．大阪大学医学部の吉峰俊樹医師とATR脳情報研究所の神谷之康博士らのグループの研究は，一次運動野の脳回部分だけでなく溝部分（中心溝）にも電極を留置することによって，より高い精度で運動情報を抽出できることを示した[16]．理化学研究所の藤井直敬博士らは，半年以上にわたってサルの運動野の神経活動をECoGで計測し，長期間安定して計測できること，到達運動時の腕軌道を刺入電極を使用したものと同程度の精度で予測できること，一度学習した神経活動から腕軌道を予測するモデルが長い期間汎化することを示した[17]．

　上述した侵襲脳計測を用いたBMIは，臨床応用に向けて研究が進んでいるものの，開頭手術が必要であるため，多くの患者にとっては利用するための心理的な障壁は大きい．増してや，健常者に応用するのは不可能である．これらのユーザにとっては脳波計や近赤外分光計測法やfMRIなどの頭を傷付けない非侵襲計測法を用いたBMI研究が不可欠である．非侵襲計測によりBMIの研究が活発に行われるようになったのは最近10年のことである．1999年ニューヨークで初めて行われたブレイン・コンピュータインタフェース（BCI）*2の国際会議では，参加者は米国，カナダ，英国，ドイツ，オーストリア，イタリアの22のグループから50人の研究者であった[2]が，その4年後の2003年に行われた第2回BCI国際会議では，38グループ92人の参加者を集めた[18]．その後も研究に参画するグループは増加し，今では年間100本以上の研究論文*3が出版されている．

　非侵襲計測BMIの代表は，脳波を用いたBMIであり，上述したBCI国際会議初期の頃から参画している研究グループとして，ニューヨーク州立大学のウォルポウ（Wolpaw）教授らのグループ，オーストリア・グラッツ大学

---

*2　参考文献［2］の中の用語．本章ではブレイン・マシンインタフェースと同義語として使用する．
*3　2009年IEEE-Xplore調べ．

(Graz University) のプリュッシェラー (Pfurtscheller) 教授のグループ，ドイツ・チュービンゲン大学のバーバウマー (Birbaumer) 教授のグループ，ドイツ・ベルリン大学のミューラー (Müller) 教授のグループ，スイス連邦工科大学ローザンヌ校のグループが挙げられる．なかでも患者への臨床応用を目指して最も精力的に研究を行ってきたのは，ウォルポウ教授らのグループであろう[19]～[21]．BCI 国際会議のオーガナイズを始め，BCI 研究の世界共通のプラットホーム構築を目的とした BCI 2000[22] の公開など，世界の BCI 研究の推進役となった．また，2004年に発表した脳波の操作可能性に関する論文はインパクトのある研究であった[20]．この研究では，脳波の二つの周波数帯の信号とコンピュータ上の二次元のカーソル位置を関連付けたアプリケーションを用いて，被験者に訓練を行わせた．数か月の訓練の結果，被験者は脳波の二つの周波数成分を独立に制御し，二次元のカーソル操作に成功したことが報告された．バーバウマー教授のグループが開発した脳緩電位 (Slow Cortical Potential) という脳波成分を用いたスペリング装置の研究も世の中に大きなインパクトを与えた．このシステムでは，筋萎縮性側索硬化症により筋肉を動かすことができない患者二人が，脳波を使ってドイツ語の手紙を書くことに成功した．しかし，一つの手紙の作成に16時間もの時間が掛かったことが報告されている[23]．プリュッシェラー教授のグループは，運動イメージ時の脳波の特徴付けと自己回帰特徴量や隠れマルコフモデルなどの信号解析方法の開発によって，運動イメージ時の脳活動の判別性能を向上させる研究を行ってきた[24]～[29]．それらの信号処理の方法は，Guger Technologies OEG 社[30] で販売している開発用 BMI システムに実装されている．彼らの BMI の一応用例として，足の運動イメージでバーチャルリアリティ上のキャラクタを操作するデモビデオがインターネット上で公開されている[29], [31]．ベルリン大学のグループは，機械学習の方法と被験者の運動しやすいイメージの選別による，被験者の訓練を全く必要としない BMI を目指して研究を行っている[32]～[34]．その成果の一例として，左手・右手の運動想像時の脳活動を用いたピンボールゲームのデモビデオが公開されている[35]．スイス連邦工科大学ローザンヌ校のグループは，BMI で操作する車椅子に障害物を感知するセンサを組み込むことによって，たと

えBMIが誤判別しても障害物に衝突しないような仕組みを持つ車椅子を開発した[36]．

　日本の初期のBMI研究は世界の流れとは少し異なり，神経科学というよりも工学の分野で進められた．2003年電気通信大学・田中和男教授らによる脳波でコントロールする車椅子が日刊工業新聞に取り上げられ，その成果は2005年に論文誌にて発表された[37]．その後，リハビリテーションの視点から2008年慶應義塾大学の牛場潤一博士のグループによるセカンドライフ上のアバターの操作[38]に関する報道発表や，2009年理化学研究所・トヨタのグループによる時間遅れ数百ms程度で滑らかに動作する脳波車椅子[39]の報道発表がなされた．また，ATRとホンダ・リサーチ・インスティチュート・ジャパン（以下HRIと略す）は，未来のロボット操作技術の基礎研究としてBMI研究を位置付け，2006年，核磁気共鳴機能画像法（fMRI）で計測したじゃんけん動作時の脳活動を通じてロボットハンドに同様のじゃんけん動作をさせる"fMRIじゃんけんロボットハンド"の報道発表[40]を行った．続いて2009年，HRI-ATR-島津製作所の3社による，脳波（EEG）と近赤外分光計測法（NIRS）の二つの脳計測装置を組み合わせたBMIによるロボット操作技術に関する報道発表が行われた[41]．本章では，2006年と2009年に報告されたfMRIじゃんけんロボットハンド技術と，EEG/NIRSのロボット操作技術，二つの研究について技術的な詳細もある程度触れながら概説する．

6.2　fMRIじゃんけんロボットハンド

　MRIスキャナの中に横たわった操作者が，右手でじゃんけんのチョキの形を作った．その数秒後，少し離れた位置にあったロボットハンドが反応し，同じじゃんけんのチョキの形を作った．このシステムの裏にある技術は，モーションキャプチャによって動作を認識したわけでもなければ，ジャイロセンサで指の加速度を計測したわけでもない．fMRIを使って脳活動を計測し，計測した脳活動を信号処理することによって，どのじゃんけん動作を行っていたかを読み取ったのである．この"fMRIじゃんけんロボットハンドBMI"の研究は，2006年5月HRIとATR脳情報研究所神谷之康博士

のグループの共同研究成果として報道発表された[40]．その後，技術的な詳細について，2007年2月に行われた第2回ブレインコミュニケーション研究会にてHRIの木村真弘氏が講演にて報告した[42]．この技術は，非侵襲な脳計測装置であるfMRI（2.2.3項）を用いることによって，健常者でも使用可能であり，操作者が行う課題（この場合はじゃんけん動作）とロボットの動作との間に自然な対応をとることによって，誰でも訓練をせずに直感的に操作可能なBMIを達成した．

じゃんけんロボットハンドBMIの概要を示したのが図6.5である．MRIスキャナの中に横たわった操作者は，じゃんけんのグー・チョキ・パーのうち任意に選択した一つの動作を右手で行う．そのときの脳活動をfMRIで計測する．計測されたfMRIデータは，リアルタイムに信号処理が施され，グー・チョキ・パーのどれであったかが読み取られる．その結果を受信したロボットハンドが，結果に対応したじゃんけん動作（グー・チョキ・パーの動作は

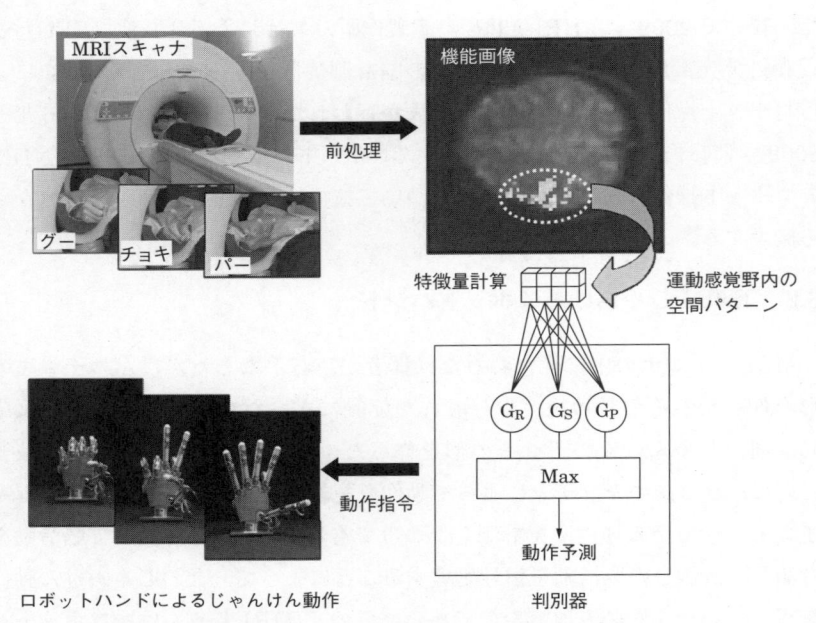

図6.5　fMRIじゃんけんロボットハンドBMI概要
（参考文献[42]から改変）．

第6章 運動出力型ブレイン・マシンインタフェース技術

あらかじめプログラムされている）を行うというものである.

リアルタイムに脳活動からじゃんけん動作を読み取るためには，脳活動からじゃんけん動作を判別するルールを事前に構築する必要がある．じゃんけん動作による脳活動の違いは目で見ても分からない微細な違いであるため，グー・チョキ・パーの動作時の脳活動を収集して，機械学習の方法を用いて判別ルールを学習する．このリアルタイム操作実験前の判別ルールを学習する工程は，測定前に行う計測機器の入出力関係の調整作業に例えて"キャリブレーション"と呼べよう．操作者のMRIスキャナへの出入りがあると，計測される脳の位置にずれが生じるため，この作業は実験ごとに行う必要がある．

じゃんけんロボットハンドでは，以下の手順でキャリブレーションが行われた．まず，操作者に指示した動作を行ってもらうことによって，グーのとき，チョキのとき，パーのときのfMRIデータを収録する実験が行われた．操作者は，MRIスキャナ中のスクリーンに文字で提示された動作（グー・チョキ・パーのどれか）を，1秒（s）周期でビープ音のリズムに合わせて行い，このときの脳活動が一次運動野，一次感覚野，補足運動野をカバーする領域（10スライス）から1sサンプリングで撮像された．各動作についてそれぞれ360試行（1試行は1s）ずつ計測された．

計測されたデータは前処理，特徴量計算を経て，最終的にグー・チョキ・パー動作時における脳活動パターンの判別ルールが学習された．まず前処理として，操作者の頭の動きを補正するためのリアライメント，高周波の計測雑音を抑えるための平滑化処理が行われた．右手運動時に活動する領野の強度パターンを特徴量とするために，機能部位同定実験（4.4.2項）によって同定した運動野のマスクを作成した．そして，マスク内のボクセル（数百ボクセル）のfMRI信号を1s（ボリューム）ごとに抽出した．抽出された特徴量とじゃんけん動作のラベル情報（グー・チョキ・パー）から，線形のサポートベクトルマシン（4.5節参照）によって，3種類のパターンが最も判別しやすくなるような重み係数ベクトル（判別ルール）が学習された．ここで，血流応答の遅れのため，操作者の運動動作からfMRI信号が増大するのに時間遅れが生じることを考慮して，fMRIデータには5s前に操作者が行った動作をラ

ベル情報として与えた．

　以上の準備の下，運動動作時の脳活動をリアルタイムに判別することによって，ロボットハンドを操作するリアルタイム操作実験が行われた．この実験では，操作者はキャリブレーション実験と同様にリズムに合わせて 1 s 周期に動作を行うが，じゃんけん動作と動作を変更するタイミングは自由に決定した．そのときの脳活動は fMRI で 1 s 間隔に計測され，データは外部サーバに逐次出力される．出力されたデータは，キャリブレーション時と同様の信号処理（リアライメント，時系列の平滑化処理，マスクによるボクセルの抽出）がリアルタイムに行われて, 1 s ごとに運動野における空間パターンを特徴量として得る．その特徴量に対して判別ルールを適用することによって，どのじゃんけん動作をしていたかを 1 s 間隔で読み取り，指令をロボットハンドに送信する．読み取られた結果を受信したロボットハンドは，受け取った指令に従ったじゃんけん動作を行う．

　リアルタイム操作実験において，操作者が行ったじゃんけん動作とロボットハンドが行った動作の例を図 **6.6** に示す．操作者の動作後，すぐにロボットハンドが同様の動作を行うのではなく，少し遅れて動作しているのが分かる．この遅れは約 7 s であり, 7 s のうち 5 s は上述の血流応答によるもので，残り 2 s ほどはリアライメントや平滑化処理，データ転送などの信号処理による遅れであると見積もられる．判別間違いもところどころ見られるが，動

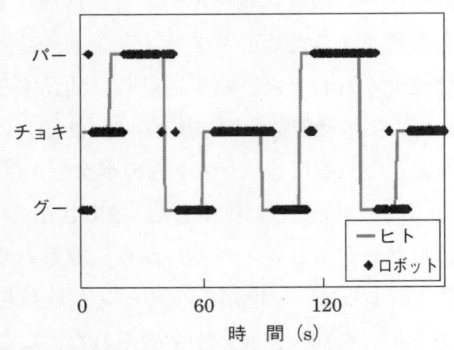

図 **6.6**　被験者のじゃんけん動作と脳活動からロボットハンドの
　　　　　行ったじゃんけん動作
　　　　　（参考文献［42］から改変）

作変更が行われた過渡期に限られており，過渡期を過ぎればほとんど間違わない傾向が見て取れる．

本節ではfMRIじゃんけんロボットハンドBMIについて概説した．脳活動計測装置としてfMRIを用いることにより，グー・チョキ・パーという手の細かな動作の違いでも，高精度に脳活動から判別できることが示された．一方で，血流応答を計測しているために，判別を正確に行うまでに時間遅れが生じることがネックとなった．

fMRIをBMIに用いることのメリットは，その高い空間分解能（全脳を3mmの空間サンプリングで計測可能）ゆえに得られる膨大な情報量であろう．脳活動から刺激や運動，認知状態などを読み取るfMRIデコーディング研究[43]によれば，fMRIの空間パターンから，操作者が見ている物体（家，椅子，顔など）[44], [45]や，視覚刺激の方位[46], [47]や動きの方向[48]，そして操作者が見ている2値画像[49]すら読み取れることが分かっている．なかでも，fMRIの空間解像度（通常3mm）よりも微細な視覚野の方位選択性（数百μm）に関する情報もfMRIの空間パターンから読み出せることを示した神谷博士らの研究[46]は，fMRIデータに潜む情報量が，既存の脳機能マッピング研究よりも遥かに大きいことを明らかにした．fMRIじゃんけんロボットハンドの研究も，運動野の右手に対応する狭い領域内のfMRIの空間パターンを見ることによって，グー・チョキ・パーという三つの動作の違いを見分けており，右半球と左半球の脳活動の違いを見分けるというような既存のEEGを用いたBMIに比べて，格段に細かい空間スケールの脳活動の差異を見分けている．

一方で，fMRIは神経活動に伴う二次的な血流応答を計測するため，反応に数秒程度の時間遅れが生じる．数秒の時間遅れは，ロボット操作やコンピュータ操作のような100msレベルの速い応答を求める応用には適していない．また，脳計測装置が高価で特別な実験室が必要であるのも問題である．使用できる環境や人が限定されることは，一般に普及するためには大きな障害であろう．

今現在，非侵襲脳計測装置の中で，時間遅れがなく，fMRIのような高い情報量を両立する計測機器は存在しない．今後のBMI研究は，EEGを用い

てより詳細な情報の抽出を目指す研究と，fMRI を用いて読み出せる情報の限界を追求する研究の，二つの方向性の研究を行い，その接点を見いだすことが重要になるであろう．

6.3 EEG・NIRS ロボット操作

前節で紹介したじゃんけんロボットハンドの研究は，fMRI の高い空間分解能を生かして，運動野内の微細な空間パターンの違いから，じゃんけんのような小さな動作の違いでも判別できることを示した[50]．しかし，fMRI が特殊な実験室環境でしか計測できないことから，日常生活を想定したロボット操作には向いていなかった．そのため，空間分解能は劣るが，可搬な脳計測装置である脳波計（EEG）（2.2.1 項参照）や近赤外線光脳計測装置（NIRS）（2.2.4 項参照）を用いて，高精度な BMI 技術を構築することが課題であった．2009 年 3 月に HRI・ATR・島津製作所の研究グループは，世界で初めて EEG と NIRS 同時計測を用いた BMI 技術を開発し，運動動作をイメージしたときの脳活動を用いて Honda の人型ロボット ASIMO を操作することに成功した[41]．このシステムでは，四者択一課題で 90％ 以上の正答率を達成することに成功した[51]～[54]．この正答率を達成するためには，脳波を計測する EEG と脳血流変化を計測する NIRS という異なる計測データを統合すること，高次元データに対しても効率的に学習できるスパース判別器（4.5 節を参照）を用いたことが鍵であった．本節では，開発された BMI 技術について概説する．その後，技術の詳細について，参考文献 [51]～[54] を基に記述する．

6.3.1 概説

開発された BMI では，操作者は右手・左手・舌・足の四つの体部位を使った運動イメージ（実際には体を動かさない）を使って，ロボットにあらかじめプログラムされた 4 種類のうち任意の動作をさせた．操作者が右手運動イメージを 10 s 間続けて行うと，そのイメージがロボットに伝わり「右手です」と発話し右手を挙げる．このシステムの動作原理は，運動野付近の脳活動がイメージする体部位に依存して変化するという神経科学の知見に基づいている．4 種類の運動イメージに対応する 4 種類の脳活動パターンを EEG と

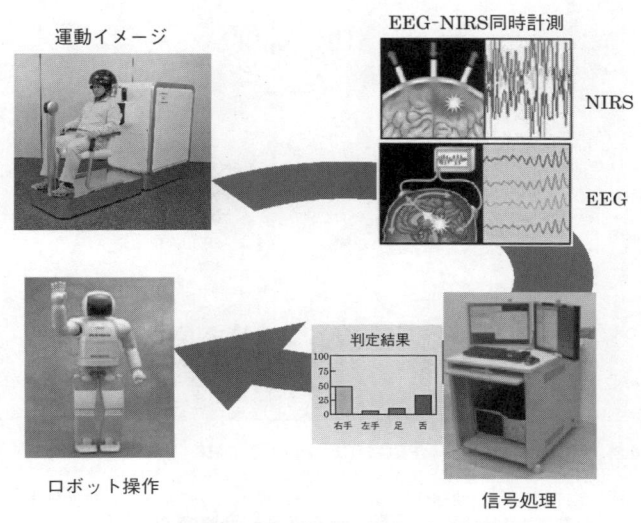

第6章　運動出力型ブレイン・マシンインタフェース技術　　**177**

図 6.7　EEG-NIRS を用いたロボット操作の概要
（参考文献 [51] から改変）

NIRS で同時計測，リアルタイムにパターン判別し，判別結果を受信したロボットが動作する（図 6.7）．

図 6.8 は実験室環境における EEG-NIRS 同時計測 BMI システムの構成例である．複数のコンピュータ及びその間の通信を必要とするため，複雑な配線と大きなスペースを必要とする．この研究では移動可能性を考慮して，EEG と NIRS の計測装置を BMI 用に一つにまとめた脳計測装置統合ボックスを開発した（図 6.9）．この装置には，更に操作者に指示するための画面や椅子，装置の状態を示す LED が据え付けられ，キャスタも取り付けられている．これによりサイズはいまだ大きいものの（重さ約 300 kg），固定の実験室環境でのみ使用可能であった BMI システムが，様々な場所に移動して使用可能となっている．

計測するためのセンサの装着には図 6.8 左下に示したような EEG-NIRS 同時計測キャップを用いた（図 6.9 の黒いヘルメット内部に同様のものが設置されている）．このキャップには，64 チャネルの EEG 用のプローブ穴と NIRS 用の送光・受光プローブを挿す穴が交互に設置されている．実験では，

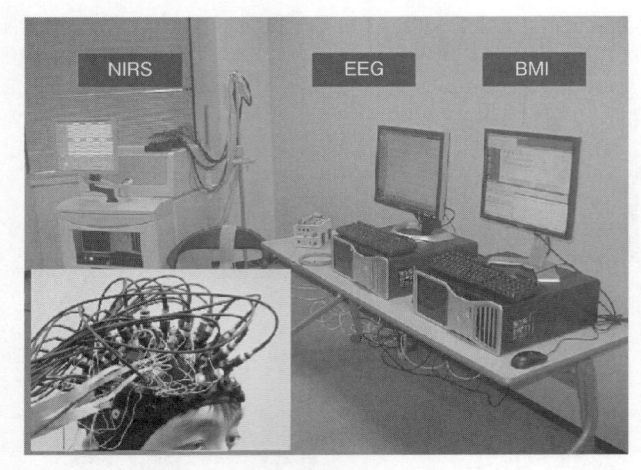

図 6.8 実験室環境における EEG-NIRS 同時計測 BMI.
EEG：脳波計と EEG データ収録用コンピュータ，NIRS：NIRS 計測器と NIRS データ収録用コンピュータ，BMI：リアルタイム信号処理のためのコンピュータ．左下図：EEG-NIRS 同時計測用キャップ

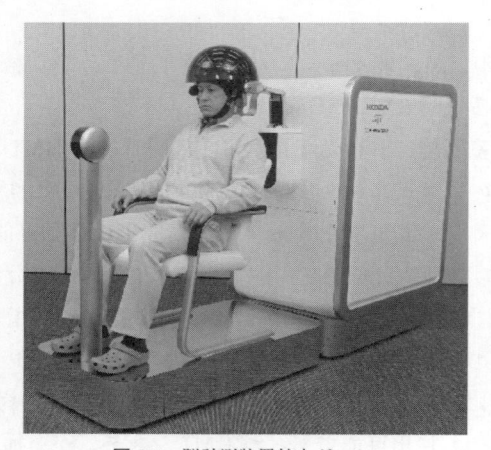

図 6.9 脳計測装置統合ボックス

EEG 64 チャネルを頭全体に覆うように，NIRS 48 チャネルを運動野を覆うように装着した（図 6.10）．

まず，脳活動判別ルール（判別器）学習用のデータを計測するためのキャリブレーション実験が行われた．キャリブレーション実験では，操作者は目

第6章 運動出力型ブレイン・マシンインタフェース技術　179

○ 送光プローブ
● 受光プローブ

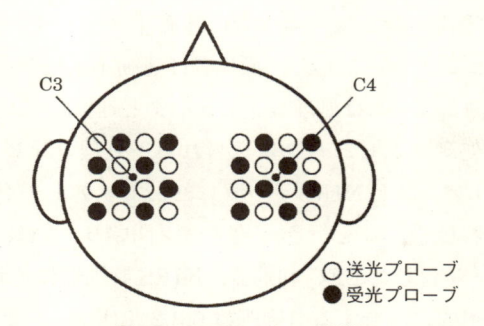

図 **6.10** NIRS のセンサ配置．
16本の送光プローブ（白丸）と16本の受光プローブ（黒丸）を両側の運動野を覆うように配置した．計測箇所は白丸と黒丸のプローブの間であり，計48チャネルである

　前に設置されたモニタ上に提示される指示に従って，右手・左手・舌・足のどれかのイメージを行う．操作者には，運動イメージ開始指示2s前にビープ音による指示予告が与えられ，続いて1s間の課題指示（右手・左手・舌・足）が提示された後，イメージ開始指示が提示される．操作者はイメージ開始指示を見たらすぐに10s間運動イメージを行う．四つのイメージをランダムな順番で行い，それぞれ70試行ずつ計測した．

　次に，キャリブレーション実験で計測したデータから脳活動判別ルールを学習するためのデータ解析が行われた．EEG データについては，ある周波数帯のパワーを特徴量として計算するための信号処理が，NIRS データについては，波形パターンを表す特徴量を計算するための信号処理が行われた（詳細は 6.3.2（3）項）．EEG，NIRS それぞれの特徴量に対して，（多値判別版）スパースロジスティック回帰モデル（4.5節参照）を判別器として学習させた．結果，EEG データから運動イメージ動作を回答する EEG 判別器，及び NIRS データから運動イメージ動作を回答する NIRS 判別器を得た．ここで得られた EEG 判別器，及び NIRS 判別器は，右手・左手・足・舌という4種類のイメージ動作を回答するだけではなく，どれくらいの確率でそれぞれに属するかも推測する（例えば，右手10％，左手10％，足10％，舌70％）．この確率は，後述するように，リアルタイム実験における判別結果統合のとき，及びロボットの動作に使用された．

リアルタイム操作実験では，操作者は運動イメージを行い，リアルタイムにロボットをコントロールした．操作者は運動イメージを 10 s 間続ける．その間，同時計測システムは処理コンピュータと通信しており，計測データは計測と同時に処理コンピュータに送られる．処理コンピュータは，送信されてくる EEG データと NIRS データに対してリアルタイムに基線補正やフィルタ処理，特徴量計算を行う．イメージ開始 9 s 後に，EEG 特徴量と NIRS 特徴量は，学習した EEG 判別器，NIRS 判別器にそれぞれ適用され，両者の結果を確率的に統合する（詳細は 6.3.2（3）項）．その結果得られたラベル情報（右手・左手・足・舌）と信頼度（確率）をロボットが受信し動作する．判別処理に掛かる計算遅れは 1 秒以下であった．

ロボットには判別結果として，ラベル情報に加えて判別の信頼度が送信された．表 6.1 にあるように，ロボットは判別の信頼度（後述の確率 P^{Total}）に応じて第 1 コマンドの発話を行い，続いてラベル情報に応じて第 2 コマンドの動作と発話を行う．これにより，ロボットがどのくらいの信頼度で操作者の意図した動作を受信したかが分かる仕組みにした．

表 6.1　ロボット動作定義

第 1 コマンド（判別の信頼度に応じて）	
信頼度 90% 以上	「結果を受け取りました．間違いないと思います」と発話する
信頼度 70% 以上，90% 未満	「結果を受け取りました．たぶん合っていると思います」と発話する
信頼度 70% 未満	「結果を受け取りました．ちょっと自信がありませんが」と発話する
第 2 コマンド（判別結果に応じて）	
右　手	「右です」と発話するとともに右手を挙げる
左　手	「左です」と発話するとともに左手を挙げる
舌	「舌です」と発話するとともにご飯を食べるしぐさをする
足	「足です」と発話するとともに片足ずつ足首を回す

リアルタイム操作実験における 28 試行の 8 日分の実験結果は，報道発表にもあるとおり，平均 90.6% の正答率であった．つまり，全試行中の 90.6% の試行において操作者はロボットを意図どおり動作させることがで

きた．その8日分も含めた計18日分のデータをオフラインで解析し直した結果では，最低は82.1%，最高は100.0%，平均91.6%の正答率であった．このBMIシステムを用いて，実験グループから参加した他の2名の操作者（特別な訓練なし）においても，80%以上の正答率を達成した．計測装置，実験プロトコルなどが異なるので単純比較はできないが，BMIの世界で有名なBCI Competitionの最新の結果（四択運動イメージで平均約67%）[55]と比べると，十分に競争力のある結果が得られたといえよう．

本研究では，世界で初めてEEG-NIRS同時計測によるBMIを構築し，体を動かさずに考えるだけでロボットを操作するシステムに適用した．操作者の意図どおりロボットが動作する確率は90%を超え，現状のBMIとしては非常に高いパフォーマンスを誇るといえる．また，脳計測装置統合ボックスはいまだサイズは大きいものの，実験室にとらわれない計測を可能にした．本研究ではEEG-NIRSデータの統合方式として出力結果レベルで統合する方式が用いられた．しかし，この方式はNIRS判別器がある程度の判別能力を持つためには，NIRSの血流応答の遅れ（5〜7s）を待たなければならず，判別計算を行うタイミングを遅くする（イメージ開始指示から9s後）必要があった．そのため，応答の速いEEGのリアルタイム性を十分に発揮できなかった．今後は，速い応答を持つEEGと遅い応答を持つNIRSの組合せ方や，ロバストな特徴量を得るための統合方法など，NIRSとEEGを同時計測のメリットを押し進める研究が重要であろう．

6.3.2 技術詳細

（1） ハードウェア構成

（a） EEG-NIRSリアルタイム同時計測システム 世界に先駆けて脳波と脳血流を同時に計測し，リアルタイムにデータ処理可能なEEG-NIRSリアルタイム同時計測システムを開発し，BMIの精度向上を図った．開発したシステムは，島津製作所製のオフラインEEG-NIRS同時計測システムをベースとした[56]．ベースとなるシステムでは，バイオセミ社製64チャネルEEG[57]と島津製作所製のNIRS計測装置FOIRE-3000[56]を組み合わせた同時計測が可能である．今回開発した新システムでは，リアルタイムにデータを統合し信号処理を行うための通信部分，及び同期部分の拡張を

行った．通信は，LAN 経由で UDP によって，EEG や NIRS データを記録するコンピュータから統合処理するコンピュータへリアルタイムで送信される．計測の同期は，時間を管理しているコンピュータからステータス情報を表す TTL 信号を送り，EEG と NIRS 装置で同時に記録することで行われた．

(b) 脳計測装置統合ボックス　ボックスの中には，EEG アンプ，EEG 計測用コンピュータ，NIRS 計測機器，NIRS 計測用コンピュータなどが納められた．またボックスの外には，操作者用の椅子，視覚指示刺激呈示用のモニタや同時計測キャップ設置用のヘルメット，LED 及びキャスタが備え付けられた．各種脳計測装置や計測用コンピュータをコンパクトにまとめたときに，電磁雑音などの影響で EEG に商用電源雑音が乗るという問題が生じた．そこで，測定装置や計測用コンピュータで生じる電磁雑音の影響を減らすために各部に電磁遮蔽を施し，また装置配置を工夫することで，装置を一つにまとめても脳計測に影響が出ないようにした．全体の重さは約 300 kg であった．

(2) 実　験

(a) 課題：インストラクション　実験は 4 種類の運動想像課題を用いた．操作者は，右手・左手・舌・足の四つの体部位を使った動作イメージをそれぞれ行う．このとき実際に体を動かすことなくイメージだけを行うよう指示された．動作の種類（右手の動作なら，右肩を回す，右肘を曲げる，右手で何かをつかむなど）は特に指示をせず，右手・左手・舌・足に対してそれぞれイメージしやすい運動動作を選択してもらった．

(b) 計　測　センサの装着には図 6.8 左下に示したような EEG-NIRS 同時計測キャップを用いた．このキャップに，64 チャネルのバイオセミ社製の EEG 用のプローブ穴と島津製作所製の NIRS 用の送光・受光プローブを挿す穴が交互に設置されている．EEG は，64 チャネルを頭全体に覆うように配置した．サンプリング周波数 256 Hz で計測を行った．NIRS は図 6.10 に示したように，16 本の送光プローブと受光プローブを運動野を覆うように装着した．結果，送光・受光プローブ間距離 3 cm のチャネルを 48 個構成した．サンプリング周波数 7.7 Hz で計測を行った．

(c) キャリブレーション実験　キャリブレーション実験では，操作

第6章 運動出力型ブレイン・マシンインタフェース技術

者は操作者前に設置されたモニタ上に提示される指示（図 **6.11**）に従って，右手，左手，舌，足のどれかをイメージする．図 6.11 では，視覚刺激の例として，安静，左手，運動イメージの指示画面を示した．1 試行は，3 s 間の安静，ビープ音による 1 s 前の指示予告，1 s 間の課題指示，10 s 間の運動イメージ，6 s 間の安静の合計 21 s からなる．10 s 間の運動イメージ期間に操作者は運動想像を行う．このとき，操作者は眼電位の影響を除くためになるべく瞬きをせず，画面中央を固視するように指示された．1 ランとして，四つの体部位をランダムな順番でそれぞれ 7 回ずつ計 28 試行を連続して計測した．実験開始時と終了時の 5 s と 10 s 間の安静時間を含めて，1 ランは約 10 分間である（図 **6.12**）．キャリブレーション実験では 10 ランの計測を行った．

（d）リアルタイム操作実験 リアルタイム操作実験では，実験者が操作者に運動するイメージを指示し，指示したイメージを行ってもらった．これは，fMRI じゃんけんロボットハンドのときのように，操作者に任意に

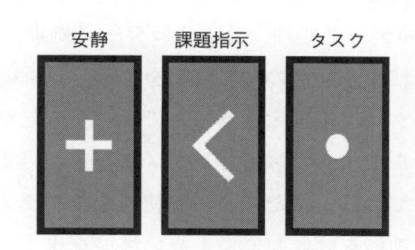

図 **6.11** 視覚刺激による指示呈示

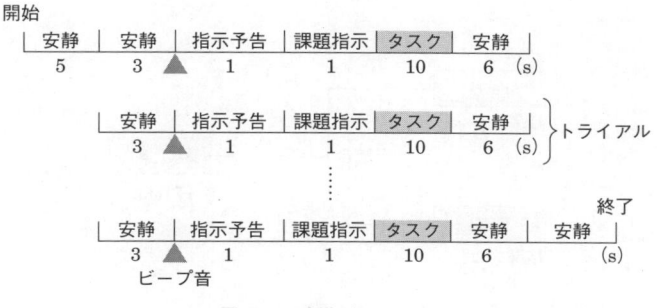

図 **6.12** 実験プロトコル

体部位を選択してイメージしてもらうと,外部から操作者が何をイメージしているのか分からず,BMIが正しく動作したか評価できないためである.BMIシステムが予測した選択肢と指示した選択肢を比較することで,BMIシステムの性能を評価した.

(e) **実験環境** 実験は日常生活で利用可能なBMI技術確立を目指して,シールドルームなどの特殊な実験環境を使わずに一般的な窓がある会議室で行われた.また,雑音などの制御は全く行ってはいないが,可能な限り静かな環境を維持するようにした.

(3) **解 析**

EEGデータとNIRSデータの統合は,図 **6.13** に示すように,EEGデータのみから予測される判別結果(P^E)とNIRSデータのみから予測される判別結果(P^N)を組み合わせて,最終的な判別結果(P^{Total})を送るという方式を採用した.この方式のメリットは,統合が解析の出力に一番近いところで行われるため,それより前段のEEGデータのみ,NIRSデータのみの判別部分が独立な要素として扱える点である.

以下では,EEGのデータ処理,NIRSのデータ処理,そして判別器の学習,最後に確率統合による判別の順に説明を行う.以下の前処理や特徴量計算に必要なパラメータは,後日オフラインで解析し直した際に用いたものである.8日分のリアルタイム実験で用いたパラメータもほぼ同じであるが,やや異なる値を用いている.また,ここで使用したパラメータは,予備実験で取得したデータで性能を評価し,最も高い性能を出すパラメータに決定した.予備実験は,正答率を評価した本実験とは異なる日に計測したデータで

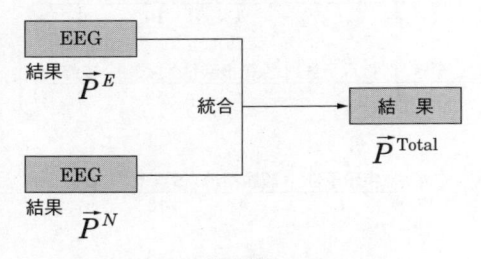

図 **6.13** 確率統合のフロー

あり，パラメータ選択に評価用のデータは一切使用していない．詳細は参考文献［51］，［53］を参照されたい．

（a）EEGデータ処理　　まず，得られたEEGデータに，コモンアベレージリファレンスへのリリファレンシング処理（4.3節）を行う．次に基線の値が0になるように平均値を引く．そして各周波数帯域のパワーを求めるために，帯域フィルタを施す．ここで，フィルタとして三次のバタワースフィルタを用いた．フィルタリングする周波数は複数用い（7～9 Hz，8～10 Hz，9～11 Hzなど20種類），それぞれ得られるデータを結合した．イメージ開始指示から9 s間のデータを前半4.5 s間，後半4.5 s間に分けてそれぞれについて2乗して平均値を計算することによって，二つの時間窓における各周波数帯の4.5秒間における平均的なパワーを計算した．その後，予備実験で同定した判別に有効なセンサを選択して特徴量とした．

（b）NIRSデータ処理　　まずカットオフ周波数0.5 Hzのオンライン低域フィルタを施す．ここでは，五次のバタワースフィルタを用いた．その後，移動平均を施して，予備実験で同定した判別に有効なチャネルを選択して特徴量とした．移動平均は，時間窓2 s，シフト窓1 sで行った．

（c）パターン判別法　　判別器はスパースロジスティック回帰（SLR：Sparse Logistic Regression）を用いた（4.5節）．この課題で解きたい問題は4ラベルの判別問題であるため，2値判別の問題より遥かに難しい．そのための方法として，2値判別のSLRを組み合わせる方法や，多値判別版SLRを使う方法などが考えられるが，ここでは計算量を考慮して，2値判別のSLRを組み合わせる方法を用いた．組合せ方は，右手とそれ以外，左手とそれ以外，足とそれ以外，舌とそれ以外という四つの2値判別器を作り，四つの判別関数で最大の値を持つラベルを選択する方式を用いた．また，判別関数の値をソフトマックス関数で正規化した次式の値

$$P_i = \frac{\exp(-w_i' x)}{\sum_{j=1}^{4} \exp(-w_j' x)}$$

を各ラベルの確率として，次の統合するステップにおいて使用した．ここで，w_iはラベルiの判別器の重み係数，xはEEGまたはNIRS特徴量である．

（d）確率的統合によるパターン判別 EEG と NIRS データの統合には，EEG 特徴量，NIRS 特徴量による判別結果を確率的に統合する手法を用いた．EEG 特徴量から得られるタスク i の確率を P_i^E とし，NIRS から得られるタスク i の確率を P_i^N とすると，次式を満たすタスクを最終結果 T とした．ここで，タスク i は4種類（$i = 1, 2, 3, 4$）である．

$$T = \underset{i \in \{1, 2, 3, 4\}}{\arg\max} P_i^{\text{Total}}$$

P_i^{Total} は次式のように，EEG から得られる確率と NIRS から得られる確率を単純に掛け算して，和が1となるように正規化したものである．

$$P_i^{\text{Total}} = \frac{P_i^E P_i^N}{\sum_{j=1}^{4} P_j^E P_j^N}$$

参考文献

[1] M. Middendorf, G. McMillan, G. Calhoun, and K. S. Jones, "Brain computer interfaces based on the steady-state visual-evoked response," IEEE Trans. Neural Syst. Rehabil. Eng., vol. 8, pp. 211-214, 2000.

[2] J. R. Wolpaw, N. Birbaumer, W. J. Heetderks, D. J. McFarland, P. H. Peckham, G. Schalk, E. Donchin, L. A. Quatrano, C. J. Robinson, and T. M. Vaughan, "Brain-computer interface technology: A review of the First International Meeting," IEEE Trans. Rehabil. Eng., vol. 8, pp. 164-173, 2000.

[3] M. S. Gazzaniga, R. B. Ivry, and G. R. Mangun, Cognitive Neuroscience: The Biology of the Mind, 3 ed., W W Norton & Co Inc., New York, 2008.

[4] G. D. Schott, "Penfield's homunculus: A note on cerebral cartography," J. Neurol Neurosurg. Psychiatry, vol. 56, pp. 329-333, 1993.

[5] 森 寿，真鍋俊也，渡辺雅彦，岡野栄之，宮川剛，脳神経科学イラストレイテッド，改訂第2版，羊土社，2006.

[6] G. Pfurtscheller and F. H. Lopes da Silva, "Event-related EEG / MEG synchronization and desynchronization: Basic principles," Clin. Neurphysiol., vol. 110, pp. 1842-1857, 1999.

[7] D. J. McFarland, L. A. Miner, T. M. Vaughan, and J. R. Wolpaw, "Mu and beta rhythm topographies during motor imagery and actual movements," Brain Topogr., vol. 12, pp. 177-186, 2000.

[8] N. Sharma, V. M. Pomeroy, and J. C. Baron, "Motor imagery: A backdoor to the motor system after stroke," Stroke, vol. 37, pp. 1941-52, 2006.

[9] E. M. Schmidt, "Single neuron recording from motor cortex as a possible source of signals for control of external devices," Anal. Biomed. Eng., vol. 8, pp. 339-349, 1980.

[10] J. K. Chapin, K. A. Moxon, R. S. Markowitz, and M. A. Nicolelis, "Real-time control of a robotarm using simultaneously recorded neurons in the motor cortex," Nature Neurosci., vol. 2, pp. 664-670, 1999.
[11] J. Wessberg, C. R. Stambaugh, J. D. Kralik, P. D. Beck, M. Laubach, J. K. Chapin, J. Kim, S. J. Biggs, M. A. Srinivasan, and M. A. Nicolelis, "Real-time prediction of hand trajectory by ensembles of cortical neurons in primates," Nature, vol. 408, pp. 361-365, 2000.
[12] インターネットを用いた BMI 歩行ロボット, http://www.jst.go.jp/pr/info/info461/
[13] L. R. Hochberg, M. D. Serruya, G. M. Friehs, J. A. Mukand, M. Saleh, A. H. Caplan, A. Branner, D. Chen, R. D. Penn, and J. P. Donoghue, "Neuronal ensemble control of prosthetic devices by a human with tetraplegia," Nature, vol. 442, pp. 164-171, 2006.
[14] T. Pistohl, T. Ball, A. Schulze-Bonhage, A. Aertsen, and C. Mehring, "Prediction of arm movement trajectories from ECoG-recordings in humans," J. Neurosci. Methods, vol. 167, pp. 105-114, 2008.
[15] J. C. Sanchez, A. Gunduz, P. R. Carney, and J. C. Principe, "Extraction and localization of mesoscopic motor control signals for human ECoG neuroprosthetics," J. Neurosci. Methods, vol. 167, pp. 63-81, 2008.
[16] T. Yanagisawa, M. Hirata, Y. Saitoh, A. Kato, D. Shibuya, Y. Kamitani, and T. Yoshimine, "Neural decoding using gyral and intrasulcal electrocorticograms," NeuroImage, vol.45, pp. 1099-1106, 2009.
[17] Z. C. Chao, Y. Nagasaka, and N. Fujii, "Long-term asynchronous decoding of arm motion using electrocorticographic signals in monkeys," Front Neuroeng., 2010.
[18] T. M. Vaughan, W. J. Heetderks, L. J. Trejo, W. Z. Rymer, M. Weinrich, M. M. Moore, A. Kübler, B. H. Dobkin, N. Birbaumer, E. Donchin, E. W. Wolpaw, and J. R. Wolpaw, "Brain-computer interface technology: A review of the Second International Meeting," IEEE Trans. Neural Syst. Rehabil. Eng., vol. 11, pp. 94-109, 2003.
[19] J. R. Wolpaw, D. J. McFarland, T. M. Vaughan, and G. Schalk, "The Wadsworth center brain-computer interface [BCI] research and development program," IEEE Trans. Neural Syst. Rehabil. Eng., vol.11, pp.204-207, 2003.
[20] J. R. Wolpaw, and D. J. McFarland, "Control of a two-dimensional movement signal by a noninvasive brain-computer interface in humans," Proc. Nat. Academy of Sci. USA, vol. 101, pp. 17849-17854, 2004.
[21] J. R. Wolpaw, "Brain-computer interfaces as new brain output pathways," J. Physiol., vol. 579, pp. 613-619, 2007.
[22] BCI 2000, http://www.bci2000.org/BCI2000/Home.html
[23] N. Birbaumer, N. Ghanayim, T. Hinterberger, I. Iversen, B. Kotchoubey, A. Kübler, J. Perelmouter, E. Taub, and H. Flor, "A spelling device for the paralysed," Nature, vol. 398, pp. 297-298, 1999.
[24] G. Pfurtscheller, C. Neuper, C. Andrew, and G. Edlinger, "Foot and hand area mu rhytms," J. Phys., vol. 26, pp. 121-135, 1997.
[25] G. Pfurtscheller, C. Neuper, D. Flotzinger, and M. Pregenzer, "EEG - based discrimination between imagination of right and left hand movement," Clin. Neurophysiol., vol. 3, pp. 642-651, 1997.
[26] A. Schlögl, D. Flotzinger, and G. Pfurtscheller, "Adaptive autoregressive modeling used for single-trial EEG classification," Biomed. Eng., vol. 42, pp. 162-167, 1997.
[27] B. Obermaier, C. Guger, C. Neuper, and G. Pfurtscheller, "Hidden Markov models for online classification of single trial EEG data," Pattern Recog. Lett., vol. 22, pp. 1299-1309,

2001.
- [28] G. Pfurtscheller, C. Neuper, G. Müller, B. Obermaier, G. Krausz, A. Schlögl, R. Scherer, B. Graimann, C. Keinrath, D. Skliris, M. Woertz, G. Supp, and C. Schrank, "Graz-BCI: State of the art and clinical applications," IEEE Trans. Neural Syst. Rehabil. Eng., vol. 11, pp. 177-180, 2003.
- [29] G. Pfurtscheller, R. Leeb, C. Keinrath, D. Friedman, C. Neuper, C. Guger, and M. Slater, "Walking from thought," Brain Res., vol. 1071, pp. 145-152, 2006.
- [30] g.Tec 社ホームページ, http://www.gtec.at/
- [31] Graz 大学・g.Tec 社 BMI デモビデオ, http://www.gtec.at/Press/VR_LondonCave_middle.mpeg.
- [32] K. R. Müller, M. Krauledat, G. Dornhege, G. Curio, and B. Blankertz, "Machine learning techniques for brain-computer interfaces," Biomed. Tech., vol.49, pp.11-22, 2004.
- [33] B. Blankertz, G. Dornhege, M. Krauledat, K. R. Müller, V. Kunzmann, F. Losch, and G. Curio, "The Berlin Brain-Computer Interface: EEG-based communication without subject training," IEEE Trans. Neural Syst. Rehabil., Eng., vol. 14, pp. 147-152, 2006.
- [34] B. Blankertz, G. Dornhege, M. Krauledat, K. R. Müller, and G. Curio, "The non-invasive Berlin Brain-Computer Interface: Fast acquisition of effective performance in untrained subjects," NeuroImage, vol. 37, pp. 539-550, 2007.
- [35] ベルリン BCI デモビデオ, http://www.bbci.de/press
- [36] J. Millan, F. Renkens, J. Mouriño, and W. Gerstner, "Noninvasive brain-actuated control of a mobile robot by human EEG," IEEE Trans. Biomed. Eng., vol. 51, pp. 1026-1033, 2004.
- [37] K. Tanaka, K. Matsunaga, and H. O. Wang, "Electroencephalogram-based control of an electric wheelchair," IEEE Trans. Robotics, vol. 21, pp. 762-766, 2005.
- [38] 慶應義塾大学 BCI セカンドライフ, http://www.bme.bio.keio.ac.jp/01news/
- [39] 理研・トヨタ BCI 車椅子, http://www.riken.jp/r-world/info/release/press/2009/090629/index.html
- [40] ホンダ・ATR, fMRI ジャンケンロボットハンド, http://www.honda.co.jp/news/2006/c060524a.html
- [41] ホンダ・ATR・島津製作所 EEG/NIRS を用いた ASIMO 操作, http://www.honda.co.jp/news/2009/c090331.html
- [42] 木村真弘, 今水寛, 島田育廣, E. Oztop, A. Harner, 神谷之康, "オンライン fMRI デコーディング," 第2回ブレインコミュニケーション研究会, 2007.
- [43] 神谷之康, "脳情報復号化とマインド・リーディング," 信学技報, NC2005-45, pp.51-56, 2005.
- [44] J. V. Haxby, M. I. Gobbini, M. L. Furey, A. Ishai, J. L. Schouten, and P. Pietrini, "Distributed and overlapping representations of faces and objects in ventral temporal cortex," Sci., vol. 293, pp. 2425-30, 2001.
- [45] D. D. Cox and R. L. Savoy, "Functional magnetic resonance imaging (fMRI) "brain reading" : Detecting and classifying distributed patterns of fMRI activity in human visual cortex," NeuroImage, vol. 19, pp. 261-270, 2003.
- [46] Y. Kamitani and F. Tong, "Decoding the visual and subjective contents of the human brain," Natl. Neurosci., vol.8, pp.679-685, 2005.
- [47] 神谷之康, "初期視覚野機能の fMRI 画像からのデコーディング," 映像誌, vol. 60, no. 11, pp. 1731-1734, 2006.

[48] Y. Kamitani and F. Tong, "Decoding seen and attended motion directions from activity in the human visual cortex," Curr. Biol., vol.16, pp.1096-102, 2006.
[49] Y. Miyawaki, H. Uchida, O. Yamashita, M. A. Sato, Y. Morito, H. C. Tanabe, N. Sadato, and Y. Kamitani, "Visual image reconstruction from human brain activity using a combination of multiscale local image decoders," Neuron, vol.60, pp.915-29, 2008.
[50] 木村真弘，今水寛，島田育廣，E. Oztop, A. Harner, 神谷之康，"以心伝心のインタフェースを目指して – 非侵襲型 Brain-Machine Interface（BMI）によるアプローチ，" 自動車技術会ヒューマトロニクスフォーラム，pp. 7-10, 2007.
[51] 岡部達哉，佐藤雅昭，川人光男，"考えるだけでロボットを動かす Brain Machine Interface 技術，" 進化計算シンポジウム 2009, pp. 1-10, 2009.
[52] 岡部達哉，山田健太郎，木村真弘，戸田明祐，山下宙人，武田祐輔，佐藤雅昭，川人光男，"考えるだけで機械やロボットを動かす Brain Machine Interface 技術，" 自動車技術, vol. 64, no. 5, pp. 60-64, 2010.
[53] 岡部達哉，山田健太郎，木村真弘，戸田明祐，山下宙人，武田祐輔，佐藤雅昭，川人光男，"考えるだけで機械やロボットを動かす Brain Machine Interface 技術，" 自動車技術会ヒューマトロニクスフォーラム，pp. 26-29, 2010.
[54] 岡部達哉，山田健太郎，木村真弘，戸田明祐，山下宙人，武田祐輔，佐藤雅昭，川人光男，"考えるだけで機械を操作する BMI 技術，" Honda R&D Tech. Rev., vol.22, pp.91-98, 2010.
[55] 第 4 回 BCI コンペティション, http://www.bbci.de/competition/iv
[56] 島津製作所 NIRS 装置, http://www.an.shimadzu.co.jp/prt/nirs/nirs_top.htm
[57] バイオセミ社, http://www.biosemi.com

第 7 章

身体性情報応用技術

本章で取り上げる身体性情報応用技術はいずれも厳密には脳と直接やり取りをすることを狙った BCI/BMI の範疇には含まれない．しかし，脳の本来的な機能を鑑みれば，脳への Input/Output とは感覚と運動が担ってきた機能であり，最も発達した情報チャネルを形成している．この経路に沿って，しかし通常の感覚-運動のプロセスを阻害しないままに脳に働きかける情報の入出力を行うならば，それは広義の BCI/BMI として，より直観的・直接的なインタフェースチャネルをヒトと機械の間にもたらすことができるだろう．本章ではこうした新しい考え方に基づくインタフェースとして著者らが提案するパラサイトヒューマンを中心に取り上げ，身体性を利用した情報技術の実際について説明する．

7.1 パラサイトヒューマン

7.1.1 ヒトと物理世界をつなぐもの：情報と身体性

現実の物理的な現象と人間の感覚の間には「ずれ」がある．これはしばしば「錯覚」という形で知られており，万人に共通で再現性の高い普遍的な現象である．実際にバーチャルリアリティ技術ではこれらの特性を提示手法として様々な局面で多用している．我々が日常の体験ではこのような錯覚に遭遇している気がしないのは，こうした局面において機能している感覚は実際には単体ではなくマルチモーダルかつ複合的だからである．それらの異なる

感覚が相補的に統合された結果,「最ももっともらしい世界像・自己身体イメージ」が意識下で構築され,その結果のみが意識上に上る.結果として我々がそれを体験したものとして意識できるものはそのもっともらしい世界像だけということになる.「肉体は精神の牢獄である」とはプラトンの言であるが,これは身体と脳という関係においては真である.脳は身体が捉えた情報しか知ることができず,その出力は身体を用いてなすことでしかできない.この身体によるInputが感覚,身体によるOutputが運動であり,脳は通常このI/Oを通じてのみ世界と対峙することができる.このパラダイムは情報工学的に見ればロボットや自動機械における計算中枢であるコンピュータにとっても全く同様であり,感覚は計測に,運動は制御に相当する.物理現象は身体の持つ感覚器というセンサによって計測されて初めて情報となって脳に届けられ,その情報は脳によって処理された後,やはり身体の持つ骨格筋によって運動を介して物理現象に反映される.現象から情報化し再び情報から現象化する.それがヒトの感覚-運動プロセスであり脳の活動のゲシュタルト的解釈であるといえる.

　脳と外界を直接につなげようとするBCI,BMIはいうなればこのI/Oを回避して脳に別経路を追加しようとするようなものである.身体を介さずに直接に脳に入出力するということは,身体のもたらす制約から解き放たれる代わりに,身体性によって定義されてきた情報の信号化とは全く異なる形態の信号を扱うことになる.すなわち,ブレインコンピューティング技術の難しさの一端はこの「脳と身体が構成している本来の機能の一部を解明し,それを肩代わりできるだけの信号処理手法を開発しない限り,脳と有意味情報をやり取りすることができない」ことにある.この対象となる機能を読み解く鍵が身体性なのである.

　そもそも身体性とは何か.身体性とは文字どおり身体というものの持つ特徴が反映された性質のことであり,これを形作るのはまぎれもなく人間の身体の持つ物理的な拘束条件そのものである.すなわち「頭一つに胴一つ.手が2本で足2本.目玉二つに耳二つ.立って歩いて尻尾なし」がその基本となる.身体は多くの感覚と多くの運動自由度を有するが,同時に多くの拘束条件を与えてくれる.感覚器は世界を計測する物差しとなり,物理現象を

感覚情報へと変換する．情報化社会といわれて久しい昨今であるが，実際には世界は情報であふれてはいない．世界にあふれているのは現象であり，現象は計測されて初めて情報となる（図 **7.1**）．計測とは「物差しを当てがうこと」である．生物にとっての計測とは感覚であり，その物差しは自身の身体に他ならない．物差しが変われば情報も変わる．生物にとっての「世界」とはその感覚がもたらす情報によって定義される．だからその生物にとっては，自身の「身体性」こそが世界を情報として定義する唯一無二の物差しとなる．こうして得られた情報を基にヒトは身体を運動させるための神経活動を行う．身体運動は物理世界に作用して神経の指令を物理現象に反映する．こうして生物は動物として活動し始めると同時に身体を介して外界の現象と対峙し，生存のためにこの間の相互作用に対して常に即時の対応を求められるという宿命を負っている．しかし，進化の過程で多細胞動物として体が大きくなり，構造や行動が複雑化してくるにつれて，生化学的な単純な反応だけではこの対応が間に合わなくなってくる．そのために感覚器を備えて外界を見張り，高速な情報伝達手段として神経系が生まれ，それらを統合処理するための脳が発達していく．脳を極限まで発達させてきた人間にとってもこの制約はつきまとっている．むしろそれを補うためにこそ脳活動があるのだ

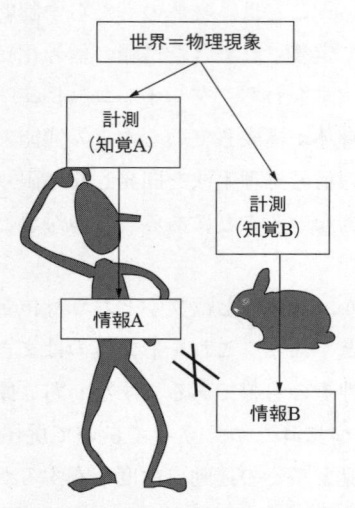

図 **7.1** 物理現象は計測されて初めて情報となる

と言っても過言ではない．人間も動物である以上，常に感覚に基づいて環境に対応した行動をし続けることが求められる．しかし，生物の神経系の速度には限界がある．大きく複雑になった人間の脳神経系では感覚で情報を捉えてから脳まで伝達・処理して運動を組み立てていたのでは負荷が大きく時間的・物理的に間に合わない．そこで人間が取った情報処理戦略は外界と自己身体のモデルを脳内に構築することであった．これが世界像・身体像の維持・更新である．行動の結果としてこの後に生じるであろう感覚入力をこのモデルによってシミュレーション予測しておくことによって，実際の感覚入力時に両者を比較するだけで，迅速に環境の変化や異常を違和感として検出することができる．この違和感に対して選択的に注意を向けることで処理すべき情報の抽出を容易にして意思決定の負荷を下げ，神経系の持つ時間遅れを見掛け上低減しているものと思われる．バーチャルリアリティ（VR）における臨場感とはこの世界像・身体像が安定で上記の違和感を強く生じないことによってもたらされる感覚であると定義できるだろう．

では，このように複雑な身体性はどのように獲得されるのだろうか．進化過程への疑問としてはともかく発達過程に対してならばその学習メカニズムとしては見まね学習についての研究がその一端を解き明かしてくれる．見まね学習とは，人が他人の振舞いを見てまねることによって行動様式を獲得する場合の学習方法である．実際に大脳生理学的にもこれの実行に関わっていると思われるミラーニューロンの存在が霊長類で確認されている他，ヒト形ロボットの知能的な行動学習の観点からも研究が多く成されている[1]．この学習の興味深い点は，他人の身体の動きを視覚的に見てその姿から即座に自身の身体の動きを作り出す情報を抽出している点にある．これは身体構造についてある種の逆問題を解いていることに相当する．この見まねの情報処理的な複雑さは言語学習における Motor theory に相当すると考えられる[2]．Motor theory とは人間が音声を認識する際には，音声を発声する際の筋肉（モータ）への指令を参照しているという考え方である．発話時の発声器官の運動の複雑さ，音声手掛かりの認識と対応付けの難しさにもかかわらず，この難問である逆変換を鳥や人間が発達的な過程において誰に教えられるともなく身に付ける学習メカニズムは，見まね学習と共通するものであると考

えられる．この学習能力は身体性を利用して実現されていると考えられ，様々な現象において物理環境に対応した身体像や世界像を成立させる感覚統合の柔軟性を支えている．この柔軟性は時として自己の身体像の拡張や変形をも許容する「超身体感覚」をもたらす．有名な現象としては，四肢の喪失に伴ってないはずの肢があるように感じる幻肢や，Pseudo-Haptic, Rubber-Hand Illusion などがその好例である．

7.1.2 身体性で人を支援する技術：パラサイトヒューマンの提唱

「情報化社会」が我々の生活にもたらしたもの．それは一見すると便利さ・快適さを象徴しているが，その実態として我々はより多くの情報を流し込まれ，より多くの判断・応答を強いられている．結局のところ従来の情報化技術は情報の入口を広げて判断の材料を増やすばかりで，その判断と実行についてのサポートまではしてくれないため，増加した情報の量とスピードにユーザの意識や注意への負荷は増える一方である．人が情報を使うはずが「人が情報に使われている」時代．結果として現代人は忙しい．最新の情報機器を増やすより，もう一つ体が欲しい，とは誰しもが思うことである．そんな『分身』の創り方を考えたときに，まず期待されるのは近年注目を集めるヒト形ロボット技術であるが，確かに人間の生活空間に入り込んでその活動を支援するための試みは多くなされているものの，想定されている応用はあくまで手足の延長としての機能である．しかもユーザの手を煩わせることなくその行動を支援する活動ができるかといえば，その段階からはほど遠く，むしろ多くの認識・判断と行動の選択はユーザの負担となるため，ロボットが人間を手伝うというよりこれまた人間がロボットを手伝っている状況が多いのが現行技術の実態であるといえる．身体よりも意識への負荷の大きいこの状況で欲しい「分身（Avatar, アバター）」とは，面倒を見なければいけない手や足ではなくて，面倒を分かち合う眼や頭の方である．全てとはいわないが，定番の判断や定番の行動を肩代わりしてこなしてくれる眼と頭があれば，意識や注意の負荷を下げてもっと他の必要なことに割けるようになるはずである．こんな「分身」を創るにはどうしたらよいだろう？　これは自分の行動パターンのコピーをどうやって取るかという問題になってくる．このためのデバイスとして我々が提案するのが身体行動を支援してくれる共生

体としてのウェアラブルロボット，パラサイトヒューマン（PH：Parasitic Humanoid）である．

近年，計算機の小形化・高機能化に伴ってウェアラブルコンピューティングの研究が開始されている．この技術は利用者にとって携帯しているという存在を気にせずに済む利便性はあるものの，その目的意識は通常の計算機端末を身に付けて持ち歩くというモバイルコンピューティングの域を脱していない．このため，従来の文字・映像といった言語的情報を入出力できるウェアラブルデバイスの開発がその主流となっている．しかし，ウェアラブルデバイスの構成は人間の身体性に基づいた情報を扱うという観点から見れば本来的に最適な構成であり，この利点を生かしたインタフェースを技術を研究・開発することで，従来的な言語情報によらない身体性を利用した非言語インタフェース技術を確立することができる．この観点からウェアラブル技術とロボティクスを融合させたウェアラブルロボティクスの試みがなされ始めている．しかし，これらの多くはいまだにパワードスーツに代表される装着形力増大システムやVRの力覚提示系のウェアラブル化などに端を発するものが主流であり運動系・力覚系に特化している[3]．一方で少数ながら感覚系のロボティクスとして主にモバイル視点からの外界センサ系による移動ロボット技術を適用する試み[4]などがなされているが，いずれの研究も人間に装着するための工夫という要素技術的な問題解決の段階に留まっており，人間の形態や機能を積極的に研究・利用するという観点に欠けていた．我々が提唱するPHはウェアラブル技術によって全身に装着されたセンサ群が，装着者の感覚-運動過程において装着者自身と同一視点からの計測を可能とすることに着目し，これに軽量・小出力のアクチュエータを加えることで人間に装着されたまま安全に稼働する人間類似形ロボットシステムを構成するものである．PHは人間の非言語的（nonverbal，ノンバーバル）な知覚-行動モデルを獲得し，これをもって人間の行動を支援することを目的とする．これは先行研究に見られる人間の動作解析による意図推定や運動制御推定などの様々な抽象化情報を介した間接的な利用ではなく，ウェアラブルデバイスの身体性を生かして直接的に人間動作の支援に用いることを特徴としている．PHはBMIではないが，生体信号情報の計測と生体への刺激情報によって従

来のインタフェースがやらなかったこと，できなかったことを実現しようとする試みとしては同様の方向性を持っている．本章ではPHの紹介を通じて，BMIが既存インタフェースを凌駕するために実現をねらうべきこととは何か，そのために扱うべき情報とは何かについて論じる．

7.1.3 パラサイトヒューマンの概念

本研究で提唱するPHはウェアラブルコンピューティングの技術を用いて製作される．オペレータに着込まれる形で装着されるその感覚系は運動覚・視覚・聴覚・触覚など，人間のサブセットとなる知覚情報を人間と同様の次元数・スケールで外界情報を獲得し，自ら動くことができない代わりに人間という機能単位の入出力に追随してその入出力関係を記録・学習し，これに適応した入力・行動要求をもって，装着者の行動を補完するような一種の共生関係を作り出す．これはある種の寄生型の人工生命のように作用するシステムである．図7.2左にその最も単純な構成となる第一世代PHの概念図を示す．用いている実装技術・センサ技術といった各要素技術自体は既存の普及技術であり，その構成自体はごくシンプルなものである．同装置の狙いは同次元・同スケールのセンサと効果器を持ち，同構造・同空間配置から得られた情報の統合機能によって，人間の情報処理上の行動原理の第一次近似としてのモデルを得ることであり，人間の行動解析において，シミュレーションや特定局面での一時的な行動記録では特定しにくい環境との複雑なインタラクションを持った取得情報や対応する行動を，装着者と同一視点で常時計

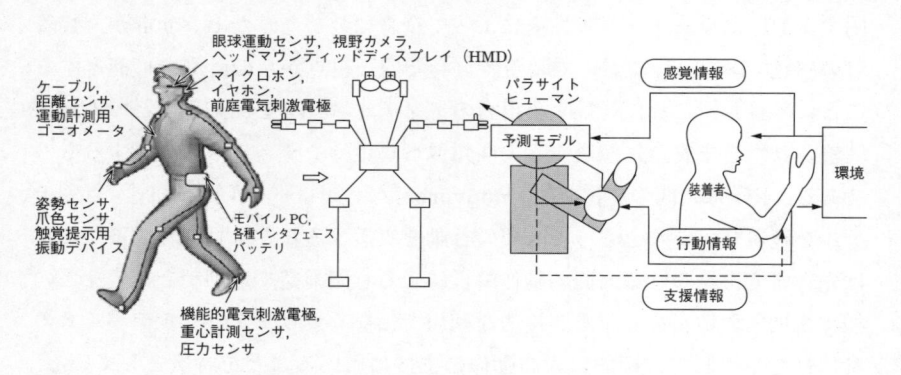

図 7.2 PH の構成（左）と行動モデルの獲得過程（右）

測し続けることで，人間の身体的な構造に起因するスキルや行動ロジックを解析する一助とする．このモデル獲得過程を図 7.2 右に示す．PH は人間に装着されることで人間と同相の感覚情報と運動情報を得ることができ，この情報を基に以下の二つの段階を経て人間の行動モデルを獲得することを目指す．

① PH が内部に持つ行動モデルが学習前の状態の場合，直前までの感覚-行動履歴と現在状態からモデルを用いて次の行動を予測し，その正誤に基づいて内部モデルの修正を繰り返す（図 7.2 右実線）．この段階の PH は受動的に情報を観測し予測と修正を繰り返す．

② 上記予測モデルが十分な予測性を持つに至った時点で，PH はその予測に外れた装着者の運動に対して異を唱えることを始める（図 7.2 右点線）．このとき，装着者がその出力を妥当だと判断すればそれに従い，そうでないとすれば行動を修正しない．この新たな行動結果を基に PH もまた内部モデルの修正の有無を決定する．

こうして人間と PH 双方において行動の内部モデルを修正・整理することを繰り返す共生系を確立する．同段階において PH と装着者の間にはある種の非言語コミュニケーションが確立されることになり，装着者がこの共生的なプロセスになじんでいくことによって PH による行動支援の様式が身体学習的に獲得されていくことになる．これは古典的には「人馬一体」として知られる騎手と馬の共生関係に相当する．ただし，この「人ロボ一体」関係においては馬の役割をヒトが行うことになる．馬にとって騎手がただのお荷物で終わらない「もう一つの目・もう一つの頭」として馬の動きを支援するように，PH は追加の目となり頭となって装着者の行動を支援する「もう一人のあなた」になる．このプロセスで鍵となるのが運動誘導による行動支援という考え方[5]である．

7.1.4 運動誘導による行動支援インタフェース

ヒトの行動支援において第一に求められることは何よりヒトの行動を阻害しないことである．例えば物理的に力を加えてユーザの運動をコントロールするウェアラブルインタフェースとしては，パワードスーツのような手法がある．しかし，装置が複雑になり，外部から動かされた運動には運動の自発性の感覚が乏しい．また，自発運動中に安易に外力でヒトの運動をねじ曲げ

たりすればヒトは自分から行動自体を中断してしまう．一見，感覚は感覚器から入ってくる情報を受動的に処理することによって作られていると考えられがちであるが，むしろ感覚とは身体の運動を伴って能動的に探索することで成り立っている．ギブソンのクッキーカッターの研究[6]でも示されているように，刺激に伴う運動は自発的に生成されている方が感覚を生起しやすい．すわなち，外的な力によって運動を乱すことは感覚をも乱すことになる．このためにヒトとヒトの間のインタラクションの基本は物理的接触のない言語情報の提示になる．しかし，実際にはこうした抽象化されたシンボル情報は解釈を必要とするためにヒトの注意負荷を上げ，結果として感覚プロセスを占有・阻害してしまう．これが本来の感覚‐運動のプロセスを阻害し，結果として行動まで阻害されてしまう．歩きながら携帯電話を操作することの困難さ・危険さは誰しも経験したことがあるだろう．

しかし，感覚にも運動にも作用しないではインタラクションが成立せず，情報支援すること自体ができなくなる．感覚や運動に作用しているのにそのプロセス自体を阻害しない「透明なインタラクション」が必要になる．PHによる情報支援は従来的な情報端末による言語的シンボル的な情報提示によるものではなく，この「透明なインタラクション」によって装着者の感覚‐運動過程に作用して行動自体を直接的に支援することを狙ったものである．透明な（通常の感覚を阻害しない）感覚提示技術として身近なものとしては聴覚に対する開放形のヘッドホンがある．視覚に対してこれに相当するものとしてシースルーHMD（ヘッドマウンティッドディスプレイ）が挙げられる（図7.3）．これはAR（拡張現実感）技術に多く用いられている．こうした感覚を重畳するインタフェースを介して「外部からの干渉」としてではなく「自

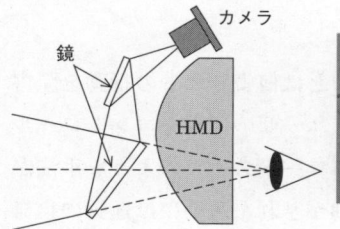

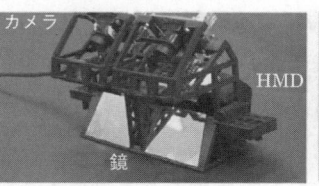

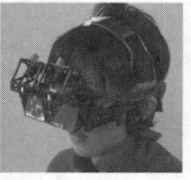

図7.3　光学共役なビデオシースルーHMD

第7章　身体性情報応用技術

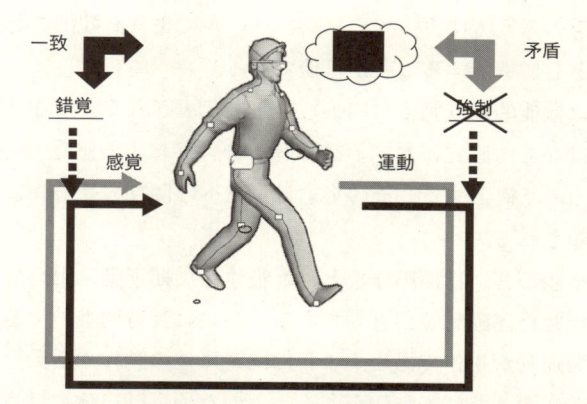

図7.4　運動誘導：ヒトは強制力には抵抗するが錯覚には自然に対応する

発的な対応」としての行動を誘導するのが運動誘導の考え方である（図7.4）．

この考え方は通念としての「ヒトの行動を決定する要因は当人の自由意思によるものであり，この変更は個々の人格の意思決定・判断によってのみ可能である」という考えに反するように思える．しかし，近年の脳科学や心理学の知見によれば，これは必ずしも真理ではない．本来的にヒトの意思といえども無から有を生じるようなものではなく，その生成プロセスは外界からの刺激を受け取る感覚とそれに基づいて決定される行動の実時間的なプロセスの一部であることは論を待たず，更には意思決定自体が意識下において行われた諸処の要求事項を統合する情報処理の産物であるという考え方が主流である[7]．強制的な意思や行動への介入ではなく，感覚入力に重畳的に働きかけることによって，この意識下で機能する処理系を介して利用者の行動を自然に誘導することを狙うのが運動誘導の考え方である．PHは身体性を利用した計測とモデル化を行うことでその情報を基にこうした非言語的な装着者の行動を予測し誘導する行動支援インタフェースとして機能する．従来，ウェアラブルコンピューティングの観点からの行動支援インタフェースは文字ディスプレイや音声指示を用いた言語的（verbal，バーバル）な手段に限られており[8]，人間の言語理解を介している点で，身体行動を実行中の装着者にとっては注意を分散する負担が大きい上に，装着形の利点である身体性を全くといってよいほど利用していなかった．PHでは身体性を利用

した運動誘導の考え方によって，ノンバーバルでより直観的な行動支援インタフェースとして機能することが可能である．

運動誘導は機能的電気刺激（FES）などに代表されるような運動自体への直接介入ではなく，感覚に対する誘導刺激の付与による感覚-運動サイクルへの干渉をその基礎とする．その形態は意識への関与の仕方によって，以下の二つに分類される．

① 歩行や船こぎ，指揮動作など，反復する周期運動においては意識下刺激を利用した運動誘導が有効である．一般に長時間継続する運動はこうした周期運動が主体である．これは同時に他の動作や活動を並行して行うことが必要とされる動作が多く，このため運動自体には意識的に注意を割くことなくその反復運動を行使し続けられることが必須である．この場合，誘導刺激もまた注意を引くことなくこの感覚-運動プロセスに作用することが要求される．このため，継続的な周期刺激による引込みなどを用いた半無意識的な運動誘導手段がこの適用となる．また，この場合に期待される効果は誘導開始による即時的なものではなく次周期以降に位相や周期の変化を実現するというのが誘導戦略となる．

② 一方，周期運動に対してリーチングに代表される単発の運動においては，運動自体が短時間のうちに終了するため，この場合の誘導は動作終了直後か動作中に効果を現す即時的なものである必要がある．また，動作主の注意も主としてその単発運動自体に向けられているために，対応体部位に関する意識上への運動教示がその適用となる．

7.1.5 パラサイトヒューマンの各部構成

PHは全身に装着されて機能するセンサ系と運動誘導刺激系を持ち，これらがそれぞれ人間の感覚系・運動系に相当するように構成される．この試作3号機とその各部構成を図 **7.5** に示す．これら装着装置系の総重量は計算機とバッテリを除けば中継基板や配線を含めても500g以下の構成となっている．これらのデバイスはウェアラブルな実装のために小形軽量化を図るだけではなく，身体性に基づいたPH特有の要素デバイスが幾つも提案・開発されている．以下にその構成上，特に特徴的なデバイスの実装について説明する．

第 7 章　身体性情報応用技術

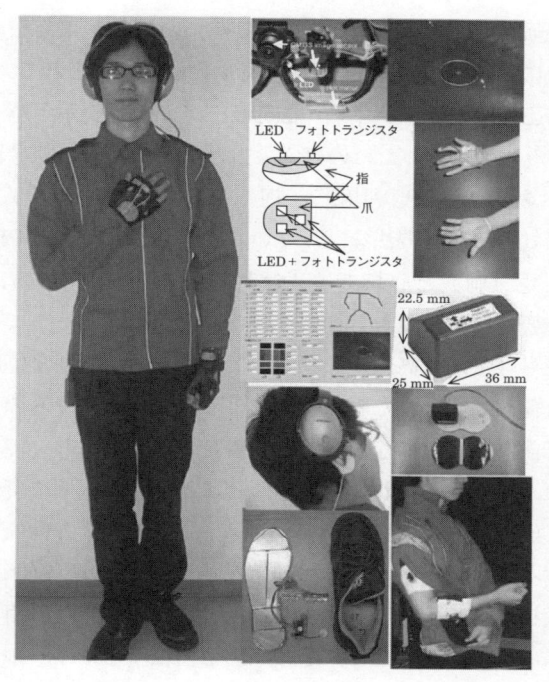

図 7.5　PH 試作 3 号機と各部構成．
　　　　左上方より順に全身像，眼球運動検出器，眼球位置計測結果の検証写真，爪センサの実装概念図，爪センサ実装状態写真，PH 稼働状態モニタリング画面，身体運動計測用 3 軸姿勢センサ外形写真，前庭感覚刺激電極装着写真，身体各部電気刺激電極と電極上に固定された姿勢センサ，重心位置計測用荷重センサを配した靴底センサ部写真，装着者が片手で付外しできるように工夫された服の構造と電極・姿勢センサの装着過程

（1）　爪センサによる指行動の計測

　PH において採用された爪センサは装着者の手掌部の活動を妨げることなく計測を行うために開発されたセンサである．その特徴はセンサが指の腹側に一切存在せず，全て爪の上に装着されている点にある（図 7.5 右側上 2 段目）．原理的には指先端の接触や指の屈曲に伴う爪の色の分布と変化を爪上から光計測するものであり，これは NIRS 同様に爪直下の血流の分布を計測していることに相当する．この構成によって装着者はセンサの存在を意識することなく通常の行動スキルによって手掌部動作を行うことができる．現段階では ICA（独立成分分析）による解析の結果，指 1 本当り 3 組のフォトリフレクタを配した状態で，簡単なキャリブレーション（後述の各自由度

30回の単独運動サンプルの生成)のみで指先端での3軸接触力ベクトル及び指の曲げ角に関して3〜4bit程度の有効分解能が得られている．

（2） 意識上運動誘導デバイス：回転モーメント形提示デバイス

PHにおける運動誘導のための感覚入力としては，その開発段階において音，振動モータ[5]，腱反射利用[9]，回転モーメント提示[10]，電気刺激[11]などの各種感覚への刺激方法を試みている．図7.5に示したPH試作3号機の実装では，電気刺激と回転モーメント刺激を併用している．回転モーメント刺激の必要性は，装着者自身のセンサ＆アクチュエータである筋への弱電気刺激は最も軽量かつ高効率な刺激法ではあるものの装着毎時のキャリブレーション負荷が高く，また表面電極による電気刺激では筋の全てに対して任意に刺激可能なわけではないこと，装着者の意識上においては，個別の筋の活動は表象として捉えられていないことに起因する．そこで併用される刺激方法として開発されたのが回転モーメントによる運動方向提示デバイスである．このデバイスは自由な身体活動を保証するために，従来形のパワーアシストや力覚提示デバイスで問題となった外部固定点や反作用点なしの純粋なトルク提示を可能としている．その原理は回転するホイールに蓄積された角運動量をブレーキ機構によって装着フレームに伝達することによって任意の方向・強度・タイミングをもったインパルス状の教示トルクを発生させる方式にある．図7.6に同デバイス試作2号機を示す．この装置においては合成トルクの最大値を3kgf·cmとした場合，有効な提示角度分解能として約20度，すなわち4bit程度が確保されている．

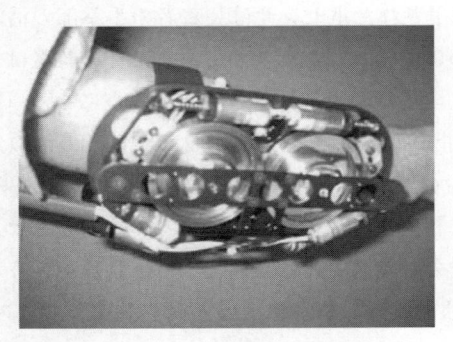

図7.6 回転モーメント形運動方向提示デバイス

第7章 身体性情報応用技術

（3） 意識下運動誘導デバイス：前庭感覚刺激デバイス

前庭電気刺激（GVS：Galvanic Vestibular Stimulation）による方向誘導の手法はVRにおける加速度感覚提示などへの応用も含めて広い応用範囲が期待される刺激方法である[11]．左右両耳後に装着した電極（図7.5の中央4段目）を介して数 mA 程度の直流電流を流すことにより，装着者の感じている重力方向を電流値に応じて陽極側へとシフトさせる効果が生じる（図7.7左上）[12]．この結果，起立動作中の装着者は意識下の平衡反射によっ

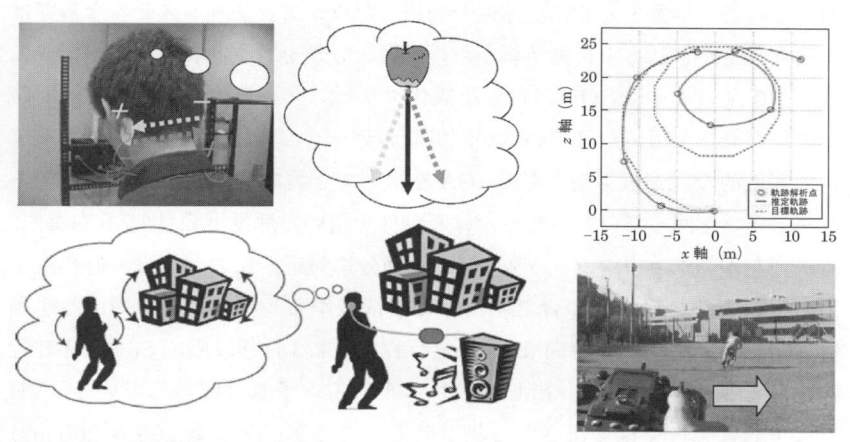

図7.7 平衡感覚の錯覚利用インタフェース．
GVS の作用概念図（左上），GPS 利用による歩行制御軌跡（右上），自転車誘導制御実験（右下）及び音楽連動による視覚世界揺動効果概念図（左下）

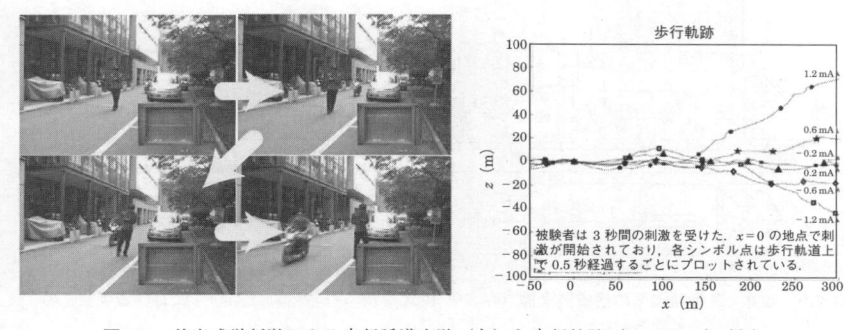

図7.8 前庭感覚刺激による歩行誘導実験（左）と歩行軌跡（Top View）（右）

て陽極側に傾いて立とうとする．これを利用して，図 7.8 のように歩行移動中の装着者の歩行を左右に誘導することが可能であることを，被験者を用いた実験により確認している．また制御目標のバリエーションとしては GPS を利用した歩行軌跡の制御（図 7.7 右上）や，自転車などの他の平衡動作中の方向制御（図 7.7 右下）などの実験にも成功している．

（4） 感覚 - 運動モデルの獲得と行動支援のための行動予測

以上のような運動誘導を有効に行うためには，装着者の行動を同定し，予測する感覚 - 運動プロセスのモデルが必須である．PH ではこのモデル化において観測・学習・誘導に身体性を利用したウェアラブルシステムならではの利点が生かされる．行動情報からの学習・分類を行う同システムの構成には図 7.9 左のように SOM（自己組織化マッピング）を始めとした神経回路モデルが概念上用いられているが，実際のデータの処理には神経回路網モデルの等価的な線形近似解として ICA を用いて学習の安定性と近似精度のトレードオフを図っている．じゃんけん動作を用いた評価実験（図 7.9 右参照．時系列左からチョキ・グー・パー各 60 回分に対応）においては，肘角度＋手の甲の姿勢 3 自由度の合計 4 関節軸の情報から，特定装着者の出し手動作に関して，平均所要時間 0.3 s の全行程中，1/3 行程段階で 85％，2/3 行程段階で 95％の確率で，出し手のリアルタイム予測に成功している．PH では予測によって稼ぎ出される猶予時間（このケースでは 100 ～ 200 ms）を用いてヒトの応答遅延時間（動作ごとに違うが，おおむね 150 ～ 300 ms

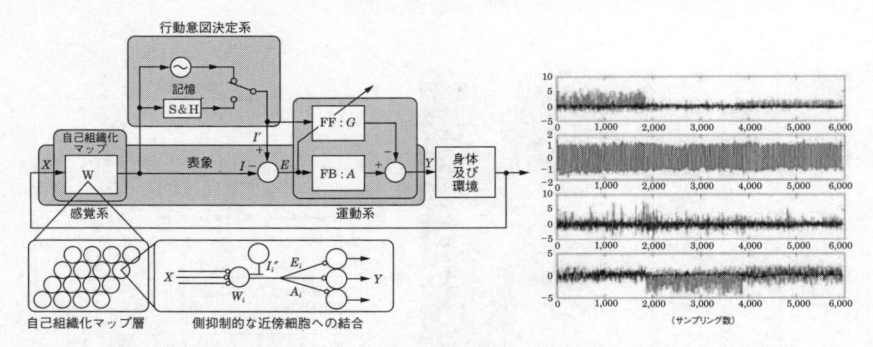

図 7.9 知覚 - 運動発現系の構成概念図（左）と ICA を用いたじゃんけん動作における表象 I の抽出例（右）．
時系列左からチョキ・グー・パー各 60 回分に対応

程度）を補償することで，運動誘導による教示を実動作の修正に利用する戦略をとることができる．

7.1.6 行動支援インタフェースとしてのPH

行動支援インタフェースとしてのPH利用の端的な具体例としては以下のようなものが考えられる．

① **歩行誘導**：最適な歩行経路をたどるようにガイドする．未知ポイントへのGPS情報による経路の誘導や，交通情報による混雑する経路の自動回避，後方センサによって検出された接近中の車の自動回避など，前庭感覚刺激を用いた半無意識誘導によって特に注意を払う必要もなく最適な歩行経路をたどることができる（図7.10右）．

② **行動のキャプチャ&プレイバック**：行動の記録・再生による特定行動の再利用．例えば偶然に打てたベストショットの再生による繰り返しトレーニング．スポーツやダンスなどの身体行動の「型」の交換によるコミュニケーションなど（タイガーウッズのスイング，イチローの走行フォームのダウンロードなど）（図7.10左）．

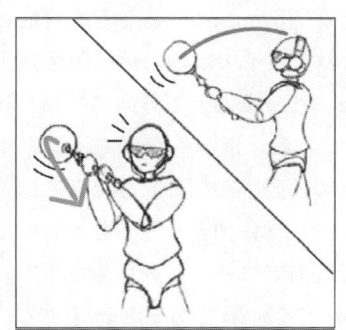

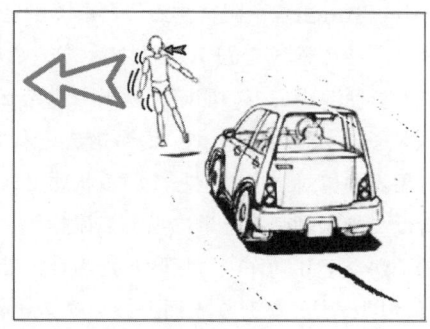

図7.10　PHによる行動支援例．
　　　　行動のキャプチャ&プレイバック（左）及び歩行誘導（右）

こうした利用方法はPHが従来のグラフィックユーザインタフェース（GUI）や言語的インタフェースを基準としたインタフェースでは扱うことのできなかった身体性の情報を直接的に入出力する手段を実現したことによって生じたものである．直接的に身体性を介した行動支援を通して常時装着と装着者個人への適応を実現することで，PHは装着者にとっての補助

意識として機能するインタフェースというものの在り方の一形態を示している．BMIが従来のインタフェースにはない新しい種類の情報の入出力手段を提供することを狙うのであれば，PHの場合と同様に新しい情報チャネルの利用形態に関して独自の可能性を想定し提案することが必須であろう．この問題については後に7.4.2項において再度考察する．

7.2 錯覚利用インタフェース

パラサイトヒューマンで得られた生体特性を利用した要素技術は現在ウェアラブル若しくはモバイルな行動支援形の感覚提示技術として更に発展・応用が進められている．現在これらのデバイスの総称として「錯覚利用インタフェース」という名称を用いている．これは「錯覚を利用することによって物理的限界・制約をバーチャルに超越する」ことをその特徴としているためである．

7.2.1 触覚の錯覚利用インタフェース：Smart Finger

爪センサ直系の錯覚利用インタフェースがSmart Fingerである．Smart Fingerはデバイスの全てを爪上にマウントすることで人間のなぞり動作（Active Touch）を阻害することなく触覚をAugmentすることを目的としている．その構成を図7.11左に示す．このデバイスは指の接触圧を検出する爪センサ，指前方の明暗を検出する光センサ，爪の上下方向に振動を与える振動子（バイブレータ）から構成されている．指が中空にあるときや指が対象表面に対して静止している状態でこの振動子が振動した場合には，装着者はこの振動刺激を単に爪上の振動として正常に知覚する．しかし，この振動子がなぞり動作中に振動した場合には装着者はその振動刺激を爪上の刺激とは思わず，なぞり表面上のテクスチャパターンであると錯覚する（図7.11右）．本デバイスはこの錯覚現象を利用してなぞる対象の表面の明暗パターンを触覚テクスチャであるかのように知覚させるAugmented Realityデバイスである．このデバイスは点字ディスプレイなどの既存の触覚提示ディスプレイと異なり，指の腹側に物理的接触を妨げるものを何も設置しないため，なぞり動作中の触覚としてのリアリティを妨げない．最も端的な応用として視覚障害者が印刷物を指先で読み取るためのデバイスとしての利用が考えられるが，指先全体を一つの接触点として用いるために点字のような

第7章　身体性情報応用技術

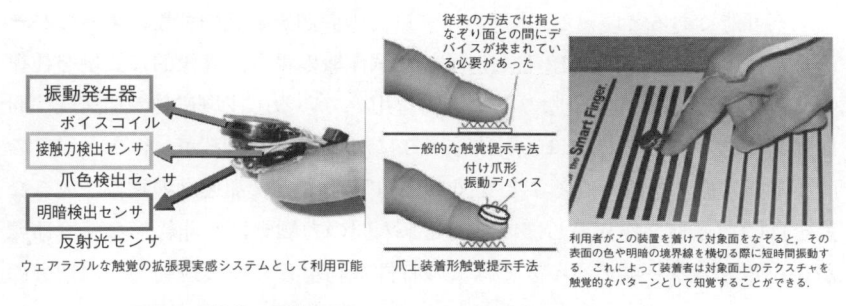

図7.11 触覚の錯覚利用インタフェース．Smart Finger.
デバイス構成（左）及び動作原理（右）

微細パターンの提示には向かない．ポスターのポップ字や図版クラスの空間分解能の読取りへの利用が最適である．

7.2.2　力覚の錯覚利用インタフェース：偏加速度形擬似けん引力覚提示デバイス

回転モーメント形運動提示デバイスの弱点は，運動方向の提示が瞬間的であることと回転方向の提示に限定され並進方向の提示（図 **7.12** 左上）を直接的にすることができないことであった．これは非接地形の力覚提示方法に共通の物理的制約であり，電界や磁界による非接触駆動がモバイル環境においては現実的な方法といえない以上，物理力として実際に発生させることは事

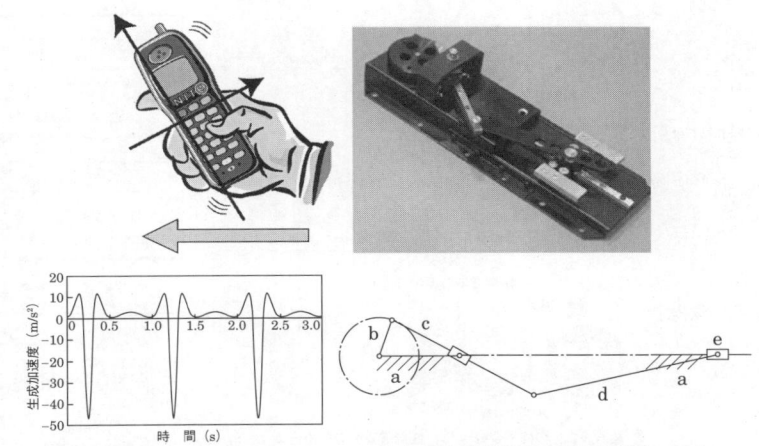

図7.12　力覚の錯覚利用インタフェース：偏加速度形擬似けん引力覚提示デバイス．
作用概念図（左上），試作機全景（右上），リンク機構概念図（右下）及び
装置動作時の生成加速度波形（左下）

実上不可能であるといえる．本デバイスはこの問題を錯覚の利用によってバーチャルに解決する．図 7.12 右上に示した試作機の場合，直線的に質量を往復させる図 7.12 右下のようなリンク機構を用いている．往復運動の加速度は周期運動である以上必然的に一周積分が 0 になるわけであるが，行きと帰りの所要時間に偏りを持たせることで図 7.12 左下のように加速度の振幅に大きな差を付けた運動を作り出している．元来人間の力触覚には非線形な感度曲線が存在している．本デバイスではこの特性を利用して往復運動の一周期分の

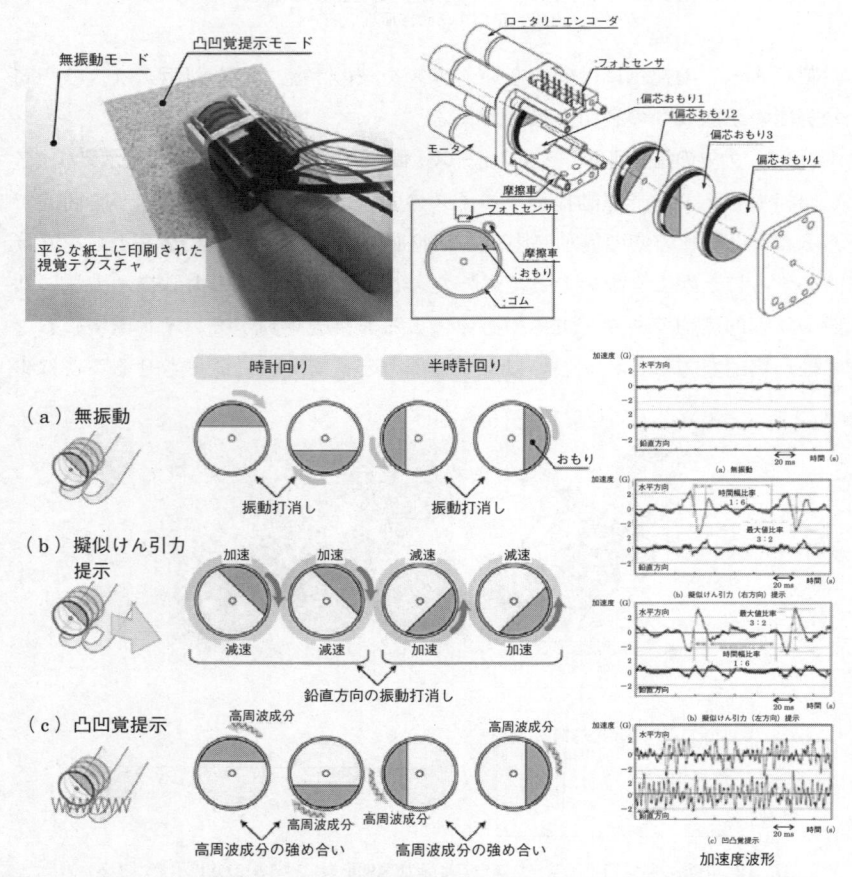

図 7.13 偏芯 4 ロータ機構による偏加速度及び爪上振動提示デバイス：デバイス構造概要（上），駆動モードと振動出力（下）

手応えとして「物理的には均等だが知覚的には一方向に偏りを持った手応え」を作り出している．この結果，短時間ながら振幅の大きい加速度反力を感じさせる方向へ継続的なパルス刺激を提示することに成功している．

このデバイスは現在，7.1.5 (2) 項で紹介した「回転モーメント形提示デバイス」に代わる意識上運動誘導デバイスとして最新形の PH に採用される予定で小形化が進められている（図7.13 上）．現状では小形化は指2本の上に載るサイズに留まっているものの，このタイプでは四つのモータ駆動の偏心重りを用いて回転軸回りの二次元方向への擬似けん引力提示を行うとともに，前述の Smart Finger の原理による触覚への錯覚提示も同時に行うことを狙った駆動法を行っている（図7.13 下）．

7.2.3 平衡感覚の錯覚利用インタフェース：Shaking The World

GVS による平衡感覚の誘導刺激の応用の中で起立反射を利用した姿勢誘導・重心誘導以外の要素として利用可能であるのが同様の対加速度反射である血管の収縮反射と前庭動眼反射である．前者を利用した医療応用には眩暈や立ちくらみの軽減効果を狙った $1/f$ ランダム刺激などがあるが，後者の効果としては数 Hz 以下での交流刺激による眼球の回旋運動に伴う世界の揺動感の創出が挙げられる（図7.7 左下）．音楽と連動させたバーチャルダンス体験や，複数人間での頭部運動感覚の共有によるダンス動作のシンクロニシティ感，グループ感の共有などエンタテインメント用途でのコミュニケーション応用の利用が期待されている．

7.3 五感情報伝送

感覚の伝送といえば，最も身近なものが聴覚の伝送である電話であり，視覚の伝送については一方的な形でのテレビがあり，近年ではインターネットを経由した Skype などのテレビ電話がある．これらは便利であればあるほど同時に使用者にもどかしさも感じさせることがある．相手が今ここにいればきっと伝えられるのに，これらの通信手段を通じてでは，今体験しているこの感じ・感触，フィーリングが伝えられない，といった「言葉にできない感覚」を伝えたいという要求である．これは上記の伝送手段によって伝えられていない感覚を介した非言語情報の伝送が求められているということに他

ならない．これを実現するための技術的概念として五感情報伝送がある．これは遠隔地から送信者が受信者に体験させたい五感情報の全てを伝送して，受信者自身があたかも遠隔地にいるかのような体験をさせようという技術のことである．まるでテレパシーかテレポーテーションのような超能力じみた夢物語に聞こえるが，バーチャルリアリティを始めとする感覚 - 運動インタフェース研究が目指している明確な目標の一つでもある．

7.3.1 テレイグジスタンス

五感伝送について語るにあたって，その歴史的意味合いからもテレイグジスタンスの概念を抜きにして語ることは難しい．テレイグジスタンス若しくはテレプレゼンスと呼ばれる「遠隔臨場制御技術」はバーチャルリアリティと同様の運動計測技術と感覚提示技術を用いて遠隔地のヒト形ロボットを随意に操縦すると同時にあたかもロボットになり代わって遠隔地で実際に行動しているかのような臨場感のある感覚を伝送する技術である．

産業用ロボットと異なり作業が定形化されていないヒト形ロボットでは完全な自律制御を行うことは事実上困難な現状である．こうした場合，操縦者による制御を行うことになるのであるが，多くの自由度数を持つロボットを実時間で操縦することは困難を極める．とりわけ数十もの自由度を持つヒト形ロボットの制御において，実時間での随意動作を実現する操縦方法としてはこのテレイグジスタンスだけが現在知られている唯一解であるといってよい．図 7.14 に示すようにテレイグジスタンスは VR 技術と同様の感覚提示インタフェースを利用して操縦者の視覚にロボットの視点映像を伝送し，頭部や四

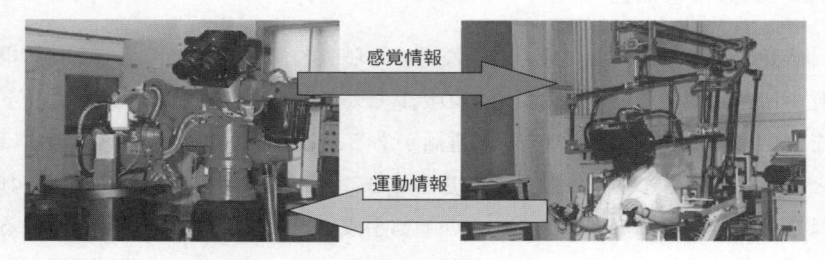

図 7.14 テレイグジスタンス：遠隔臨場感制御技術．
遠隔地のロボット（左）と操縦者（右）が感覚と運動を共有するので，あたかもロボットになり代わったかのような感覚で臨場感を持って直観的に作業を行うことができる

肢の運動をロボットに伝送する操縦方法である．このため，ロボットの設計においても感覚器の配置や四肢の自由度配置についてもヒトと1対1対応が可能な身体性を持つことが求められる．これはVRにおけるバーチャル空間をロボットがいる遠隔地の現実空間の情報で置き換えたことに等しい．このとき，あたかも操縦者自身が遠隔地にいるロボットになり代わったかのような高い臨場感をもって自身の身体を操作するかのようにロボットを随意に操縦することができる．テレイグジスタンスの有効性は危険な災害現場への極限作業ロボットの投入や，遠隔手術など，高い臨場感と作業自由度，それによる高度な即応性の求められる専門的な特殊作業のために利用されている．その有用性の高さにもかかわらず，利用が限定されている最大の理由は時間的・空間的に非常に高い精度で「感覚と運動が完全対応し続ける」ことを要求される点にあり，この実現コストの高さが普及を妨げる要因となっている．しかし，このコストの面，特に実用的なヒト形ロボットの価格が十分に下がることで同技術が普及した暁には，我々は通信回線を経由して世界各地にいるロボットに対してテレイグジスタンス接続することでバーチャルに瞬間移動技術を手に入れたに等しい効果を得ることができる．これはテレイグジスタンスのもう一つの側面としての五感伝送の効果である．身体性を保持する形での感覚・運動情報の伝達が臨場感をもたらし体験自体を伝送できることの現れである．

7.3.2　パラサイトヒューマンを介した五感伝送による体験共有

このようにユーザの身体性を考慮し，自然かつ直観的に感覚や意図を伝送するための五感伝送インタフェースをPH技術を用いて実現する方法について紹介しよう．感覚を伝送するためには運動レベルでの作用が必要であり，いかにして運動に働きかけることのできるインタフェースを実現するかが課題となる．また，ヒトの意図は直観的な振舞いにおける運動に現れるため，それを検出する必要がある．これらはPHにおける行動誘導技術や，感覚-運動の計測・提示技術の最適な応用例の一つである．本稿では，こうした五感伝送技術を用いて，従来のインタフェースでは表現することの困難な空間知覚，運動感覚やスキル，意図の伝送に応用する方法について紹介する．

（1）　空間把握の伝送：一人称視点の共有による協調行動インタフェース

従来の解釈を要するインタフェースではユーザに伝えることが困難である

空間把握の例を見てみよう．ここでいう空間把握とはヒトが常に知覚している周辺の空間的広がりの認識のことである．従来の方法では，三人称視点から得られた映像をユーザに提示したり，目の近傍に置いたカメラの映像をディスプレイに提示したりすることが試みられてきた．しかし，運動を伴わない視覚情報のみの提示では，それを再解釈しなければその視覚情報から周辺空間の状況を認識・把握することはできない．

一般に，ヒトが見回し行動を行っている最中の網膜上の像は大きく揺れ動いているが，ヒトはそれを静止した世界として認識することができる．これは，ヒトが視覚で捉えた世界に体性感覚や前庭感覚を統合することで，脳内に空間を再構成する機能を備えているからである．このように空間知覚と姿勢は密接に関連しているため，もしインタフェース装置が自己運動や前庭感覚を伴わずに視覚情報のみを空間情報としてユーザに伝えた場合，ユーザ自身の動きとは独立に視界だけが動くことになり，この場合，ユーザは対象物や世界が揺れたと知覚することになる．これは一般にバーチャルリアリティの分野で問題になっており，運動と視覚情報の不整合が起こす，いわゆるVR酔いの要因の一つとなっている．つまり，身体性に伴った運動と視覚では世界は正しく認識されるが，両者の身体性が崩れれば当然認識も崩れる．

送信者が認識している空間情報を受信者に伝送するために，インタフェース装置としてヘッドマウンティッドディスプレイ（HMD）を使って提示しようとすると，伝送元の周囲の映像があたかも自分の周囲であるように提示されるが，この視野は伝送元のカメラが捉えた映像であるため，自身の運動とは関係なく動く．すると，容易に身体性が崩れ，揺れる世界が再構成される．この身体性の崩れを解消するためには，視覚情報とともに頭部運動を伝送し，視覚と運動を同時に再生すれば解決することができる．そこで，一つの実現方法として，伝送元の頭部運動と同一の運動を行うようにインタフェースが支援することによって，身体性を仮想的に保持し，同一視点からの正しい空間知覚を実現する方法を解説しよう（図7.15）．ここでの実現方法では，ユーザの視野に自身の頭部位置・姿勢を示すカーソルと，伝送元の頭部位置・姿勢を示す同じ形状をしたカーソルを表示して，それらが重なるように自身の

第7章 身体性情報応用技術

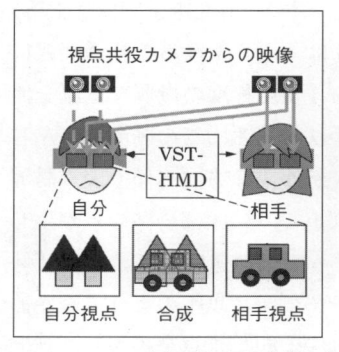

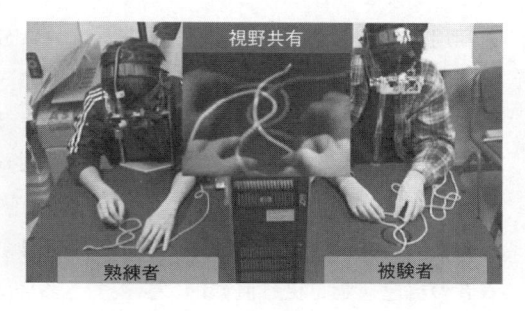

図 7.15 PH を用いた五感伝送技術による一人称視野の共有実験

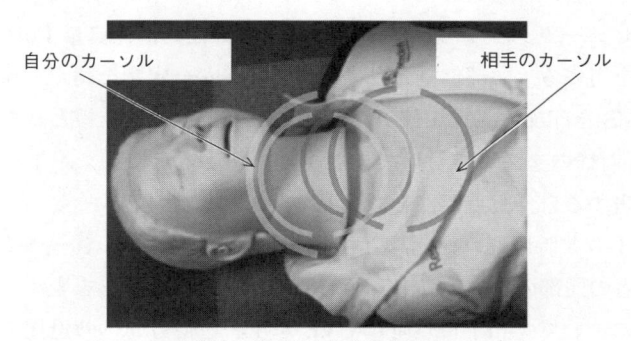

図 7.16 視野内に表示される自身と相手のカーソル

頭部を動かすと自然と頭部運動がそろうようにする．図 7.16 にその例を示す．カーソルはそれぞれの視点から前方に 70 cm の位置に置かれた直径 20 cm，奥行き 20 cm の二重の円環状の仮想物体として描かれている．自身のカーソルは常に眼前の中央に存在し，カーソル間のずれは，自身と相手の頭部位置・姿勢のずれ，すなわち相対位置関係を反映したものになる．カーソルが重なっているとき，自然と両者の頭部の位置と姿勢が一致している状態になる．

しかし，このようなカーソル方式をとると，カーソルの動きを常に強く意識して行動する必要があるほか，急な頭部運動や大きな動きに対して常に一致した姿勢を維持するのは困難になる問題がある．加えてカーソルが画面の中央に表示され続けることで，視野を阻害する恐れがあるので，視覚や聴覚などの感覚チャネルを阻害せず，かつ意味解釈が不要な頭部運動支援が望ま

れる.そのような要件を満たすインタフェースとして,前庭電気刺激(GVS)を利用することができる.前述のように GVS は,両耳の後ろの乳様突起に電極を貼り付け,頭蓋を貫通するように 0.5〜1 mA 程度の微弱な電流を流すことで,平衡感覚を司る前庭器を刺激する手法である.この刺激は,左右への加速度として知覚され,また,反射的に姿勢が陽極方向へ傾くよう誘導されることが知られている.したがって,頭部追従時に頭部姿勢の差が生じた際に,GVS により差を縮める方向へ誘導する擬似加速度を与えれば,装着者の自己運動を更に直観的に支援できる.その効果は以下のように確かめられている.左右並進方向へ擬似ランダム運動する相手視点を再現し,被験者は頭部を左右に移動させ相手カーソルに追従する.共有する一人称視点映像はコンピュータグラフィックスで生成され,運動計測には Polhemus 社 Liberty を用いる.頭部位置と目標位置との差が一定量を超えた際に支援方向への GVS を印加する.比較のため,GVS なし,及び支援と逆の方向への GVS でも同様のタスクを行い,また視覚は相手視点に加え,単純なシースルーに相当する自分視点条件をコントロールとしている.

位置ゲインと時間遅れを指標とする McRuer のクロスオーバモデルを用いて被験者の頭部の追従運動を評価した結果,位置ゲインを表すクロスオーバ周波数について,相手視点時に GVS が左右並進方向への追従を支援する傾向が見られた.結果の一例を図 7.17 に示す.一方,自分視点で追従動作

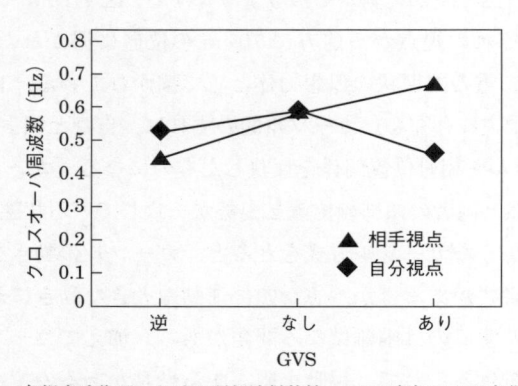

図 7.17 各視点映像下における頭部追従特性の GVS 印加による変化.
クロスオーバ周波数の値が大きいほど,位置追従が良好であることを示す

中に，同様の支援を与えても，効果がないか逆に運動を阻害するように作用した点も興味深い．この理由はまだ明らかになっていないが，自分視点時はもともと自身の運動と映像の整合がとれている状態であり，GVSで加速度感を追加提示したことによって，かえって自己運動感覚と視覚に離齬(そご)が生じ，運動を混乱させた可能性がある．逆に相手視点において効果があったことは，GVSによる擬似加速度感覚が視覚に対する自己運動感覚の不足または過多を補い，世界の揺れなどの空間的不整合が解消された効果があり，身体性を保持する方向に働いたことを示唆している．このように以上の結果では，カーソルの表示と平衡感覚の錯覚を用いることで，インタフェースがユーザの運動を支援し，伝送元の視覚情報を得ながらも，伝送元と同様の運動をより再現できていることが分かる．客観的な空間把握能力の従来方法との差の比較はまだなされていないが，大きく改善されていることが期待される．

（2） 運動感覚・技能の伝送：遠隔協調作業によるスキル伝達

次に，能動的な運動におけるスキルの伝達を行う場合のインタフェースについて解説する．通常，熟練者のスキルをユーザに伝えようとするインタフェース装置では，空間把握のときと同様に，熟練者の動きを捉えるために第三者的視点よりカメラで撮影し，そのスキルの映像を熟練者の指示とともにユーザに提示する方法がバーチャルリアリティの方法では一般的である．しかし，この方法では，熟練者に現れるスキルに伴う身体運動を，いったん熟練者の身体に自己の身体のイメージを投影することで運動を解釈し，初めてスキル運動を理解できる．これは，熟練者からの視覚とその身体の相対的位置関係が崩されている限り，その解釈を必要とする．逆にいうと，熟練者と同一の視点から熟練者の身体の動きをユーザに提示できれば，あたかも熟練者の動きを自分の動きであるように錯覚し，運動の解釈を必要としない．

これを実現する方法は，図7.3のようにカメラを目と等価な位置（光学共役）に設置することによって解決される．熟練者の見えている視野をそのままユーザのHMDに提示する．一人称視点からの視野情報は，視野内に見える熟練者の手などの運動と視点の関係による身体性を保持している．このインタフェース装置を熟練者とスキル伝達をされるユーザとの両方に装着することで，熟練者はユーザの何ができていないのかを直観的に理解し，ユー

ザは熟練者のスキルに伴う動きを直観的に理解できる．しかし，ここで問題となるのは，HMDに提示される映像はどのようなものが良いのかという問題が生じる．例えば，ユーザにとっては，どの程度自分の一人称視点の映像が見え，熟練者の一人称視点の映像が見えるべきかである．熟練者の見る映像も同様である．単純に50％で合成すると図**7.18**のようになる．

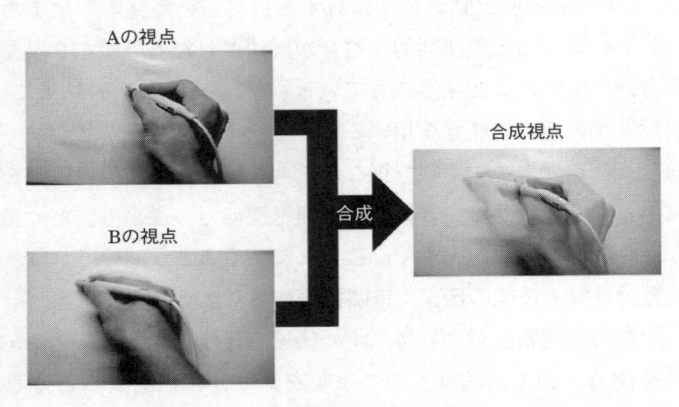

図**7.18** 手元を見ている二者の視野を50%ずつ合成した場合の例

　この映像を重畳させたときの相互の運動の干渉を調べてみると，以下のようなことが分かってきている．二人の被験者に，一人称視点を捉えるインタフェース装置を装着させ，それぞれの映像の合成比率を変えた条件で，その合成映像を見ながら運動を行い，その運動がどのような影響を受けるかを調べる．4拍子の指揮運動を行った場合，映像を重ね合わせる割合によって，運動中の位置の誤差と速度の誤差の生成に違いが見られる．図7.18のような両映像が合成されて表示されている条件では，位置誤差は小さくなる．面白いことに，二人の被験者の視野情報を互いが互いに見ている条件（AさんがBさんの視野映像を見て，BさんがAさんの視野映像を見え，それぞれ自分の視野映像は見えない）では，二人の手の運動の速度誤差が合成されて表示されるよりも小さくなる．これは，自分の手の運動の正確な位置は視覚から得られないために，相互に速度追従が行われた結果であると考えられる．また，互いが自分の手の運動が見えずに相手の手の運動を見ているために，

第7章　身体性情報応用技術

見えている手を互い自分が動かしているように錯覚しながら手を動かすと，自然と安定して手の運動が同期する．この錯覚状態を利用すると直観的に相手の運動を直観的に理解できる．これを実際の運動スキルに適用するとスキルが効率良く伝達される．その適用例を説明しよう[13]．

運動としては，手の位置よりもより速度とタイミングが重要であるディアボロ（ひもにつながれた2本のスティックを上下に動かすことでひも上の駒を回す）を用いた．具体的なスキルとしては，駒を回転させる基本テクニックを伝達する．この基本テクニックを確実にできる人を熟練者とし，全くディアボロをやったことのない素人に一人称視野を伝送するインタフェースを通してスキルを伝達する．互いに見る映像は相手の視点からの映像である．スキルの伝達評価のために，まず一人称視野共有システムを使いながら，個人のビデオシースルー状態（カメラを通して自分の映像を見る）で，素人に一人で駒を回してもらう（単独試行）．次に共有システムを使い熟練者の映像を見ながらその運動に合わせるように手を動かしてもらい駒を回す（協調試行）．単独試行の後に協調試行を行い，これを1トライアルとして交互に繰り返し，そのときの回転数を評価することでスキル伝達の評価をする．

図7.19に被験者三人の結果を示す．被験者（a）は9回目のトライアルの単独試行まではあまり回せないが，共有システムを使って行った場合2.5倍ほど回転が改善しているのが分かる．被験者（b）ではその違いは顕著で6トライアルまで共有システムを使った方が回転数は多い．以降，パフォーマンスが逆転するのは，協調試行のときに獲得したスキルによって単独で回そうとすることと，視覚情報の相手の運動の見えの競合のために起こっていると被験者の報告より明らかになった．これは装置を使い続けることによってスキルを獲得したという学習効果の表れである．被験者（c）は最初から上手に回すことができ，その差は小さいように見えるが，1回目のトライアルの中の回転数を見ると，明らかに共有システムを使った方が回転速度は速くなっている．つまり，たとえ初めて装置を使ったとしても一人称視点を共有することによって，スキルの伝達が可能であることが示されている．

一人称視点を共有することによってパフォーマンスが向上する理由は，身体性を共有している点にあると思われる．視点を共有することによって，視

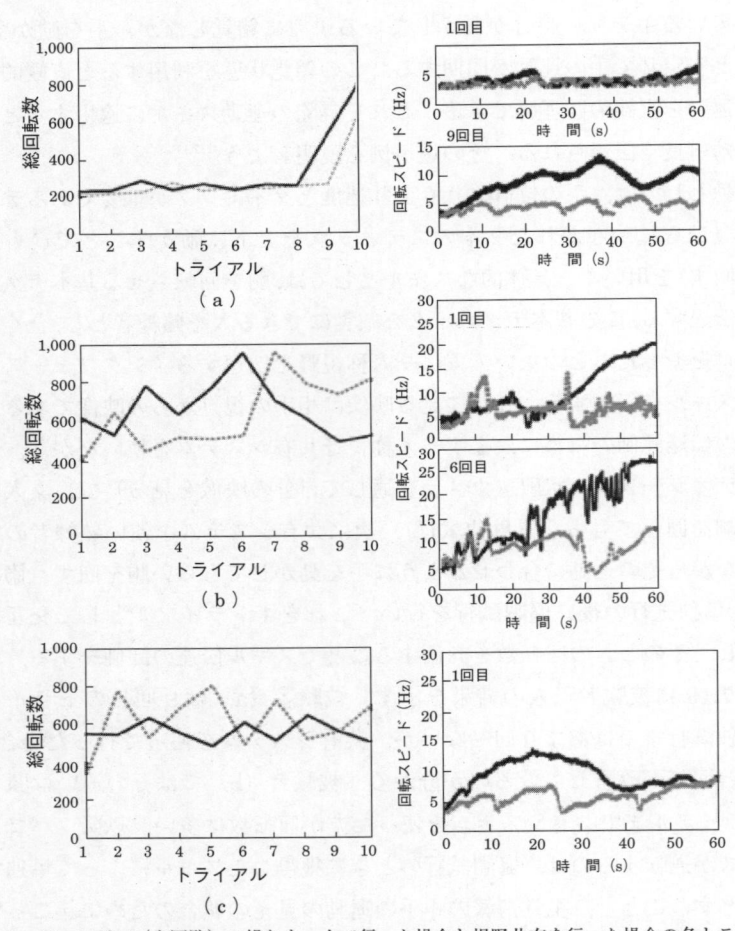

図 7.19 ディアボロ（中国駒）の操りを一人で行った場合と視野共有を行った場合の各トライアルにおける総回転数（左）.
トライアルにおける回転周波数の変化（右）.（a）〜（c）は各被験者を指す．両グラフともに黒実線は視野共有を行った結果で，灰色点線は一人で行った結果である

　点からくる視覚情報と体との身体的位置関係を共有する．このため，見えている相手の運動の映像に対してエージェンシー（「自分が動かしている」という感覚）が生起しやすく，熟練者の運動を直観的に理解して自分のものにすることが可能となる．従来のインタフェースでは運動の学習に解釈を必要とするのに対して，このインタフェースでは身体性に基づく直観性によって

その必要がないことが理由であろう．

7.4 バイオフィードバック技術と随意性

7.4.1 従来のバイオフィードバック技術とブレインインタフェース

バイオフィードバック（Biofeedback）とは，本来感知することのできない生理学的な指標を科学的に捉え，対象者に知覚できるようにフィードバックして体内状態を制御する技術，技法のことである[14]．従来的な利用方法としては，血圧や心拍数の制御，緊張の緩和，てんかん発作の抑制など，本来随意的な制御対象ではないとされる身体の状態を随意的に整えるような治療目的で，学習的なセルフコントロールの訓練として行うケースが多い（図7.20）．この場合，フィードバックされる情報としては血圧や心拍数そのものから，脳波や発汗状態，代謝状態など多岐にわたる．しかしそれらの提示は多くは音響や数値化シンボルの視覚提示などの従来的なユーザインタフェースに頼ったものとなっており，その適応度によって訓練効果に個人差が生じやすいとされる．この訓練自体は計測手段が特殊であること，身体の対応部位が自明でないことを除けば，タッチタイピング（touch typing）の修得などと同様にインタフェース利用の際に行われる身体性の訓練の一種であると捉えることが

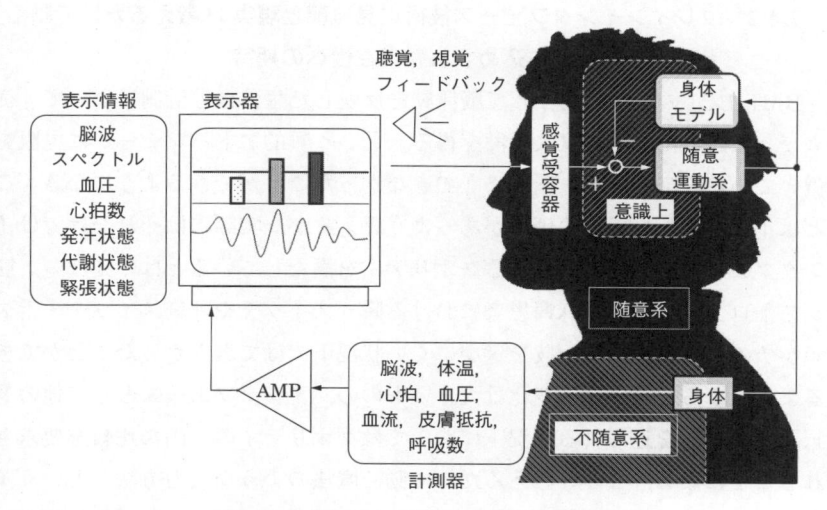

図 **7.20** バイオフィードバック実験の構成例

できる．BMI/BCI技術とは，BMIの一部で行われている純然たる神経経路の補綴としての用途を除けば，多くのBCIでは被験者の応答を計測して対応する出力と比較し，予測誤差をフィードバックすることで計測装置の学習部や被験者自身を訓練する過程を含んでおり，実のところこれは広義のバイオフィードバック技術に他ならない．随意性にかかわらずヒトの視覚一次野の情報を視覚パターンとしてfMRIイメージから読み出してくる神谷之康らの実験[15]や，うそ発見器への応用[16]など，一方的な検出器としての応用においては計測装置の学習器にのみフィードバックするという点で，被験者へのバイオフィードバックという枠組みから外れる応用もあるものの，第6章で採り上げられた運動情報BMIの事例群に代表されるように運動検出・感覚提示を問わず大半の応用では被験者へのフィードバックと訓練学習の要素をその枠組みに内包している．この「使用者側へのフィードバックによる適応学習」の要素は筋電義手など従来の生体情報を利用するインタフェースの事例を待たずとも，ヒューマンインタフェース全般における一般的な要素でもある．この学習負荷の多寡がそのインタフェース導入のハードルとなることは，近年のタッチパッドが従来のキーボードに比して急速に普及を進めている現状からも論を待たないだろう．

7.4.2 ブレインインタフェース技術に見る夢と現実：「考えるだけで動く」というフレーズに込められた自在性への期待

BMI/BCIの現状は主として脳活動を反映した生体信号計測によって「従来できなかった意思の反映手段を得る」という質的アドバンテージに主眼を置いている段階である．確かに「できなかったことができるようになる」ことはインパクトも大きく価値があるよう思えるが，実際にはそれだけではインタフェースとして求められるクオリティを満たしているとはいえない．筋ジストロフィーや身体麻痺患者における瞬きスイッチや呼気スイッチ・舌スイッチのように他の選択肢を選びにくい状況下ではできなかったことができるようになるという質的変化は大きいものの，インタフェースとして他の選択肢との比較を迫られる状況下においてはクオリティの量的な比較を要求されることになる．この「考えるだけで動く魔法のような入力方法」というイメージが先行してあたかも従来にはあり得ないほどの自在性のある技術のよ

うに思われがちなインタフェースの実態が実際には，第6章で示されたように現状では実時間性や自由度数の低い代物であることはここまで読まれてきた読者には見当が付いていることだろう．

BMI/BCI が達成できることの第一段階が「骨格筋を使わないスイッチ」なのであれば，そこに求められる競争力のあるクオリティとしてどのようなものが要求されるであろうか？　この点において BMI に最も不足しているのが先述した実時間応答性という側面である．日常的な入力インタフェースの取捨選択の基準については既述したように状況依存性も大きいものの，快適な操作性に対する一般的な要求というものは経験則的には知られている．以下は私見としての基準ではあるが，恐らくストレスなく随意的に繰り返し使用できるスイッチの応答時間と誤動作率としては

① 操作間に待ち時間を強制されると感じない上限として 0.3 s で 5％以下．

② 操作と応答に同時性を感じられる上限として 0.2 s で 20％以下．

程度が多く期待されるクオリティであると思われる．ちなみに②の20％以下という基準は「1回の押し直しを許容した場合の5％以下基準」と捉えてもらってよい．つまり，単なるスイッチ機能の追加としてならば，このクラスのクオリティを実現しなければ既存インタフェースの比較対象になり得ないということである．この観点から見る限り，血流の応答を観測する MRI や NIRS といった計測手段がこの点でいかに不利であるかは言うに及ばず，実時間性では可能性を残す EEG や MEG も誤動作率に関しては相当な難問を抱えているといってよいだろう．

では，このような要求に応えることができないとするならば，BMI はどのような点にアドバンテージ可能性を見いだせばよいだろうか．

① 情報チャネルの多次元化．ゆっくりしか押せないスイッチであっても，骨格筋を超えるようなチャネル数出力を実現できるのであれば勝ち目はある．もっとも通常の訓練で扱えるスイッチの数はせいぜいキーボードか鍵盤の数程度であるので，これを超える数のスイッチを同等以下の訓練で扱えるようになるのであればの話である．更に進んで「思ったこと」自体の取出しというコンセプト．通常，BMI に対して語られる夢

の一端はここにあるものと思われるが，この種のテレパシー的以心伝心への要求は音声認識における文脈理解と同様の意図解釈の問題に直面することになる．一つの解決策としては，情報処理を特徴抽出と可視化までに留めておいて残りの解釈を人間に委ねるという方法論はあり得るだろう．この場合，BMI によって「第二の顔色」に相当するものを創出したことになるだろうか．もっとも，この場合の再び応答時間への要求が生じることになる．この制約を受けない応用はうそ発見器等の記録観測的なものに限られることになる．

② 直接入力チャネルの実現．より直接的な応用であり，人工眼，人工耳，義手触覚など具体的なニーズも明確であるが，限定された実験の域を出ることが難しいというのが現状であろう．本格的な展開のためにも長期的に安定した特性の埋込み電極や，生体の神経系に実信号と錯覚させるだけの刺激パターンや刺激方法など，多くの要素技術の基礎研究が進められており，これらのブレークスルー待ちの状態といえる．

③ 意識下情報の入出力．先の時間的・精度的要求はあくまで随意行動上での感覚 - 運動サイクルである．たとえ先の要求を満たしていなかったとしても，例えば随意行動に対して強い時間拘束のない情報であれば入出力チャネルとして利用することも可能であろう．問題は，そのような情報がどのような役に立つかということであり，他の手段による実時間的な決定タイミングに連動する意図検出や Go / No-Go 情報との組合せによるインタフェース設計が不可欠であろう．この組合せの開発こそが今後の BMI の多様性を決定付けることになるのではなかろうか．

このように現実的な BMI の活用方法としては，既存インタフェースに対して多様性を持った修飾情報として，実時間拘束の低い背景情報としての活用がある種の決着点となるのではなかろうか．そのような背景情報としての利用であればこそ，これを利用する人間が実時間的に多様な環境刺激下に置かれている状況との対応関係の文脈のなかでこそ，そのような BMI の存在意義はあるといってよい．このためには環境情報と BMI の共存が必須である．これを実現するには

① 一定レベル以上のモバイル性・ウェアラブル性を持たせて実環境にさ

らすことを可能にするか．
② バーチャルリアリティ環境中にインタフェース装置を設置することで等価的に実環境にさらされた状態を作り出すか．
といった方法論が考えられるだろう．

　しかし，こうした信号特性としての側面もさることながら，実際に現在のBMI,BCI技術に求められている課題は「脳活動とどのような情報を対応付けることが必要なのか」を見いだすことにある．単なる純粋科学的な計測と解析ではなく，実際にユーザに対するインタフェースとして求められるもの，とりわけブレインインタフェースであることに価値を見いだし得る情報とは何か．端的な事象と脳活動の対応関係に留まらず，意識に代表される脳の随意系自体が何を必要とし，何の情報をどのような状態で処理しているのか，という脳の活動様式自体への考察を進めることなしにブレインインタフェースの設計を具体化していくことはできない．このために今一度「考えるだけで動く」というフレーズに込められた自在性への期待の意味を考えてみる必要があるだろう．すなわち「期待される自在性とは何か」である．もちろん，「思っただけで何でもできる魔法のようなインタフェース」では抽象的すぎ，また過大な期待にすぎないことは明らかである．ここで考えるべきは「自在性を満たすとはどういうことか」の再考察である．

　ブレインインタフェースにおける自在性のイメージを決定付けた例の一つが第6章で紹介されたサルの脳内電極によるロボット操縦があるだろう．思っただけで自分の体のようにロボットを操縦している姿はまさに魔法のような自在性と感じるにふさわしい．とはいえ，誰もサルに「自在性を感じているか？」とは確認ができていないのが現実である．実際に主観を語ってくれる例としてはヒトに対する電動義手やマウス操作といった応用例であるが，これとて欠損に対する補綴という要素によって「ないよりあった方がよい」と同義で自在性が語られている可能性も否めない．もう少し自然に感じられる自在性を定義できるインタフェースはないものか．

　従来研究において自在と感じることを求めたインタフェースの一つにVR（バーチャルリアリティ）がある．これはあくまでバーチャル空間に対しての効果ではあるものの，随意的な活動に関して違和感となる制約を極力取り

払う工夫を凝らした感覚-運動環境の再構築技術である．これを現実空間に対してヒト形ロボットを介して実現しようとしたものが先述のテレイグジスタンスになる．これらの技術を体験する際に感じる自在性とは「随意な行動が保証されていること」と要約できる．この条件は従来のVRやテレイグジスタンスにおける臨場感・没入感の成立条件である「感覚と運動の対応関係である物理性・身体性の一貫性を随意行動に対してバーチャルに維持すること[17],[18]」によってこれらの環境で保証されることになる．その一方，この要求を厳密に満たすことの物理的な困難さが技術の完成度の妨げとなっていることも事実である．では，ここで求められている随意性を満たしつつ要求条件を緩和するにはどうすればよいのだろうか．

上記のように求められている「随意性」は臨場感の一部であるといえる．ならば，この随意性だけを保存する情報伝送の可能性について考えてみよう．

7.4.3 知覚-運動系に見られる時間的連続性と離散性

従来型のテレイグジスタンスやバーチャルリアリティにおける「臨場感の成立＝感覚運動統合における違和感の不検出」においては連続時間中での感覚と運動の一致が重要である．これらの技術において臨場感が完全に成立している場合，操作者の意図を反映した行動がバーチャルに実現されていることになり高い随意性が成立しているといえる．すなわち臨場感の成立は随意性の成立にとっての十分条件である．その一方で随意性の成立のみを考えた場合，完全な臨場感は必要条件とは限らない．特に種々の制約条件によって完全性を期待できないVRシステムにおいて実際的な評価としての広義の臨場感に幾つかの段階が見られるように，随意性にも広義な意味で幾つかの段階があると考えられる．そこで前述の「時間的に連続な感覚運動の一致」の条件を緩和することで，臨場感や随意性の定義を拡張したコミュニケーションの可能性について検討する．

見まね学習の研究にも多く見られるように，一般にヒトの随意運動は文節構造を持つとされている[19]．これは随意的な行動生成において意識における時間的離散構造が反映されたものと考えられる．発話が文節単位での対応を持って意味の等価性を認識されるように，行動の等価性もまた行動文節単位の離散的対応をもって認識されていると期待される．これは物理現象が時

間的に常に連続であるのに対して，随意系の基盤である意識を形作る想起記憶上の情報は時間的に離散化されている必要があることを反映している（図 **7.21**）．このためにヒトの神経系は感覚によって外界の物理現象を計測するとともに時間的に離散化して意識上に認識をもたらす．また逆に運動を生成する際には離散化された行動の意図を実現するために時間的に連続な運動を生成する．この連続→離散→連続のプロセスを経ることがヒトの情報処理の特徴であり，このために離散化される時間単位は行動生成においては行動分節として定義され，知覚においてもこれに対応するように見まね学習時に見られるような行動認識における分節化区間を定義することができる．我々はこうした離散化行動分節の構造を見まねによる他者への動作伝達の様式から検証を行ってきた[20]．これは熟練者から非熟練者への動作伝達の手段として，動作を時間的に連続な運動としてではなく，一連の時間離散的な姿勢の集合として表現・伝達・記憶させることで，随時に連続的な動作として再現することを実現しているものと考えられる．この動作伝達課題において「規範動作の動画から伝達すべき複数の静止画を選び出す」という手法で得られた被験者実験の結果を図 **7.22** に示す．この結果から選択基準や選択数の制限などの予備的な教示もなしに，ほぼ同時刻・同数の静止画を選択していることが分かる．これは行動の時間離散化＝分節化が複数の被験者間で共通な基準，恐らくは身体性を基に行われていることを示唆している．また，最初の実験後に該当する行動を実際に自身の身体運動で再現した後に再度実験を行うと，やはり被験者間で共通して伝達すべき姿勢の選択を切り換える現象が観察された（図 7.22 における第 4・第 5 姿勢）．

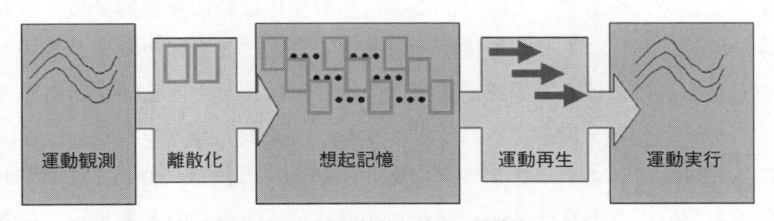

図 **7.21** 感覚 - 運動系における物理の連続性と随意の離散性．
　　　　時間的に連続な物理運動は時間的に離散化された事象として想起記憶上で表現されて意識に上る．その離散化情報を基に次の随意運動は計画され，身体運動の実行によって時間的に連続な運動として物理系に出力される

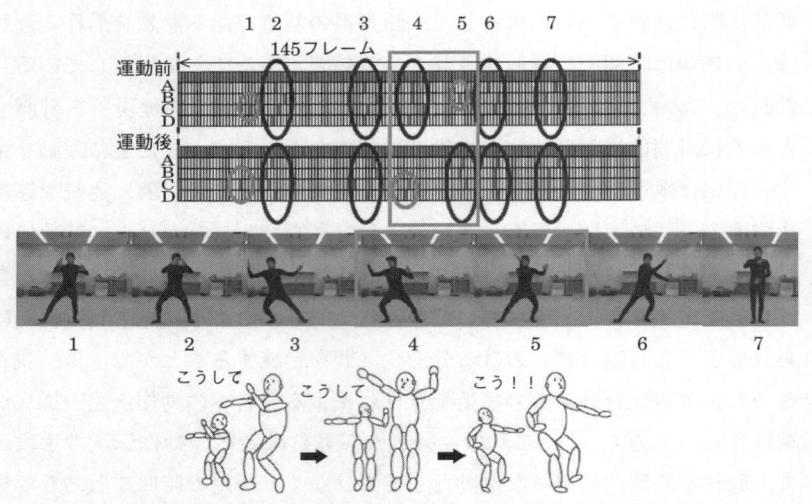

図 7.22 静止画による連続動作の伝達課題における姿勢選択結果に出力される

　これは知覚側の分節化過程と運動側の運動再生過程において，両者は双対であることが論理的には求められているものの，相互に独立な基準を獲得して機能しており，これらの差は実運動による身体性を介した誤差伝搬経路によってのみ修正されているものと解釈できる．この結果は図 7.21 のような知覚による行動の離散分節化及び運動における行動文節からの連続運動再生の各機構の独立な実在性と双対性と裏付けるものであり，同時に行動分節の等価判断が時間的に離散的なものとして成立することが示唆される．この知覚と運動を繋ぐ行動文節の離散性から，ヒトが随意的に行動を文節単位で意図することを「つもり」と呼び，この情報の実体は時間離散的に扱えるものとみなすことで「つもり」を抽出・伝送することによってテレイグジスタンスや五感伝送における臨場感や随意性の条件を緩和した新しい情報階層のコミュニケーションを提案することができる．ここでいう「つもり」とは，随意性における意図のアーキタイプであり，臨場感と同様に意識下で世界像・身体像を形成する感覚統合の一部として機能しているものと考える．この場合，VR で活用される各種の感覚ずれを許容する身体像の柔軟性と同様に「つもり」にも一定の柔軟性を期待できる．この場合に実環境インタフェースと

してのテレイグジスタンスに代わる「制限された感覚 - 運動伝送によるヒト形ロボットの遠隔制御においてつもりが保存される条件」を設定し「感覚と運動の対応関係において物理的には完全な一致は見ないものの，随意性を損なわない整合性を保つ遠隔制御」の可能性を検討する[21]．

7.4.4 行動意図「つもり」の抽出と伝達による随意性の拡張

テレイグジスタンスは完全な身体性一致を基盤とした感覚・運動対応による臨場感と随意性の確保を狙ったヒト形ロボットの操縦方法であるが，SF作品においてはこの条件を満たさないにもかかわらず随意性を持ってロボットを操縦している描写が存在する．例えば横山光輝の「鉄人28号」ではわずかな操縦桿の動きだけでヒト形ロボットをリアルタイム制御する描写がある．この場合，入力動作とロボットの動きの間に空間的・時間的な完全一致は望みようがない．しかし，同作のアニメーションを夢中で見ている子供が自分のオモチャを操縦桿に見立ててこれを動かすことで「自分が操縦しているつもり」になっているという状況がしばしば見受けられる．前述のように，このような状態においても完全な身体性一致とは別な階層における整合性に基づいた臨場感や随意性が満たされている，と考えることで図 **7.23** のようなコミュニケーションの伝達情報の階層構造を再定義することができる．ここで，「つもり」を「意識上に離散化されながら言語段階のシンボル化まではされていない行動文節単位での具象的な行動意図」と定義し，これが自己

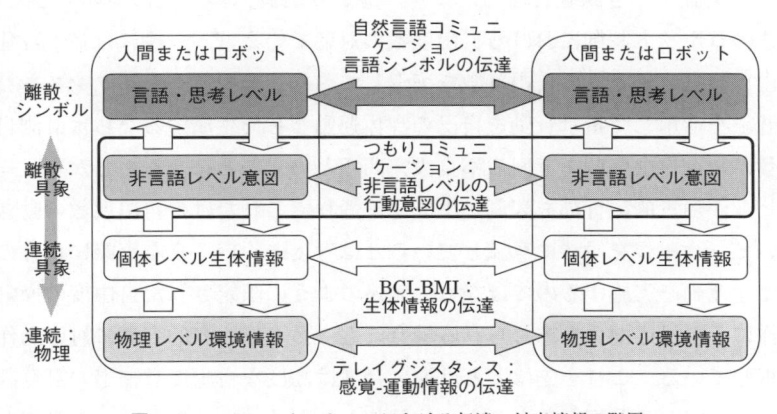

図 **7.23** コミュニケーションにおける伝達・対応情報の階層

と制御対象との間で正しく対応付けられている状態を「つもりの伝達に成功した状態＝つもりコミュニケーションの成立」とみなす．この定義の下では上記の「鉄人28号の操縦」においてはこの「つもりの一致」が成立していると考えることができる．これはVRやテレイグジスタンスでは「実時間での感覚と運動の伝達と対応の成立」において時間・空間的に数十ms・数mm程度の分解能での対応関係を維持することが求められるのに対し，行動分節という離散的な時間・空間分解能の対応付けにまでその成立条件を緩和できるならば（これらの階層間の対応関係に線形性は期待できないとはいえ）おおむね1桁程度は対応関係の許容範囲を拡張することが可能であると考えられる．この拡張によって，二者間での通信遅延や空間対応精度によって実時間再現性に限界のあるシステムにおいても一定の制限の下で臨場感と随意性を確保できる可能性が出てくる．この観点から「つもり」階層におけるテレイグジスタンスに相当するものを「つもり制御」，五感伝送に相当するものを「つもりコミュニケーション」として「感覚と運動の対応関係において物理的には完全な一致は見ないものの，随意性を損なわない整合性を保つ遠隔制御・感覚伝送」の実現可能性を検討する．

7.4.5 見まね行動の対応付けによる「つもり」の抽出

次にはここまでの議論において定義してきた「つもり」が実際にヒトの内部変数として実在するのか，また実在するならばどのように計測・同定するのかが実証すべき課題となる．まず「つもり制御」の実現について考える．先述のロボット制御における自由度数の対応でいえば，一般にはヒト身体の自由度数はロボットの自由度数を凌駕しており，テレイグジスタンスや見まね認識を活用して指示行動を自己の身体運動として生成するならば計測自由度数が制御自由度数を下回る不良設定問題ということになる．しかし，一方でヒトが随意的に行動を観測・生成する過程でこれだけの自由度数の動きについて一つ一つを同時に意識しているとは考えにくい．また実際に自身の身体で全運動を実施するのではなく，先述のように限定された自由度の操縦桿操作にその対応関係を求められる場合にも，ヒトは比較的容易に対応動作を選択している．これを先ほどとは逆に今度は高度な自由度数縮退の計算課題を実現していると捉えるよりも，分節化された「つもり」レベルの意図の自

第 7 章 身体性情報応用技術

由度数は身体の実運動自由度数に比してもともと少ないものと考えるのが妥当であろう．ならば自由度数の少ない「つもり」分節レベルでの対応関係を獲得することによって，行動意図の抽出と伝達をより容易に行えるものと期待される．

図 **7.24** のようにヒトが入力装置を介してロボットを操縦する例について取り上げ，そのインタフェースにおけるプロセスを概説する．ユーザが動かそうとイメージする行動の最小単位を「つもり」=行動意図とすると，行動意図 x は運動生成器 F_m によって連続化された操縦桿への入力動作 y となる．そして，この y はロボット側の制御器 G_c にて，ロボットの行動分節 x' へと変換される．この x' をもとに，ロボットは運動生成器 G_r にて連続化されたロボットの動作 z を実行する．z を観測した操縦者は運動知覚器 F_p にてこれを分節化することで最初の行動意図 x と等価であるかを判断し，次の行動意図にフィードバックする．従来のインタフェースのコマンド操縦をこの流れで説明すると，操縦桿入力 y とロボットの動作 z の対応関係（G_c, G_r）を

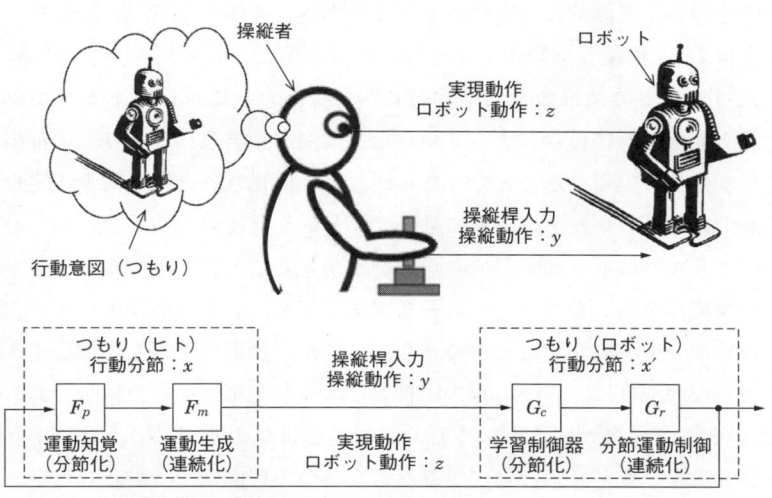

随意操縦（通常時）：$x \to y \to x' \to z$
つもり抽出実験時：$x' \to z \to x \to y$

「抽出実験時の $x' \to y$ の逆対応 $y \to x'$」を G_c に学習することで
「つもり制御：$x \to z$」の対応付けを実現する

図 **7.24** 「つもり制御」における分節対応付けの獲得手法

ヒト側が把握して運動生成器 F_m に反映させることで，x と x' を正しく対応させている．一方，操縦桿入力 y と求められる行動分節 x' との適切な関係 (G_c) をインタフェースのロボット制御システム側が獲得することで，x と x' を対応させることができれば，直観的に入力することによって思いどおりに動かすことのできるインタフェースを実現することができる．

ここでは，簡単なヒト形ロボットを使ってそのインタフェースを実現する方法について説明する．前節で述べた，子供が見慣れて覚えてしまったロボットアニメーションの動きに合わせ，自分が操縦しているつもりになって操縦桿を動かしている状況を思い出そう．実験室的に，これと同じ状況を作り，ロボット動かしているつもりのときの操縦桿入力を使って，G_c を抽出する．ユーザにはあらかじめ分節化されたロボットの一連の動作を視覚的に提示する．ユーザは見まね観察によって，提示されたロボットの動きを，その動作に対応した行動意図に再分節化し，それを直観的に2個の操縦桿に対して入力する．得られた入力動作からヒトの行動分節とロボットの行動分節の対応付けを行い，直観的入力をロボットの動作へと変換する G_c を得る．

実際に G_c を構築し，ロボットを操縦してみると，操縦イメージと実際に動いたロボットの結果の合致率は約6割となった．これはヒトとロボットの行動文節間の対応付けによって隠れた主観変数である「つもり」の抽出と伝達を等価的に実現することで「あらかじめ分節化された限定的な半定形動作しかできないロボットを随意に動かす」という前述の「鉄人28号の操縦」の例のような「つもり制御」の一形態を実現することに相当する．こうした簡単な操縦桿を用いたインタフェースであっても，おおむね操縦イメージを抽出しロボットを動かすことができた．これは，操縦桿を通して操縦イメージを失わない程度に，シームレスに世界とユーザを接合できた結果である．

「思いどおりに動かす」という行為の対応付けによって，ヒトとロボットの行動分節を一致させることができたもう一つの理由は，ヒトとロボットが身体性を共有しているためと考えられる．特定のロボットの動作の分節はヒトも実際に似た運動をすることができ，「こうだ！」というように運動を想起しやすい．逆にロボットの動きが想起しにくく，分節化できないような運動である場合，安定した運動想起ができず，インタフェースとして安定した

行動分節を選択することが難しくなるだろう．身体性を無視した意図の抽出をするのではなく，身体性を共有させることで意図の抽出が可能となっている．このおかげでユーザは自身を対象へと投影し，あたかも自身が対象と同一化して動いているかのように，状況を理解し活動することが可能となるのだろう．

7.5 ま と め

本章ではパラサイトヒューマンとそれにまつわる五感情報伝送や錯覚インタフェース，更にはヒトの意識の時間的離散性を利用する「つもり」制御といった身体性情報を取り扱う新規なインタフェースの実装例を通して，今後 BMI においても要求されるであろう考察として，人間と機械の間に新しい種類の情報チャネルを開くということ，またその際に想定される人間 - 機械間のインタラクションの構築方法について論じた．これらは決して PH や BMI の専売特許というわけではなく，むしろ従来の生体インタフェース技術がずっと追ってきたアプローチである．特に生体情報を扱う BMI においては 7.1.3 項及び 7.4.1 項において述べた人間とインタフェースの相互適応化の概念は重要である．これは古典的インタフェースにおいては適応・習熟過程に，従来の BMI でいえばバイオフィードバックのプロセスに相当する．この「人間が学習する」状況に協調する形で「デバイス側の人間近似モデルが学習する」ことによってシステムを複雑にしすぎずに高い達成度を得る，というコンセプトは PH の学習概念の根幹として提唱されながら全体システムとしての実証にまでは至っていない現在進行形の課題でもある．このコンセプトを応用して BMI の情報抽出プロセスにおいても特定個人への適応過程を学習的に自動化することは将来的に必須の課題であろう．このためには BMI の使用者の置かれている環境情報を特定することが必要であり，先述のように BMI のウェアラブル応用・VR 応用についても検討を進める必要がある．

本章で紹介した PH や「つもり」制御の研究が示唆することは，こうした生体の特性を生かしたインタフェースの設計においては「身体性」こそが外界の物理現象と脳内活動の対応付けの鍵となること，また一般に BMI・

BCIに対して期待されるイメージの一つにある「従来インタフェース以上の自在性」について考える際にはスイッチのような従来的なユーザインタフェースの形式にとらわれず，この「身体性」と「自在性」の観点から「ヒトが本当にインタフェースに求めている自在性とは何か」という設計をするべきであること，である．どのような入力，出力をもってヒトと機械をつなぐかでインタフェースは決定される．身体性を無視した抽象的なシンボルを用いてヒトと機械をつなぐのではなく，運動や感覚に直接働きかけるインタフェースによって，新たなヒトと機械の融合が実現されていくだろう．

参考文献

[1] T. Inamura, I. Toshima, and Y. Nakamura, "Acquisition and embodiment of motion elements in closed mimesis loop," Proc. IEEE Int'l. Conf. on Robot. Autom., pp.1539-1544, 2002.
[2] P. Lieberman, "Primate vocalizations and human linguistic ability," J. Acoust. Soc. Am., vol. 44, pp. 1157-1164, 1968.
[3] S. Jacobsen, "Wearable energetically autonomous robots," DARPA Exoskeletons for Human Performance Kick Off Meeting, 2001.
[4] W. W. Mayol, B. Tordoff, and D. W. Murray, "Wearable Visual Robots", Int. Symp. on Wearable Comput., 2000.
[5] 渡邊淳司，安藤英由樹，前田太郎，"腕部と脚部の相関に着目した歩行運動の解析"，計測自動制御学会第16回生体生理工学シンポジウム論文集，pp. 419-420, 2001.
[6] J. J. Gibson, "Observation on active touch," Psychol. Rev., vol.69, no.6, pp. 477-491, 1962.
[7] B. Libet, E. W. Wright, Jr., and C. A. Gleason, "Readiness-potentials preceding unrestricted 'spontaneous' vs. pre-planned voluntary acts," Electroencephalogr. Clin. Neurophysiol., vol. 54, no. 3, pp. 322-35, 1982.
[8] N. Salata, T. Kurata, T. Rogi, and H. Kuzuoka, "WACL：Supporting telecom munications using wearable active camera with laser pointer," ISCW 2003, pp. 53-56.
[9] 財津義貴，稲見昌彦，前田太郎，舘すすむ，"腱反射を利用した新たな運動方向提示装置の提案"，日本VR学会論文誌（TVRSJ），vol. 6, no. 2, pp. 99-106, 2001.
[10] 尾花和俊，安藤英由樹，前田太郎，川上直樹，舘暲，"回転モーメントを利用した機械ブレーキ式力覚提示装置の開発"，第18回ヒューマンインタフェース学会研究会「人工現実感」，pp. 61-66, 2002.
[11] T. Maeda, H. Ando, M. Sugimoto, J. Watanabe, and T. Miki, "Wearable robotics as a behavioral interface – The study of the parasitic humanoid –," Int. Symp. on Wearable Computing, 2002.
[12] A. Severac Cauquil, P. Martinez, M. Ouaknine, and M. F. Tardy-Gervet, "Orientation of the body response to galvanic stimulation as a function of the inter-vestibular imbalance," Exp. Brain. Res., vol. 133, no. 4, pp. 501-505, Aug. 2000.
[13] H. Kawasaki, H. Iizuka, S. Okamoto, H. Ando, and T. Maeda, "Collaboration and skill

transmission by first person perspective view sharing system," 19th Int. Symp. in Robot and Human Interactive Communication, Viareggio, Italy, Sept. 13, 2010.

[14] バイオフィードバック, http://ja.wikipedia.org
[15] Yu. Kamitani and F. Tong, "Decoding the visual and subjective contents of the human brain," Nature Neurosci., vol.8, pp.679 - 685, 2005.
[16] F. A. Kozel, K. A. Johnson, Q. Mu, E. L. Grenesko, S. J. Laken, and M. S. George, "Detecting deception using functional magnetic resonance imaging," Biol. Psychiatry, 2005.
[17] S. Tachi and K. Yasuda, "Evaluation experiments of a telexistence manipulation system," Presence, vol. 3, no. 1, pp. 35-44, 1994.
[18] 舘暲, 前田太郎, "人工現実感を有するテレイグジスタンスロボットシミュレータ," 信学論 (D-II), vol. J75-D-II, no. 2, pp. 179-189, 1992.
[19] 稲邑哲也, 中村仁彦, 戸嶋巌樹, 江崎英明, "ミメシス理論に基づく見まね学習とシンボル創発の統合モデル," ロボット誌, vol. 22, no. 2, pp. 256-263, 2004.
[20] 麻生紘己, 岡本信, 川崎宏公, 飯塚博幸, 安藤英由樹, 前田太郎, "時間的に離散/連続な映像提示による動作伝達と実現," 13 回日本 VR 学会大会論文集, pp. 618-621, 2008.
[21] 岡田慎矢, 坂口翔太, 丹羽真隆, 飯塚博幸, 安藤英由樹, 前田太郎, "ロボット操縦における「つもり」の伝送と検出の検討," 14 回日本 VR 学会大会論文集, 2009.

索　引

あ

アセチルコリン　40
アーチファクト　37, 87
アーチファクト除去　97
アーチファクトリジェクション　87
アナログ・ディジタル（A-D）変換　34
アバター　157, 194
アポクリン腺　41
安静（レスト）状態　37
安静時間　37

い

意識下　199
意思決定　134, 199
意思伝達支援　150
意思伝達装置　2
位相エンコーディング　27
一人称視点　214
一定時間　27
違和感　224
インフォームドコンセント　5, 38

う

ウェアラブルコンピューティング　195
ウェーブレット解析　35
うそ発見器　220, 222
運動　190
運動出力型BMI　165
運動選択　141
運動想像課題　82
運動反応　17
運動誘導　199

え

エクリン腺　41
エコー時間　25, 29
エコートレイン数　28
エコープラナーイメージング　29
エージェンシー　218
エポックデータ　97
遠隔協調作業　215
塩素イオン　18

お

横断面　36
応答時間　221
オドボール課題　54
温熱性発汗　41

か

外因的BMI　166

回帰分析・・・・・・・・・・・・・・・・・・・・・・・・・・ 145
階層的メッセージ生成システム・・・ 157
回転モーメント・・・・・・・・・・・・・・・・・・・・ 202
外部電極・・・・・・・・・・・・・・・・・・・・・・・・・・・ 17
ガウス判別器・・・・・・・・・・・・・・・・・・・・・・ 90
過学習・・・・・・・・・・・・・・・・・・・・・・・・・・・・・ 89
拡散強調画像・・・・・・・・・・・・・・・・・・・・・・ 30
核磁気共鳴・・・・・・・・・・・・・・・・・・・・・・・・ 24
核磁気共鳴機能画像法・・・・・・・ 81, 171
拡張現実感・・・・・・・・・・・・・・・・・・・・・・・ 198
加算平均法・・・・・・・・・・・・・・・・・・・・・・・・ 35
仮想意思決定関数・・・・・・・・・・・・・・・ 144
課題・・・・・・・・・・・・・・・・・・・・・・・・・・・・・・・ 37
活動電位・・・・・・・・・・・・・・・・・・・・・・・・・・ 18
過分極・・・・・・・・・・・・・・・・・・・・・・・・・・・・・ 18
ガラス毛細管微小電極・・・・・・・・・・・ 13
カリウムイオン・・・・・・・・・・・・・・・・・・ 18
感覚・・・・・・・・・・・・・・・・・・・・・・・・・・・・・・ 190
感覚運動統合・・・・・・・・・・・・・・・・・・・・ 224
冠状面・・・・・・・・・・・・・・・・・・・・・・・・・・・・・ 36
汗腺・・・・・・・・・・・・・・・・・・・・・・・・・・・・・・・ 41
眼電図・・・・・・・・・・・・・・・・・・・・・・・・・・・・・ 36
緩和現象・・・・・・・・・・・・・・・・・・・・・・・・・・ 24
緩和時間・・・・・・・・・・・・・・・・・・・・・・・・・・ 25

き

機械学習・・・・・・・・・・・・・・・・・・・・・・・・・・・ 2
企業の社会的責任・・・・・・・・・・・・・・・ 149
擬似加速度感覚・・・・・・・・・・・・・・・・・ 215
擬似けん引力・・・・・・・・・・・・・・・・・・・・ 209
基線補正・・・・・・・・・・・・・・・・・・・・・・・・・・ 95
基礎律動・・・・・・・・・・・・・・・・・・・・・・・・・ 151
基底状態・・・・・・・・・・・・・・・・・・・・・・・・・・ 24
機能的 MRI ・・・・・・・・・・・・・・・・・・・・・・ 30
機能的核磁気共鳴装置・・・・・・・・・・・・ 2
機能的電気刺激・・・・・・・・・・・・・・・・・ 200
機能部位同定実験・・・・・・・・・・・・・・・ 112
ギブソン・・・・・・・・・・・・・・・・・・・・・・・・・ 198
逆相関分析・・・・・・・・・・・・・・・・・・・・・・・ 15
キャリブレーション・・・・・・・・・・・・ 173
キャンセルアウト・・・・・・・・・・・・・・・ 27
吸収・・・・・・・・・・・・・・・・・・・・・・・・・・・・・・・ 32
局所場電位・・・・・・・・・・・・・・・・・・・ 12, 17
筋萎縮性側索硬化症・・・・・・・・・・・・ 151
筋交感神経活動・・・・・・・・・・・・・・・・・・ 41
近赤外光・・・・・・・・・・・・・・・・・・・・・・・・・・ 32
近赤外線光脳計測装置・・・・・・・・・・ 176
近赤外分光計測法・・・・・・・・・・・・・・・ 171
近赤外分光装置・・・・・・・・・・・・・・・・・・・ 2
近赤外分光法・・・・・・・・・・・・ 32, 81, 151
金属微小電極・・・・・・・・・・・・・・・・・・・・ 13
筋電義手・・・・・・・・・・・・・・・・・・・・・・・・・ 220
筋電成分・・・・・・・・・・・・・・・・・・・・・・・・・・ 36

く

空間解像度・・・・・・・・・・・・・・・・・・・・・・・ 23
空間把握・・・・・・・・・・・・・・・・・・・・・・・・・ 211
空間把握能力・・・・・・・・・・・・・・・・・・・・ 215
グラジエントエコー法・・・・・・・・・・・ 28
グラジオメータ・・・・・・・・・・・・・・・・・・ 19
クラスタリング・・・・・・・・・・・・・・・・・・ 17
クロスオーバモデル・・・・・・・・・・・・ 214

け

傾斜磁界・・・・・・・・・・・・・・・・・・・・・・ 25, 27
計測・・・・・・・・・・・・・・・・・・・・・・・・・・・・・・ 191
血圧・・・・・・・・・・・・・・・・・・・・・・・・・・・・・・・ 40
決定係数・・・・・・・・・・・・・・・・・・・・・・・・・ 146
血流動態反応関数・・・・・・・・・・・・・・・ 39
ゲート・・・・・・・・・・・・・・・・・・・・・・・・・・・・・ 18

幻肢 …………………………… 194
腱反射 ………………………… 202

こ

高域フィルタ ………………… 93
光学共役 ……………………… 215
交感神経 ……………………… 40
交感神経イメージング ……… 41
交感副交感二重支配 ………… 40
交差検証法 ……………… 90, 147
恒常性 ………………………… 40
構造画像 ……………………… 36
高速スピンエコー法 ………… 28
行動意図 ……………………… 227
行動支援インタフェース …… 199
行動分節 ……………………… 226
行動モデル …………………… 197
興奮性後シナプス電位 ……… 18
小形無線脳波計 ……………… 158
五感情報伝送 …………… 209, 210
呼吸 ……………………… 36, 40
呼吸リズム …………………… 30
国際福祉機器展 ……………… 150
心語り ………………………… 151
個人情報保護法 ……………… 7
骨格筋 ………………………… 221
固定台 ………………………… 36
誤動作率 ……………………… 221
好みの方向 …………………… 141
コモンアベレージリファレンス… 86
コレジストレーション ……… 96
コントラスト ………………… 35

さ

歳差運動 ……………………… 24
細胞外記録 …………………… 13
最ゆう法 ……………………… 119
錯覚 …………………………… 190
錯覚利用インタフェース …… 206
差分 …………………………… 35
サポートベクトルマシン
 …………………… 3, 17, 90, 159
酸化ヘモグロビン …………… 32
散乱 …………………………… 32

し

磁界不均一率 ………………… 30
視覚誘発電位 ………………… 52
視覚誘発電位型 BMI ………… 166
時間解像度 …………………… 23
時間的離散構造 ……………… 224
時間離散化 …………………… 225
時間離散的 …………………… 226
磁気共鳴画像法 ……………… 24
刺激 …………………………… 17
次元圧縮 ……………………… 17
シーケンス …………………… 26
試行切出し …………………… 96
試行データ ………………… 86, 97
自己運動感覚 ………………… 215
自己順序付け課題 …………… 142
自己身体イメージ …………… 191
自己組織化マッピング ……… 204
自在性 …………………… 220, 223
視床下部 ……………………… 40
事象関連脱同期 ……………… 78
事象関連デザイン …………… 37
事象関連電位 ……… 17, 78, 98, 151
事象関連同期 ………………… 78
矢状面 ………………………… 36

シースルー HMD	198
実験倫理規定	5
実時間応答性	221
実時間拘束	222
自動関連決定事前分布	120
自発脳波	17, 151
修正 Lambert-Beer の法則	32
修正ピリオドグラム法	100
重度運動機能障害者	150
自由度数	228
周波数エンコーディング	27
周波数空間	28
周波数分析	68
自由誘導減衰	25
従来のエコー法	28
樹状突起内電流	19
主成分分析	17
シュミットトリガ	15
上丘	144
書面による了解	38
シリコン電極	16
自律神経系	40
神経細胞	74, 138
心磁図	36
侵襲計測技術	12
身体性	191
シンチグラフィー	41
振動成分	98
振動成分のパワー	98
人馬一体	197
心拍	30
心拍変動	40
シンボル化	227

す

随意運動	224
随意性	224
水素原子中の原子核	24
錐体細胞(すいたい)	19
スキル伝達	215
ステータス情報	86
スパイク	139
スパース制約	116
スパース判別器	176
スパースロジスティック回帰	90, 179, 185
スピン・格子緩和時間	25
スピン・スピン緩和	25
スピン・スピン緩和時間	25
スピン・スピン相互作用	25
スライス厚	36
スラブ	36

せ

生活の質	138
制御	191
静磁界	24
精神性発汗	41
生体システム	3
脊髄	40
積分値	35
セルフコントロール	219
線形判別分析	159
潜時	35
前庭電気刺激	203
前頭連合野	139

た

- 帯域遮断フィルタ……………… 93
- 帯域フィルタ…………………… 93
- 体性感覚………………………… 212
- 体　動…………………………… 36
- タイミングジッタ……………… 15
- タスク…………………………… 37
- 脱酸素化ヘモグロビン……… 30, 32
- 脱分極…………………………… 18
- 縦緩和…………………………… 25
- 縦緩和時間……………………… 25
- 単一電極計測技術……………… 12
- 単一ユニット活動……………… 14

ち

- チャネル………………………… 18
- 超伝導量子干渉素子…………… 19

つ

- つもり…………………………… 226

て

- 低域フィルタ…………………… 93
- ディジタルフィルタ…………… 93
- デオキシヘモグロビン………… 30
- テレイグジスタンス……… 210, 224
- テレパシー……………………… 210
- 電位差…………………………… 17
- 電流密度法……………………… 22

と

- 等価電流双極子………………… 22
- 瞳　孔…………………………… 40
- 頭　皮…………………………… 32
- 特徴選択…………………… 81, 112
- 特徴量計算……………………… 81
- 特徴量への変換………………… 81
- 独立成分分析…………… 17, 201
- トーマス電極…………………… 16

な

- 内因的 BMI …………………… 165
- ナトリウムイオン……………… 18

に

- ニコチン受容体………………… 40
- ニュルンベルグ綱領…………… 5
- ニューロコミュニケータ…… 155
- ニューロン…………………… 139
- 認知型 BMI 技術……………… 134

の

- 脳活動パターン判別…………… 81
- 脳　幹…………………………… 40
- 脳磁界計測……………………… 19
- 脳磁計…………………………… 81
- 脳トレ………………………… 134
- 脳内意思解読アルゴリズム… 159
- 脳　波………………… 17, 47, 171
- 脳波キャップ………………… 154
- 脳波計………………… 81, 155, 176
- 脳波トイ……………………… 134
- ノッチフィルタ………………… 93
- ノルアドレナリン……………… 40
- ノンバーバル………………… 195
- ノンバーバルコミュニケーション… 1

は

- バイオフィードバック……… 2, 219

バイトバー……………………………… 36
白　質……………………………………… 30
波形パターン…………………………… 98
バーチャルリアリティ… 190, 193, 223
発　汗……………………………………… 40
発光ダイオード………………………… 32
バーバルコミュニケーション……… 1
パラサイトヒューマン…………… 195
パルスシーケンス……………………… 26
パワー…………………………………… 35
パワースペクトル密度………………… 88
パワースペクトル密度関数……… 100
パワードスーツ……………………… 195
汎化性能………………………………… 89
半導体レーザ…………………………… 32
判　別…………………………………… 81
判別器の学習…………………………… 81
判別器のテスト………………………… 81
判別得点……………………………… 160

ひ

光拡散方程式…………………………… 32
光経路…………………………………… 32
光トポグラフィー……………………… 32
ピーク潜時……………………………… 35
ピクトグラム………………………… 156
非言語コミュニケーション……… 197
非言語的……………………………… 195
皮質緩電位…………………………… 170
微小神経電図法………………………… 41
微小電気刺激………………………… 141
非侵襲計測技術………………………… 12
非侵襲計測 BMI …………………… 169
ヒト形ロボット………… 193, 210, 224
皮膚交感神経活動……………………… 41

皮膚抵抗値……………………………… 41
表　象………………………………… 202
ピリオドグラム法…………………… 100

ふ

部位別解析……………………………… 23
フィルタ次数…………………………… 93
副交感神経……………………………… 40
複数ニューロンの活動………………… 14
部分変数集合選択法………………… 112
部分飽和された………………………… 27
フーリエ変換…………………………… 28
フリップ角……………………………… 25
不良設定問題………………………… 228
ブレインゲイト……………………… 168
ブレインコミュニケーション……… 1
ブレイン・コンピュータ
　インタフェース………………… 2, 169
ブレイン・マシンインタフェース
　………………………… 2, 15, 80, 134
ブロックデザイン……………………… 37
プロトン………………………………… 24
プロトン密度強調画像………………… 27
分子吸収係数…………………………… 32
分　身………………………………… 194
分節化………………………………… 225
文節構造……………………………… 224

へ

平衡感覚……………………………… 214
平衡反射……………………………… 203
ベクトルビームフォーマ法………… 22
ベータリズム…………………………… 88
ヘッドマウンティッドディスプレイ
　……………………………… 198, 212

ヘルシンキ宣言·················· 5
変数選択························ 112
変数ランク法···················· 112

ほ

飽和された····················· 26
飽和されていない················ 27
飽和パルスシーケンス············ 27
ホムンクルス··················· 166
ホメオスタシス·················· 40

ま

マイクロドライブ················ 14
マイクロニューログラフィー······ 41
「マインド・アイ」プロジェクト
······························ 148
前処理·························· 81
マグネトメータ·················· 19
マルチチャネル電極·············· 16
マルチチャネル微小電極アレー···· 16
マルチテーパ法············· 88, 100

み

見まね学習················ 193, 224
見まね観察···················· 230
見まね行動···················· 228
脈波計測法····················· 40
ミューリズム················ 78, 88
ミラーニューロン··············· 193

む

無限インパルス応答フィルタ······ 93
ムスカリン受容体················ 40

ゆ

有限インパルス応答フィルタ······ 93
ゆう度関数····················· 119
誘発脳波··················· 17, 151
ユーザインタフェース············· 2

よ

抑制消失························ 27
抑制性後シナプス電位············ 18
抑制性神経伝達物質·············· 39
横緩和時間····················· 25
予測モデル···················· 197

ら

ラーモア振動数·················· 24
ランダムドットモーション······· 141

り

リアラインメント················ 96
リーブワンアウト··············· 147
リリファレンシング········ 86, 185
臨場感···················· 193, 224
倫理指針························ 5

れ

励起状態························ 24
連結可能匿名化··················· 8
連結不可能匿名化················· 8
連続データ················· 84, 96

ろ

ロジスティック回帰モデル······· 116
ロジスティック曲線············· 146

わ

ワイヤ電極 …………………………… 16
ワーキングメモリ …………………… 139

A

ACICA …………………………… 150
ALS ……………………………… 151
AP ………………………………… 18
AR ………………………………… 198
Avatar ……………………… 157, 194

B

BCI …………………………… 2, 190
BCI 2000 ………………………… 153
BCI Competition ………………… 181
BMI …………………………… 2, 12, 80
BOLD ……………………………… 30
BOLD 信号 ……………………… 30
BOLD 法 ………………………… 30

C

Ca^{2+} ………………………………… 18
CDM ……………………………… 22
Cl^- ………………………………… 18
CSE ……………………………… 28
CSR ……………………………… 149

D

dodecatrode ……………………… 16

E

ECD ……………………………… 22
ECoG ……………………………… 18
EEG ……………………… 12, 17, 81
EEG-NIRS リアルタイム同時計測
　システム ……………………… 181
EMG ……………………………… 36
EOG ……………………………… 36
EPI ………………………………… 29
EPSP ……………………………… 18
ERP ……………………………… 17
ETL ……………………………… 28

F

FES ……………………………… 200
FID ……………………………… 25
FIR ……………………………… 93
Flip angle ……………………… 25
fMRI ………………… 2, 12, 30, 81, 155
fMRI デコーディング …………… 81
fNIRS ……………………………… 32
FSE ……………………………… 28

G

GABA ……………………………… 39
GE ………………………………… 28
Go/No-go 課題 ………………… 143
GVS ……………………………… 203

H

heptode ………………………… 16
HMD …………………………… 212
HRF ……………………………… 39

I

ICA ……………………………… 201
IIR ……………………………… 93
in-plane ………………………… 36
IPSP ……………………………… 18

索　引

K

K$^+$ ……………………………… 18
k 空間 ………………………… 28

L

LDA ……………………………… 159
LFP ……………………………… 12, 17

M

MATLAB/Simulink ………… 154
MEG ………………… 12, 19, 81, 155
MIBG …………………………… 41
Motor theory ………………… 193
MRI ……………………………… 24
MRI 画像 ……………………… 28
MR ガントリー ………………… 38
MSNA …………………………… 41
MT 野 …………………………… 141

N

Na$^+$ ……………………………… 18
Na - K ポンプ …………………… 18
NIRS ……… 2, 12, 32, 81, 151, 201
NMR …………………………… 24
nonverbal ……………………… 195

P

P300 …………………………… 152
P300 型 BMI …………………… 165
P300 スペラー ………………… 152
Parasympathetic nerve ……… 40

Q

QOL …………………………… 138

R

RF パルス ……………………… 24
ROI 解析 ……………………… 23
Rubber-Hand Illusion ……… 194

S

SLR ……………………………… 90
SOM …………………………… 204
SQUID ………………………… 19
SSNA …………………………… 41
stereotrode …………………… 16
SVA …………………………… 159
SVM …………………………… 90
Sympathetic nerve …………… 40

T

T_1 ……………………………… 25
T_1 強調 ………………………… 26
T_2 ……………………………… 25
T_2 強調 ………………………… 26
TE ………………………… 25, 29
tetorode ……………………… 16
TI ……………………………… 27
TTL 信号 ……………………… 15

V

VBM …………………………… 22
VR ……………………… 193, 223
VR 酔い ……………………… 212

数　字

10-20 法 ……………………… 34

―― 著者略歴 ――

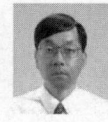

相良 和彦 (さがら かずひこ)

昭54慶大・工・電気卒．昭56同大学院修士了．同年（株）日立製作所中央研究所入所．以来，半導体デバイス，ニューラルネットワーク，情報通信ネットワーク，脳情報通信の研究に従事．現在，同研究所主任研究員．平18～22本会ブレインコミュニケーション研究専門委員会委員長．平22通ソ功労顕彰状受賞．工博（慶大）．

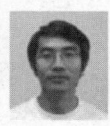

田中 靖人 (たなか やすと)

平元東大・文・心理卒．平3同大学院修士了．平6同大学院広域科学専攻博士了．平12イスラエルワイツマン科学研究所神経生物学科博士了．平14通信総合研究所入所．平20（株）三城光学研究所入所．霊長類の視覚と情動の脳科学，心理物理学，感覚，知覚，認知，可塑性の神経・行動計測の研究に従事．現在，同研究所上席研究員．Ph. D.（ワイツマン科学研究所）．

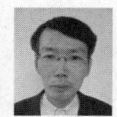

竹市 博臣 (たけいち ひろしげ)

昭61東大・文・心理卒．平4同大学院博士了．同年，東大助手．平5理化学研究所入所．以来，視覚情報処理，脳活動計測・信号処理及び応用の研究に従事．現在，同研究所脳科学総合研究センター研究員．心理学博（東大）．

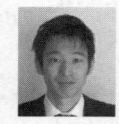

山下 宙人 (やました おきと)

平11東大・工・計数卒．平13同大学院修士了．平16総研大・統計科学専攻了．平16統計数理研究所入所．同年9月より，（株）国際電気通信基礎技術研究所脳情報研究所入所．電流源推定問題やBMI解析手法の開発に従事．現在，脳情報通信総合研究所主任研究員．学術博（総研大）．

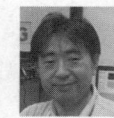

長谷川 良平 (はせがわ りょうへい)

平9京大大学院博士了．平10米国立衛生研究所入所．平16独立行政法人産業技術総合研究所脳神経情報研究部門勤務．現在同研究所ヒューマンライフテクノロジー研究部門ニューロテクノロジー研究グループ長．サルやラットを対象とした高次脳機能の解明とそのBMI応用に関する研究，ヒトを対象とした脳波及び直感的インタフェースの開発に従事．理博（京大）．

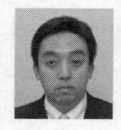

岡部 達哉 (おかべ たつや)

平5阪大・工・精密卒．平7同大学院修士了．同年，西日本旅客鉄道株式会社．平11（株）本田技術研究所和光基礎技術研究センター，平18（株）国際電気通信基礎技術研究所，平22（株）本田技術研究所基礎技術研究センター勤務．現在，同研究所主任研究員．博士（工学）（ドイツ Bielefeld 大）．

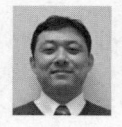

前田 太郎 (まえだ たろう)

昭62東大・工・計数卒．同年，通商産業省工業技術院機械技術研究所．平4東大先端科学技術研究センター．平14NTTコミュニケーション科学基礎研究所入所．平19から阪大大学院情報科学研究科教授．人間の知覚特性とモデル化，神経回路網モデル，マン・マシンインタフェース，テレイグジスタンスなどの研究・教育に従事．平2計測自動制御学会論文賞，平9同学会学術奨励賞，平3日本ロボット学会技術賞，平11,13,14日本VR学会論文賞各受賞．工博（東大）．

ブレインコミュニケーション——脳と社会の通信手段——
Brain Communication：Theory and Application

平成 23 年 4 月 25 日　　初版第 1 刷発行	編　者	(社)電子情報通信学会
	発行者	木　暮　賢　司
	印刷者	山　岡　景　仁
	印刷所	三美印刷株式会社
		〒 116-0013　東京都荒川区西日暮里 5-9-8
	制　作	株式会社 エヌ・ピー・エス
		〒 111-0051　東京都台東区蔵前 2-5-4 北条ビル

ⓒ 社団法人　電子情報通信学会 2011

　　　発行所　社団法人　電子情報通信学会
　　〒 105-0011　東京都港区芝公園 3 丁目 5 番 8 号（機械振興会館内）
　　　電　話　(03)3433-6691（代）　振替口座　00120-0-35300
　　　ホームページ　http://www.ieice.org/

　　　取次販売所　株式会社　コロナ社
　　〒 112-0011　東京都文京区千石 4 丁目 46 番 10 号
　　　電　話　(03)3941-3131（代）　振替口座　00140-8-14844
　　　ホームページ　http://www.coronasha.co.jp

ISBN 978-4-88552-253-6　　　　　　　　　　　　　　　　Printed in Japan

無断複写・転載を禁ずる